PT・OTビジュアルテキスト 専門基礎

生理学

編集
南沢 享

第1版

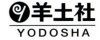
羊土社
YODOSHA

■【注意事項】本書の情報について────────────────────────────
　本書に記載されている内容は，発行時点における最新の情報に基づき，正確を期するよう，執筆者，監修・編者ならびに出版社はそれぞれ最善の努力を払っております．しかし科学・医学・医療の進歩により，定義や概念，技術の操作方法や診療の方針が変更となり，本書をご使用になる時点においては記載された内容が正確かつ完全ではなくなる場合がございます．また，本書に記載されている企業名や商品名，URL等の情報が予告なく変更される場合もございますのでご了承ください．

■ **正誤表・更新情報**

本書発行後に変更，更新，追加された情報や，訂正箇所のある場合は，下記のページ中ほどの「正誤表・更新情報」からご確認いただけます．

https://www.yodosha.co.jp/yodobook/book/9784758114400/

■ **本書関連情報のメール通知サービス**

メール通知サービスにご登録いただいた方には，本書に関する下記情報をメールにてお知らせいたしますので，ご登録ください．

・本書発行後の更新情報や修正情報（正誤表情報）
・本書の改訂情報
・本書に関連した書籍やコンテンツ，セミナー等に関する情報

※ご登録には羊土社会員のログイン/新規登録が必要です

ご登録はこちらから

序

　私たちは日々，生きてゆくためにからだのさまざまな機能を働かせている．寝ているときでも，からだを構成している部品である細胞は働くことをやめず，絶えずエネルギーを使って活動を続けている．からだが生存していくために働かせている機能について学ぶのが生理学である．自動車が動くためのエンジンやトランスミッションのしくみについて知らなくても，自動車を運転することはできる（自動運転ならなおさら簡単だ）．同じようにからだを働かせている機能について，そのしくみを知らなくても生きてゆくことはできる．しかし，いざ，自動車が動かなくなってしまったときに，そのしくみを知らないとちゃんとした修理をすることはできないように，からだのしくみを理解できていないと，からだの故障（病気やけがなど）が起こったときにしっかり治すことはできない．生理学とは私たちが生きてゆくためのからだのしくみを理解しようとする学問，知恵といえる．

　生理学は，よく解剖学と比較される．それは，どちらも人体を理解するうえで最も基本となる学問であり，解剖学がからだの構造を中心に学ぶのに対して，生理学は機能を中心に学び，お互いを補完しているからである．例えば，自転車が置かれていて，ハンドル，ペダル，サドルの名前が言えても，実際に動かしてみないと自転車の役目を理解することはできない．臓器が特定の形をもっているのは，特定の機能を果たすためであり，形の違いが生み出している機能を学ぶのが生理学といえる．さらに私たちのからだは，内部と外部の環境変化に対応して，からだの各臓器の働きを調整して，いつも同じように動けるようにからだを維持している．生理学では，このようなからだを調整するしくみを理解することもとても重要である．

　生理学は適切な理学・作業療法を行ううえでのきわめて基礎的な情報を提供している．しかし，その広範な領域や複雑な生命現象に圧倒されて，学生にとって難解でとっつきにくい学問に感じるかもしれない．そこで本書ではできるだけわかりやすい表現とイラストを用いて，人体の巧妙さ，不思議さを楽しんで，全体として人体の生理機能が理解できるように心がけた．さらに理学・作業療法士国家試験に必要な知識も得られるように配慮した．理学・作業療法士をめざす学生向けに編集しているが，広く医療系の学生も活用できる内容になっている．本書で生理学を学ぶ楽しさの一端に触れていただければ，筆者一同，望外の幸せである．

2024年11月

南沢　享

PT・OTビジュアルテキスト専門基礎
生理学
目次概略

- **第 1 章** からだの働きのしくみを学ぼう 12
  （総論）
- **第 2 章** からだを活動させる電気的な興奮 29
  （神経細胞，筋細胞，感覚受容細胞）
- **第 3 章** からだが感じる 43
  （感覚）
- **第 4 章** からだを動かす・支える 58
  （筋肉・骨・関節）
- **第 5 章** からだの中の情報を伝える 83
  （神経細胞・自律神経以外の末梢神経）
- **第 6 章** からだとこころの司令塔 106
  （中枢神経系）
- **第 7 章** からだのバランスを保つ 134
  （自律神経系）
- **第 8 章** からだに酸素を取り込む 144
  （呼吸器）
- **第 9 章** からだ中に血液をめぐらせる 169
  （循環器）
- **第 10 章** からだ中をめぐって，からだを守る 203
  （血液）
- **第 11 章** からだの液体成分を調節する 221
  （泌尿器）
- **第 12 章** もうひとりのからだをつくる 242
  （生殖器）
- **第 13 章** からだの働きを調節する 259
  （内分泌器）
- **第 14 章** からだにエネルギーを取り込み，代謝する 280
  （消化器）
- **第 15 章** からだの熱を保つ 310
  （体温）
- **第 16 章** メカノバイオロジーとメカノセラピー 320

PT・OTビジュアルテキスト 専門基礎
生理学

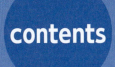
contents

● 序 —————————————— 南沢 享

第1章　からだの働きのしくみを学ぼう（総論）
南沢 享

1 はじめに ……………………………… 12
2 人体の階層構造
　—細胞，組織，器官，器官系 ……… 13
　1）細胞　2）組織　3）器官（臓器）　4）器官系
3 細胞の構造と機能 …………………… 14
　1）細胞膜　2）核　3）細胞小器官
4 膜輸送とシグナル伝達系 …………… 17
　1）細胞内外の物質や情報のやりとり　2）チャネル　3）輸送体（担体）　4）ポンプ　5）受容体

5 恒常性 ………………………………… 20
　1）ネガティブフィードバック　2）発達・成長・老化など時間変化
6 生理学の理解に必要な化学や物理学の基礎知識 …………………………… 21
　1）細胞を構成する物質　2）同位体　3）pH（水素イオン指数）　4）タンパク質の構造と性質　5）酵素による化学反応の促進　6）物質移動の原則　7）代謝とエネルギー　8）酸化還元反応　9）サーファクタント（界面活性剤）

第2章　からだを活動させる電気的な興奮（神経細胞，筋細胞，感覚受容細胞）
南沢 享

1 興奮性細胞とは何か ………………… 29
2 静止膜電位の発生のしくみ ………… 30
3 活動電位の発生のしくみ …………… 31
4 受容器電位 …………………………… 34
5 興奮の伝導と伝達 …………………… 35
　1）興奮の伝導　2）興奮の伝達

第3章　からだが感じる（感覚）
志牟田 美佐

1 物理的・化学的刺激を感じるしくみ …… 43
2 感覚の分類 …………………………… 45
　1）体性感覚（表在感覚，深部感覚）　2）内臓感覚（臓器感覚，内臓痛）　3）特殊感覚（視覚，聴覚，平衡感覚，味覚，嗅覚）

第4章 からだを動かす・支える（筋肉・骨・関節）

谷端　淳

1. 筋肉の種類と働き ……………………… 58
   1）骨格筋　2）心筋　3）平滑筋
2. 骨格筋の構造 …………………………… 59
   1）収縮装置としての骨格筋　2）ミオシンフィラメントとアクチンフィラメント（筋原線維）の構造
3. 筋収縮の分子機構 ……………………… 61
   1）筋収縮のしくみ（クロスブリッジサイクル）
   2）筋弛緩のしくみ
4. 筋肉への情報伝達 ……………………… 63
   1）運動ニューロンによる筋線維支配　2）運動ニューロンから筋線維への興奮（筋収縮情報）の伝達　3）筋線維の興奮から収縮まで（興奮収縮連関）
5. 骨格筋収縮の種類と特性 ……………… 66
   1）骨格筋収縮の種類　2）力発生の調節
   3）等尺性収縮と等張性収縮　4）骨格筋の長さ―張力関係
6. 骨格筋を構成する筋線維の種類と代謝特性 ……………………………………… 69
   1）筋線維の種類　2）筋へのエネルギー補充
7. 骨格筋の肥大・萎縮に関与する分子制御機構 …………………………… 72
   1）骨格筋の肥大・萎縮　2）骨格筋再生にかかわる細胞
8. 不随意筋の収縮の特徴 ………………… 73
   1）心筋の収縮　2）心筋収縮の特徴　3）心筋の収縮性　4）平滑筋の収縮
9. 骨の働きと形成 ………………………… 76
   1）骨の働き　2）骨の分類　3）骨の構造
   4）骨の細胞とその役割　5）骨代謝　6）骨とカルシウム代謝
10. 関節の構造と動き ……………………… 80
    1）関節の構造　2）関節運動の障害　3）不動関節

第5章 からだの中の情報を伝える（神経細胞・自律神経以外の末梢神経）

志牟田　美佐

1. 神経系の構成 …………………………… 83
2. 末梢神経系の機能的分類 ……………… 83
3. 神経細胞（ニューロン）と神経膠細胞（グリア細胞） ………………… 85
   1）神経細胞（ニューロン）の形態　2）神経膠細胞（グリア細胞）　3）神経線維の分類
4. 脊髄神経と脳神経 ……………………… 88
   1）脊髄神経　2）脊髄神経の走行　3）脳神経
   4）脳神経の線維の構成

第6章 からだとこころの司令塔（中枢神経系）

志牟田　美佐

1. 髄膜 ……………………………………… 106
2. 髄液 ……………………………………… 107
3. 血液脳関門 ……………………………… 108
4. 脳循環 …………………………………… 109
5. 脳と脊髄の構造 ………………………… 109
   1）脊髄の構造と機能　2）脳幹（中脳，橋，延髄）の構造と機能　3）小脳の構造と機能
   4）間脳（視床，視床上部，視床下部）の構造と機能　5）大脳の構造と機能

第7章 からだのバランスを保つ（自律神経系）

志牟田　美佐

- **1** ニューロンの交代 ……………………… 134
- **2** 拮抗的二重支配 ………………………… 135
  1）自律神経による生体機能の調節　2）自律神経の神経伝達物質と受容体　3）交感神経系の構造　4）副交感神経系の構造
- **3** 不随意的（自律的）支配 ……………… 141
- **4** 緊張性支配 ……………………………… 142

第8章 からだに酸素を取り込む（呼吸器）

谷端　淳

- **1** 呼吸のしくみ …………………………… 144
  1）呼吸の概要　2）吸気・呼気・血液のガス分圧　3）肺におけるガス交換　4）呼吸ガスの運搬
- **2** 呼吸に必要な器官の構造と機能 ……… 148
  1）気道　2）吸気時と嚥下時の上気道の動き　3）気道の機能　4）下気道の名称と分岐　5）気管支の構造　6）肺胞の構造
- **3** 肺気量分画と気流速度 ………………… 151
  1）肺気量分画　2）気流速度
- **4** 呼吸運動のしくみ ……………………… 154
  1）胸郭　2）呼吸筋　3）呼吸運動
- **5** 肺循環 …………………………………… 156
  1）肺の血流と血圧　2）換気血流比不均等の調節
- **6** 呼吸の調節機能 ………………………… 158
  1）呼吸の中枢　2）化学受容器　3）肺の伸展受容器　4）呼吸運動は酸塩基平衡を調節する　5）呼吸運動の異常
- **7** 呼吸の病態生理 ………………………… 163
  1）換気障害　2）呼吸不全

第9章 からだ中に血液をめぐらせる（循環器）

谷端　淳

- **1** 循環器系の役割 ………………………… 169
  1）循環器系の構成　2）血管の構造と機能　3）心臓の構造
- **2** 心臓のポンプ作用と心周期 …………… 179
  1）血流量　2）血圧　3）心臓にかかる負荷　4）フランク・スターリングの法則　5）静脈還流量　6）中心静脈圧　7）心臓の収縮力とカルシウムイオン　8）心周期　9）心音
- **3** 心臓の電気的興奮 ……………………… 187
  1）固有心筋細胞の興奮と収縮　2）活動電位の発生と心臓の収縮　3）心臓の自動性と歩調とり　4）興奮の伝搬　5）心筋の収縮リズム（心拍数）の変化と潜在的歩調とり　6）心電図
- **4** 心臓の循環（冠循環） ………………… 195
  1）冠状血管系　2）冠状循環　3）心臓の機能不全
- **5** 各臓器における循環の特性 …………… 198
  1）脳循環　2）内臓循環　3）肺循環　4）骨格筋循環

第10章 からだ中をめぐって，からだを守る（血液）

谷端 淳

- **1 血液の組成と機能** ———— 203
  1) 血漿　2) 細胞成分
- **2 造血のしくみ** ———— 204
  1) 骨髄における造血　2) 造血幹細胞から血球への分化　3) 赤血球の新生　4) 造血幹細胞の増殖・分化にかかわるサイトカイン
- **3 赤血球** ———— 207
  1) 赤血球の役割　2) ヘモグロビンの構造と機能　3) 酸素解離曲線　4) 赤血球の破壊
  5) 血液型
- **4 白血球** ———— 213
  1) 白血球の役割　2) 顆粒球　3) リンパ球
  4) 単球
- **5 血小板** ———— 216
  1) 血小板の役割　2) 止血のメカニズム
- **6 血液凝固と線維素溶解** ———— 217
  1) 血餅・血清　2) 血液凝固　3) 線維素溶解（線溶）

第11章 からだの液体成分を調節する（泌尿器）

南沢 享

- **1 体液** ———— 221
  1) 体液の区分　2) からだの水分の出入り
  3) 浸透圧とは　4) 血漿浸透圧とその調節
  5) 血漿膠質浸透圧とは
- **2 腎臓の機能と構造** ———— 224
  1) 腎臓の機能的特徴　2) 腎臓の解剖学的特徴　3) 腎小体（糸球体とボーマン嚢）の機能
  4) 尿細管と集合管の機能　5) 腎盂（腎盤），尿管の機能
- **3 水や電解質の分泌と再吸収** ———— 229
  1) 水の再吸収　2) Na^+, Cl^-の再吸収
  3) K^+の再吸収と分泌　4) Ca^{2+}とリン酸（PO_4^{3-}）の再吸収
- **4 栄養素の再吸収** ———— 230
  1) グルコースの再吸収　2) アミノ酸の再吸収
- **5 老廃物の排出** ———— 232
- **6 酸塩基平衡** ———— 232
  1) 体液のpH維持　2) HCO_3^-の再吸収
  3) H^+の分泌
- **7 腎臓の機能評価** ———— 234
- **8 腎臓の内分泌機能** ———— 236
  1) レニン　2) エリスロポエチン（EPO）
  3) 活性型ビタミンD_3
- **9 排尿** ———— 238
  1) 尿の性状　2) 蓄尿・排尿の神経調節

第12章 もうひとりのからだをつくる（生殖器）

南沢 享

- **1 性の分化** ———— 242
  1) 生殖腺の性分化　2) 減数分裂
- **2 男性生殖器** ———— 244
  1) 男性生殖器の構造と機能　2) 精子形成
- **3 女性生殖器** ———— 247
  1) 女性生殖器の構造と機能　2) 性周期
  3) 卵子形成
- **4 妊娠・分娩** ———— 250
  1) 受精　2) 妊娠　3) 胎盤の形成と機能
  4) 分娩　5) 乳汁の産生と分泌
- **5 発生・発達・成長・加齢・老化** ———— 254
  1) 受精卵から胎児，新生児への変化　2) 成長と発達　3) 加齢と老化

第13章 からだの働きを調節する（内分泌器）
南沢 享

1 内分泌とホルモン ……………… 259
1）内分泌と外分泌　2）ホルモンの特徴
3）ホルモンの構造と受容体　4）ホルモンの分泌調節

2 視床下部ホルモン ……………… 264
1）副腎皮質刺激ホルモン放出ホルモン（CRH）
2）甲状腺刺激ホルモン放出ホルモン（TRH）
3）成長ホルモン放出ホルモン（GHRH）
4）性腺刺激ホルモン放出ホルモン（GnRH）
5）成長ホルモン抑制ホルモン（GHIH），ソマトスタチン　6）プロラクチン抑制ホルモン（PIH），ドパミン　7）プロラクチン放出ホルモン（PRH）

3 下垂体ホルモン ……………… 265
1）下垂体前葉ホルモン　2）下垂体後葉ホルモン

4 甲状腺ホルモンとカルシトニン ……… 267
1）甲状腺ホルモン　2）カルシトニン

5 副甲状腺ホルモン ……………… 269

6 副腎皮質ホルモン ……………… 270
1）副腎皮質

7 副腎髄質ホルモン ……………… 272

8 性ホルモン ……………… 272

9 ホルモンによるグルコースの調節 ……… 274

10 ホルモンによるカルシウムの調節 ……… 276

第14章 からだにエネルギーを取り込み，代謝する（消化器）
谷端 淳

1 消化と吸収のしくみ ……………… 280
1）消化器系の構成　2）食物の消化　3）食物の吸収　4）消化管の運動

2 消化管の構造と機能 ……………… 283
1）口腔と食道の働き　2）胃の働き　3）十二指腸の働き　4）空腸・回腸の働き　5）大腸の働き

3 消化管に付属する器官の構造と機能 ……… 294
1）膵臓の働き　2）肝臓の働き　3）胆嚢・胆汁の働き

4 栄養素の種類と役割 ……………… 300
1）栄養素が必要な理由　2）活動エネルギーとなる三大栄養素　3）ビタミン，ミネラルの働き　4）炭水化物の消化と吸収　5）タンパク質の消化と吸収　6）脂質の代謝　7）エネルギーの変換とATP産生

第15章 からだの熱を保つ（体温）
谷端 淳

1 体温とは ……………… 310
1）核心温度と外殻温度　2）体温の測定法
3）体温の生理的変動

2 熱の出納 ……………… 312
1）熱産生　2）熱放散

3 体温の調節 ……………… 315
1）温度受容器　2）体温調節中枢

4 発熱 ……………… 316

5 高体温と低体温 ……………… 317
1）高体温（うつ熱）　2）熱中症　3）低体温

第16章　メカノバイオロジーとメカノセラピー

南沢　享

1 細胞力覚 320
　1) メカノセンサー　2) 機械受容チャネル
　3) 接着関連タンパク質　4) アクチン細胞骨格系

2 骨格筋のメカノバイオロジー 322
　1) 重力の影響　2) 骨格筋のメカノセンサー
　3) 筋紡錘

3 骨と連結組織のメカノバイオロジー 323
　1) 骨への機械的刺激の影響　2) 骨のメカノセンサー　3) 関節や腱・靭帯への機械的刺激の影響

4 皮膚のメカノバイオロジー 325

5 メカノセラピー 325

● 索引 327

コラム

- 順応の例 44
- 2点識別覚（空間的2点識別閾） 46
- 盲点の探索 50
- 気圧変化に対する耳の適応機能 51
- メニエール病 54
- 神経筋伝達の薬理学 65
- 死後硬直 67
- マラソンランナーとマグロ，短距離ランナーとヒラメ 70
- マイオスタチン阻害による筋萎縮抑制 73
- 骨粗鬆症と骨軟化症 79
- 帯状疱疹はなぜ帯状に発症するのか 91
- 関連痛と筋性防御 91
- アブミ骨筋反射 100
- 前庭動眼反射 101
- 嚥下運動と球麻痺 104
- 脳ヘルニア 107
- 脳卒中 107
- 対側損傷と水頭症 107
- 腰椎穿孔 112
- 伸張反射と拮抗抑制 114
- 脳死（全脳死）と植物状態 116
- パーキンソン病 124
- 脳の機能障害によって生じる言語障害 ... 125
- パペッツ回路 127
- 臓器（効果器）に発現している自律神経に対する受容体の特性を活かした薬物治療の例 137
- ホルネル症候群（Horner's syndrome） 139
- 自律神経反射による血圧調節機能が関連する症状など 142
- 分圧とは 145
- パルスオキシメーターの原理 147
- 肺胞における表面張力の調節 150
- 呼吸困難時の体位 156
- 心房中隔と心室中隔の先天異常 176
- 音で血圧を測定できる理由 180
- WPW（ウォルフ-パーキンソン-ホワイト）症候群 195
- 房室ブロック 195
- 心室性期外収縮 195
- 心房細動 195
- 心室細動 195
- 狭心症と心筋梗塞 197
- 高地トレーニングとエリスロポエチン（EPO） 207
- 臨床におけるt-PAの利用 219
- 生殖医療とクローン技術 244
- ロコモティヴ症候群 255
- メタボリック症候群 256
- 傍分泌（パラクリン）と自己分泌（オートクリン） 261
- レプチンとグレリン 275
- FGF23（線維芽細胞増殖因子23） 277
- 誤嚥 284
- 胃食道逆流症 285
- アルコールの分解経路 298
- 肝硬変と黄疸 299
- 冷え性 313
- 解熱 317
- TRPチャネルとPiezoチャネル 324

PT・OT ビジュアルテキスト 専門基礎

生理学

第1章 からだの働きのしくみを学ぼう
（総論）

> **学習のポイント**
> - 人体の階層構造について説明できる
> - 細胞の構造と機能について説明できる
> - 膜輸送とシグナル伝達系について説明できる
> - 恒常性について説明できる

1 はじめに

　　　　生きているということ
　　　　いま生きているということ
　　　　それはのどがかわくということ
　　　　木もれ陽がまぶしいということ
　　　　ふっと或るメロディを思い出すということ
　　　　くしゃみすること
　　　　あなたと手をつなぐこと
　　　　　　（「生きる」谷川俊太郎より抜粋して引用）

　この詩の一節にあるように，私たちは日々，生きていくためにからだのさまざまな機能を働かせている．喉がかわいたり，くしゃみをしたり，手をつないでいるときも，そして寝ているときでさえもからだは働くことをやめず，絶えずエネルギーを使って活動を続けている．その活動のしくみについて学ぶのが生理学である．自分のこととして，自分のからだはなんでこう反応するのだろうという「不思議」を感じながら，楽しく学んでほしい．

　私たちのからだはいつも平穏な状態で守られているわけではなく，時には猛暑や厳寒のなかに身を置くことがあったり，ストレスを感じたり，病原菌に襲いかかられたりするが，それでもいつも通りに生きていけるようにからだの機能を調整し，防御している．しかし，時にけがや病気などさまざまな原因によって，本来のからだの機能が損なわれてしまい，生きることが困難になってしまうことがある．リハビリテーションとは，からだの不具合によって「生きづらさ」をもった人たちに対して，理学療法や作業療法，言語療法などを実施して，少しでも「生きづらさ」を感じないで生きていけるように，不具合の回復・解消の手助けをする行為である．

なお本章ではからだのしくみを学ぶ際に基本となる知識について整理する．したがって，本章で記載されている内容は高等学校「生物」の教科書とかなりの部分が重複する．

2 人体の階層構造—細胞，組織，器官，器官系

- 人体は，特有の機能をもった細胞が集合し，それが組織を形成して，さらに器官，器官系を構成することで成り立っている．このように段階的に構造体ができ上がり，でき上がった構造体がその前段階の構造体にはなかった，特有の機能をもつようになることを人体の**階層構造**または**階層的構成**という（図1）．
- 階層が上位になるにしたがって，それぞれの構造体の連携が生まれて，新たな機能が生み出されることが，人体の不思議の源である．したがって，ヒトのからだを考えるときには常にこの階層的構成を意識して考えることが大切である．

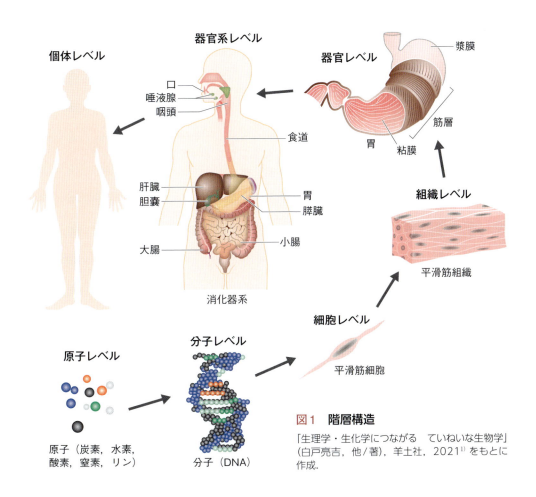

図1 階層構造
「生理学・生化学につながる　ていねいな生物学」（白戸亮吉，他/著），羊土社，2021[1] をもとに作成．

1）細胞

- 独立して活動する，1つの生命体を**個体**といい，特に人類（ヒト）の個体を**人体**とよぶ．この本では単に「からだ」という場合，ヒトの個体（人体）のことを指している．

- 人種，性別によって多少の個体差はあるが，成人では身長150〜180 cm，体重40〜80 kg程度の大きさである．
- 約37兆個の**細胞**というブロックを組み立てて，この大きさになっている．ただのブロックでつくられた構造物と異なるのは，それぞれの細胞には「生きる」ための独自の働きがあり，細胞同士で互いに連携を取り合っていることである．
- 細胞は生命活動をするための最小単位の構造体である．細胞については後で詳しく述べる．
- 個体の起源は1つの細胞（**受精卵**）であったが，細胞が分裂し，数を増やす過程で，それぞれの細胞に独自の形態と機能が備わる．この過程を**分化**（細胞分化）とよぶ．

2）組織

- 分化した細胞のなかで，同じような働きをする細胞が集合して，特定の働きをする構造物を**組織**とよぶ．細胞から1段階，階層が上がる．
- 組織は上皮組織，結合組織，筋組織，神経組織の4つに大別される．

3）器官（臓器）

- いくつかの組織が集合して，肉眼で観察できる程度のまとまりをもった構造物を指す．組織から1段階，階層が上がる．
- 器官は特有の形態と機能を有して，生命活動を維持する．

4）器官系

- 協調して，生命活動にとって必要な特定の機能を営んでいる器官をまとめて，**器官系**とよぶ．器官から1段階，階層が上がる．
- 器官は複数の機能を有していることが多く，その場合には複数の器官系に属する場合もある．例えば，卵巣は生殖器系に属するが，ホルモンを分泌しているので内分泌系にも属するなど，である．
- 器官系は，神経系，内分泌系，消化器系，循環器系，呼吸器系，泌尿器系，生殖器系，感覚器系，運動器系に大別される．
  - ▶この本でも器官系に区分して，それぞれの働きを説明する．
- 器官系が集合して個体（人体）を構成するため，個体は器官系から1段階，階層が上がる．
  - ▶個体になるとさらに器官系同士の連携によって，複雑な機能の獲得や微細な調整が可能になって人体の恒常性を維持する．

3 細胞の構造と機能

- 前述したように細胞は，生命活動を行う最小単位の構造物である．
- 人体に存在する約37兆個の細胞は，それぞれ特有の機能を有するように分化しているが，共通の形態と機能も有している．
- ここでは細胞に共通する構造と機能について説明する（図2）．細胞を大きく3つの区分（細胞膜，核，細胞小器官）に分けると理解しやすい．

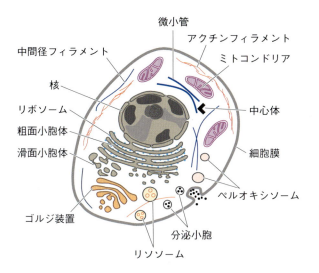

図2　細胞の構造
「QUICK生理学・解剖学　人体の構造と機能・病態生理」（松尾　理／編），羊土社，2022[2]）をもとに作成．

1）細胞膜

- 人体が皮膚に覆われて他の個体と区別されるように，細胞は細胞膜に覆われている（図3）．
- 細胞膜の主成分は**リン脂質**という油性成分である．リン脂質は図3左のように水になじみやすい親水性の頭部と水になじみにくい疎水性の尾部からなる．2つのリン脂質の尾部同士が互いに接して並んだ二重の層構造を形成する．細胞膜全体は**疎水性**になる．
- リン脂質同士の結合は緩やかなために，流動性があり，膜の形状は柔軟に変化しうる．
    ▶ 油性成分であるリン脂質が膜状に広がって，内容物を包み込んでいる状態は，やや乱暴な例えになるが，こってり系のラーメンの表面にぎっしりと油成分が浮いていて膜状になっていることを想像してみるとよい．ラーメンの表面は，スープをはじきやすく，箸でつつけば容易に油の形が変わる．

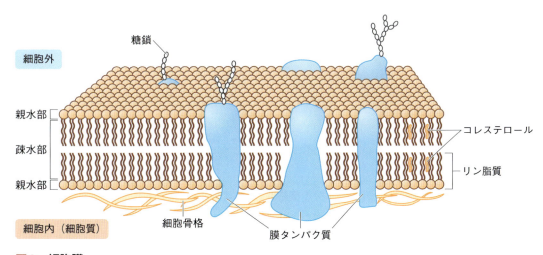

図3　細胞膜
細胞膜ではリン脂質は二重に層をなす．
「栄養科学イラストレイテッド　解剖生理学　人体の構造と機能　第3版」（志村二三夫，他／編），羊土社，2020[3]）をもとに作成．

- 細胞膜が疎水性なので，水に溶けやすい物質（親水性物質）は細胞膜を通過しにくい．一方，油に溶けやすい物質（疎水性物質）は細胞膜を通過しやすい．例えば，酸素や二酸化炭素などのガスは疎水性のため，容易に細胞膜を通過することができる．
- 細胞膜に突き刺さるように，膜タンパク質がところどころに集合している．
- 膜タンパク質には**受容体**，**チャネル**，**輸送体**，**酵素**などがある．これらの膜タンパク質を介して，細胞の外側と内側とで物質や情報の交換，伝達をしている．

2）核

- 細胞内には通常，1つの核が存在する．ヒトでの例外は，骨格筋細胞や破骨細胞などで，これらは核が複数ある多核細胞である．
- 核はほぼ球状の形をしていて，**核膜**によって細胞質と区分されている（図4）．核膜も主成分はリン脂質である．
- 核内には遺伝情報となる**DNA**が保管されていて，核は機密情報を守る金庫のような役割をしている．細胞一つひとつの核内に保管されているDNA全体を**ゲノムDNA**とよぶ．
- ゲノムDNAは全長が約2mにも及ぶため，核内にコンパクトに収納するために**クロマチン**という構造物として折りたたまれて保管される．このクロマチンの基本単位が**ヌクレオソーム**であり，**ヒストン**とよばれるタンパク質にDNAが巻きついた構造をしている．
- 細胞が分裂する際には，DNAとヒストンがさらに凝集して**染色体**とよばれるDNAを運ぶための構造物を形成する．ヒトの染色体は1つの細胞内に23対，46本存在する．
- その他に核内には**核小体**とよばれる密度の濃い構造物が存在する．核小体にはリボソームRNAの転写とリボソームを合成する役割があることが知られている．

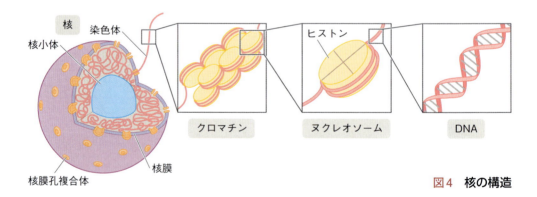

図4　核の構造

3）細胞小器官

- 細胞内で核を除いた部分を**細胞質**とよぶ．
- 細胞質内は細胞内液で満たされているとともに，さらに膜で囲まれた，さまざまな構造物が満員電車の中に押し込められたようにぎっしりと詰まった状態で存在している．このさまざまな構造物を総称して**細胞小器官**とよぶ（図2）．
- それぞれの細胞小器官の構造と機能については，他の参考書を参照すること．本書では要点のみを記載しておく．

- ▶ ミトコンドリア：活動に必要なエネルギー源となるアデノシン三リン酸（ATP）を効率よく産生する．核内のDNAとは別にミトコンドリア独自のDNAをもつ．
- ▶ 小胞体：核周囲に存在する．表面にリボソームが付着した粗面小胞体と付着していない滑面小胞体がある．粗面小胞体はリボソームで合成されたタンパク質を取り込み，濃縮と貯蔵をする．滑面小胞体はタンパク質の輸送や脂質の合成などの多様な機能を担う．
- ▶ リボソーム：小さな顆粒状の構造物で，小胞体に付着するものと細胞質に浮遊しているものがあり，タンパク質とRNAで構成される．RNA情報をもとにタンパク質を合成する．
- ▶ ゴルジ体（ゴルジ装置）：核の近くにみられる．合成されたタンパク質にさまざまな糖を付着させる．付着した糖（糖鎖）の種類によって，そのタンパク質の存在する場所が決定される．あたかも配送先を決定するバーコードをタンパク質に貼り付けるような役割をしている．
- ▶ リソソーム：加水分解酵素をもち，不要になった細胞内外の成分を分解して，再利用する．いわば再処理工場の働きがある．リボソームと名前が似ているので混同しないこと．
- ▶ ペルオキシソーム：酸化酵素を有し，脂肪酸の酸化や活性酸素の除去といった細胞の代謝機能を担っている．
- 以上の他に，膜構造をとらない細胞内構造物として，**中心体**と**細胞骨格**がある．
  - ▶ 中心体：細胞分裂を起こすときに細胞の両端に移動し，対になった染色体を分裂後の細胞に分配する働きがある．
  - ▶ 細胞骨格：細胞質内のタンパク質成分で，細胞の形を保持する，細胞の運動にかかわるなどの働きをもったものの総称である．アクチンフィラメント，微小管，中間径フィラメントなどがある（図2，図3）．

4　膜輸送とシグナル伝達系

1）細胞内外の物質や情報のやりとり

- 細胞は細胞膜というバリアがあるおかげで，細胞の外部のものは内部に容易に侵入できない．そのために内部環境が安定な状態に保たれる．
  - ▶ 細胞を家に例えれば，泥棒に入られないように膜のバリアでしっかりガードしているといえる．
- しかし，細胞が生き延びるために必要な物質や情報は，選別して細胞外から細胞内に取り込む必要がある．
- 酸素や二酸化炭素などのガスは脂溶性なために容易に疎水性の細胞膜を通過できる．この場合，細胞膜内外の物質の濃度差にしたがって，拡散で物質が移動する．このような場合を**単純拡散**という（図5A）．
- これに対して，アミノ酸やグルコースなどの栄養素，電荷をもつ物質（電解質＝イオン）などの水溶性物質（親水性物質）や大きな分子は細胞膜でブロックされてしまうため，これらの物質を細胞内に取り込むのは細胞膜に存在するタンパク質を介して行われる．
  - ▶ 家に例えれば，これらのタンパク質は門やドアなどに相当する．

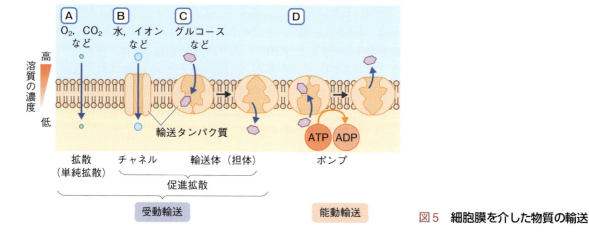

図5 細胞膜を介した物質の輸送

- 膜タンパク質が門やドアのように入り口になって，細胞内に物質を取り込むことを**膜輸送**という．膜輸送にかかわるタンパク質は大きく**チャネル**と**輸送体（担体）**，**ポンプ**に分類される．
- さらに細胞膜には，細胞外からのホルモンなどの情報をアンテナのようにキャッチして，それを細胞内に伝えるタンパク質があり，これを**受容体**という．この場合には細胞外からの物質が直接，細胞内に入ることはなく，情報だけが細胞内に伝えられる．
- 細胞外からの物質や情報が細胞内に伝えられると，**シグナル伝達系**を介して，情報が核や小胞体などの細胞小器官に伝えられる．シグナル伝達系はいわば，特定の回線を利用するように整備された通信網のようなシステムといえる．これによって細胞は細胞外の変化を察知して，それに対処するように働く．

2）チャネル

- 細胞膜を貫通する細いトンネル状の構造を有する膜タンパク質である（図5B）．
- そのトンネル通路には門のような開閉式の構造があって，特定の刺激を受けて門が開いたり，閉じたりする．
- チャネルを通過する物質のほとんどが電荷をもつイオンである．イオンを通過させるチャネルを総称して**イオンチャネル**とよぶ．
- イオンチャネルの種類によって，通過できるイオンが決まっている．例えば，ナトリウムイオンを優先的に通過させるチャネルをナトリウムチャネルという．
- イオンは濃度勾配にしたがって，濃度の高い方から低い方に移動する．例えば，ナトリウムイオンであれば，通常，細胞外の方が細胞内よりも濃度が高いので，ナトリウムイオンチャネルが開くとナトリウムイオンが細胞外から細胞内に流入する．
- 水分子も脂質二重膜を通過しにくいため，ほとんどの水分子は**アクアポリン**とよばれる水チャネルを介して移動する．

3）輸送体（担体）

- グルコースやアミノ酸など特定の物質が結合すると，タンパク質の立体構造に変化が生じて，膜の反対側に物質を運ぶ膜タンパク質を**輸送体（担体）**とよぶ（図5C）．

- 代表的な輸送体にグルコース輸送体があり，細胞外から細胞内にグルコースを取り入れるのに働く．
- チャネルも輸送体も濃度勾配の高い部位から低い部位に物質が移動する．このように膜タンパク質を使って，エネルギーを必要としない物質の移動を**促進拡散**という．
- 単純拡散，促進拡散ともにエネルギーを必要としない**受動輸送**である．

4）ポンプ

- ATPが分解されるときに生じるエネルギーを使って，濃度勾配の低い部位から高い部位へ物質を移動する方法を**能動輸送**といい，その役目を担う膜タンパク質がポンプである（図5D）．
- ATPを分解する酵素を**ATP分解酵素**（ATPase：ATPアーゼ）とよぶ．
- 例えば，ナトリウムポンプでは，エネルギーを使って細胞内濃度が細胞外濃度に比べて低いナトリウムイオンを細胞外に運び出す．この時，同時にカリウムイオンを細胞外から細胞内に運び入れることからNa^+-K^+ポンプともよばれる．

5）受容体

- 特定の物質が結合することによって，タンパク質の立体構造に変化が生じて，細胞内に新たな活動を生じさせる膜タンパク質を**受容体**とよぶ（図6）．
- 特定の受容体に結合する特定の物質を**リガンド**という．リガンドには神経伝達物質，ホルモン，抗原などがある．

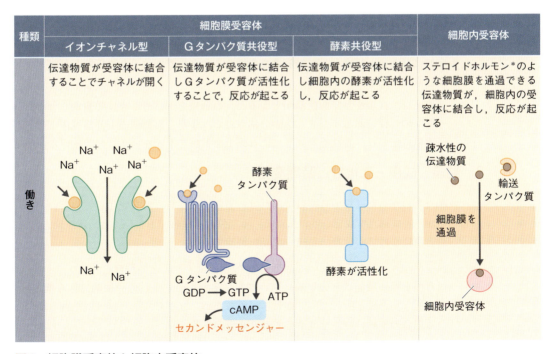

図6　細胞膜受容体と細胞内受容体
＊疎水性（脂溶性）．鉱質コルチコイド，糖質コルチコイド，甲状腺ホルモンなど．

- 輸送体が特定の物質と結合すると物質そのものを膜の反対側に運ぶのに対して，受容体ではリガンド自体は細胞内には輸送されない．
- 細胞膜の受容体を介して，細胞内に新たな活動を生じさせる方法には，イオンを通過させて細胞内電位を変化させる**イオンチャネル型**，受容体自身に酵素活性があり，リガンドの結合によって酵素活性が上昇する**酵素共役型**，リガンド結合によってGTP結合タンパク質を活性化する**Gタンパク質共役型**の3通りある（図6）．
- 一方，ステロイドホルモンのような細胞膜を通過できる疎水性伝達物質が細胞内受容体に結合することで反応が発生する方法もある．

5 恒常性

- 私たちのからだは常に外部環境からの刺激を受けている．さらに自分自身のからだの内部にも常に変化が生じている．こうしたからだへの内外からの刺激や変化に対して，常にからだを一定の状態に保つようにするしくみを**恒常性（ホメオスタシス）**という．私たちのからだのしくみを考えるうえで，恒常性という考えはとても大切になる．
  - ▶例えば，気温がとても高くなると汗をかく．汗をかくことで皮膚表面から汗が蒸発するときに熱が奪われる（気化熱という）ことで体温が上昇しないようにしている．汗をかくと自然と喉がかわくが，かわきを感じてからだから失われた水分を補給するようにからだを仕向けている．こうした応答はすべて恒常性を保つために成り立っている．
- 一方，からだの恒常性が保てなくなってしまった状態が疾病（病気や怪我）といえる．

1) ネガティブフィードバック

- 人体の内部にある変化が生じたときに，その変化を打ち消すようにからだが応答する場合に**ネガティブフィードバック**が働いている．
- 応答には素早い反応として神経系を介するものとややゆっくりの応答としてホルモンを介するものがある．
  - ▶例えば，食事をして血糖値が上がると，血糖値を下げるように膵臓から分泌されるホルモンの一種であるインスリンが分泌される．また，血糖値の上昇は視床下部にある摂食中枢に伝わり，食欲を抑制してこれ以上血糖値を上げないように仕向ける（図7）．

2) 発達・成長・老化など時間変化

- 私たちのからだは短い時間軸でみれば，恒常性を保ち，何も変化していないようにも思えるが，実は絶えず変化し続けている．年単位の時間軸でみていくと，新生児，乳児，幼児，思春期にかけてからだは発達，成長を続けている．
- その後，時間経過とともに加齢現象がみられ，「老い」が訪れる．
- 恒常性を保つ機能はどの年齢においても存在するが，未熟性や加齢に伴う機能低下など，その働き具合は年齢によって変わってくるため，リハビリテーションを行う際には対象となる患者の年齢の特性を理解しておく必要がある．

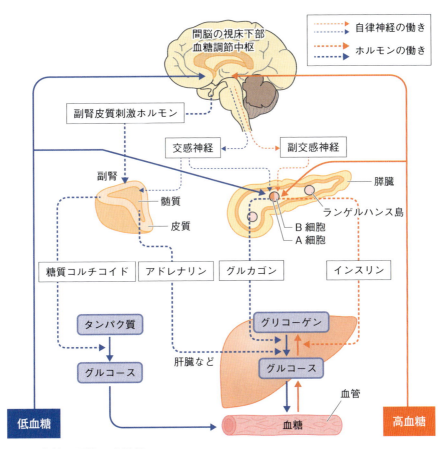

図7　血糖の調節の全体像
赤線は血糖値を下げる，青線は上げる．
「高等学校　生物基礎」，東京書籍，2012[4]）をもとに作成．

6 生理学の理解に必要な化学や物理学の基礎知識

1）細胞を構成する物質

■1 構成

- 細胞は生命活動をする最小単位であるが，その構成物質は水，有機物，無機塩類などからなる．水，有機物，無機塩類はさらにいくつかの元素から構成されている（表1）．
- 元素は118種類あるが，からだを構成している主な元素は，酸素（約65％），炭素（約18％），水素（約10％），窒素（約3％）である．すなわち，4種類の元素だけでからだの95％以上を占めている．
- 細胞の約70％は水である．ついで多いのが有機物で約25％を占める．
- 有機物には，タンパク質，脂質，炭水化物，核酸，ビタミンなどが含まれる．これらは，炭素，水素，酸素などの元素を含む基本構造をもつ化合物が多数結合している．
- Na，K，Ca，Cl，Mg，Feなどの無機塩類は，多くが水に溶けてイオンとして存在している．

表1　細胞を構成する物質

物質		構成元素	割合	特徴や働きなど
水		H, O	70	溶媒としてさまざまな物質を溶かし，生体内で物質の運搬や化学反応を促進する
有機物	タンパク質	C, H, O, N, S	18	アミノ酸が多数結合してできた高分子化合物で，細胞の主要な構成成分になる．酵素・抗体・ホルモンなどの成分にもなる
	脂質	C, H, O, P	5	リン脂質や脂肪，コレステロールなどがある．リン脂質，コレステロールは生体膜の成分に，脂肪はおもにエネルギー源になる．またコレステロールはホルモンや胆汁酸の材料になる
	炭水化物	C, H, O	2	単糖類，二糖類，多糖類がある．おもに生命活動のエネルギー源となる
	核酸	C, H, O, N, P	1	塩基と糖にリン酸が結合した4種類のヌクレオチドが多数結合したもの．DNAとRNAがあり，DNAは遺伝情報を担う物質で，RNAはタンパク質合成に働く
無機塩類		Na, K, Ca, Cl, Mgなど	1	多くは水に溶けてイオンとして存在し，生体の電気現象や情報伝達に働く．また，体液の濃度やpHの調整をしたり，生体物質の成分となる

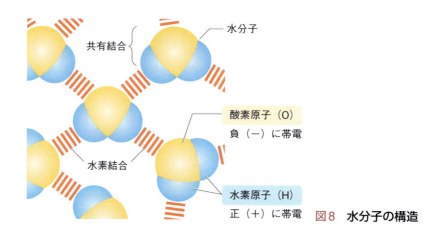

図8　水分子の構造

2 水の特性

- 2つの水素原子と1つの酸素原子が**共有結合**をした分子である．共有結合とは2つの原子がお互いに電子を出し合って共有することで，強く引き寄せられる結合である（図8）．
- 水分子中の水素原子はややプラスの電荷を，酸素原子はマイナスの電荷を帯びている．そのために水分子同士が引き寄せ合ってゆるやかにくっついた状態を保っている．このゆるやかな結合を**水素結合**という．
- この水素結合のために水は凝集力が強く，温まりにくく冷めにくいという特性をもち，細胞内外の急激な温度変化を抑える働きがある．
- さらに水に極性があるために，同様に極性をもつ多くの有機物やイオンなどの物質が水に引き寄せられて，水分子と一緒になる．すなわち，水に溶けることができる（**水溶性**）．
- からだの中で生じる生命活動は，さまざまな物質の化学反応から成り立つが，水は化学反応を進めるうえで非常に重要な働きをしている．

❸ 分子間力

- 分子と分子の間には，その分子量の大きさに応じて，微弱な引力が作用する．この引力を**ファンデルワールス力**といい，水素結合よりもさらに弱い化学結合である．
- 水素結合やファンデルワールス力のような分子と分子の間に働く力のことを**分子間力**という．
- 化学結合の強さは共有結合＞水素結合＞ファンデルワールス力となる．化学結合が強いものは弱いものに比べて切れにくい．このことを知っておくと，生体内での化学反応を理解するときに役立つ．

2) 同位体

- 原子は電荷をもたない中性子，プラスの電荷をもつ陽子，マイナスの電荷をもつ電子からなる．
- 通常，原子に含まれる中性子，陽子，電子の数は同じなので，原子は電気的に中性である．
- 原子のなかには，陽子，電子の数は同じで中性子の数が多いものが存在する．こうした原子を**同位体**とよぶ．例えば，炭素は通常，12の中性子をもつが，14の中性子をもつ同位体が存在する．^{12}C，^{14}Cなどと表記する．
- 中性子が多くなると質量数が大きくなりほんの少しだけ重たくなる．
- 同位体のなかには放射線を出すものがあり，それらを**放射性同位体**（ラジオアイソトープ）という．
- 放射性同位体は放射線治療や診断など医療分野で広く利用されている．
- 原子からマイナスの電荷をもつ電子が放出されてプラスの電荷をもったものを**陽イオン**という．一方，原子に他の原子などから電子が取り込まれてマイナスの電荷をもったものを**陰イオン**という．

3) pH（水素イオン指数）

- 溶液の酸性，アルカリ性は溶液の水素イオン（H^+）濃度で決まる．
- 水素イオン濃度0.01（mol/L）溶液は，10^{-2}（mol/L）であり，その指数は－2である．この指数の－を除いたものをpH（ピーエイチ：英語）といい，この場合2となる．pHのHは水素イオンのHである．
- pH＝7が中性で，pH＜7が酸性（数字が少なくなるほど，H^+イオン濃度が高い），pH＞7がアルカリ性になる．7から離れるほど，酸性，アルカリ性が強い．
- 人間の体液のpHは，7.35～7.45の弱アルカリ性である．

4) タンパク質の構造と性質

- タンパク質の基本構造は鎖状につながった数十個以上の**アミノ酸**である．アミノ酸のアミノ基（$-NH_2$）には窒素が含まれる（図9）．
- タンパク質となるアミノ酸は20種類で，アミノ酸の種類は側鎖の性質により**中性アミノ酸**，**酸性アミノ酸**，**塩基性アミノ酸**などに分類される．
- タンパク質はDNAの遺伝情報をもとに細胞内で合成されて，酵素をはじめとするさまざまな生体活動に密接な関係をもつ．

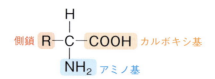

図9　アミノ酸の基本構造

- アミノ酸同士の結合を**ペプチド結合**という．タンパク質は多数のアミノ酸がペプチド結合で連結された**ポリペプチド**である．そのアミノ酸配列をタンパク質の**一次構造**という．
    - ▶ポリとはギリシャ語で，日本語にすると「たくさん」を意味する．
- ポリペプチドは生体内では精密に折りたたまれ，熱力学的に安定した特定の立体構造をとることで機能している．これをタンパク質の**高次構造**という．
    - ▶あたかも一本のひもでいろいろな形状を「あやとり」のようにつくることができる．
- 特定の立体構造をとることは，タンパク質の機能と密接に関連している．すなわち，特定の形をとるタンパク質の部位にだけ，ある特定の物質が結合することで，そのタンパク質特有の機能を発揮する．例えば，特定の基質にだけ反応を促進する酵素や受容体，抗体などがよい例である．
- 一方，この立体構造が変化するとタンパク質の本来の機能が発揮できなくなることがある．これをタンパク質の**変性**といい，本来の働きを失うことを**失活**という．温度やpHの変化は変性，失活の要因になる．
    - ▶牛乳を沸騰させたり，酸を入れたりしたときのことを思い出してみるとよい．

5）酵素による化学反応の促進

❶ 酵素の働き

- 化学反応において，その物質自体は反応の前後で変化しないが，反応速度を速くする物質を**触媒**という．生体内の化学反応において触媒として働く（生体触媒）ものは**酵素**とよばれるタンパク質である．
- 化学反応が進行するためには，反応物質は一度，エネルギーが高く反応しやすい状態（活性化状態）になる必要がある．この時に必要になるエネルギーを**活性化エネルギー**という．
    - ▶酵素（触媒）は活性化エネルギーを小さくする．障害物競走でのハードルがずっと低くなって走りやすくなったことを想像してみるとよい．
- 酵素が作用する反応前の物質を**基質**といい，反応後につくられた物質を**生成物**という（図10）．
- 特定の酵素は特定の基質としか反応しない．これを**基質特異性**とよび，タンパク質の立体構造による．基質と結合する酵素の部位を**活性中心（活性部位）**という．
- また，酵素が触媒する反応も特定の1つの反応に限られる．これを**反応特異性**という．
- 酵素の活性中心に基質が結合すると**酵素–基質複合体**が形成されることによって，活性化エネルギーが小さくなる．
- 細胞の中で生じる化学反応は1つだけではない．ある状態ではいくつかの酵素が同時に触媒する反応が生じると，それぞれの反応がさらに促進されて一連の反応が進みやすくなる特性がある．こうして細胞内で効率的に反応が促進される．

- 酵素はある特定の温度で最も高い活性を示す．酵素活性が最も高く，最大の反応速度になる温度を酵素の**最適温度（至適温度）**という．
- さらに酵素は狭いpH範囲でないと活性を示さない．これはpHによってタンパク質の立体構造や酵素と基質との相互作用に変化が生じるためである．最大の酵素活性を示すpHを**最適pH（至適pH）**という．最適pHは酵素によって異なる．例えば胃液（強酸性）で働くペプシンの最適pHは2に，アルカリ性の膵液で働くトリプシンの最適pHは8になる．

2 反応速度

- 酵素と基質が衝突して酵素-基質複合体が形成される頻度が高くなるほど，酵素反応速度は速くなる．したがって，酵素のすべてが基質で埋められてしまうまでは，基質の濃度が高くなるほど，酵素反応速度は速い．酵素のすべてが基質で埋められるほど，基質濃度が高くなると，それ以上基質濃度を高くしても酵素反応速度は最大のまま，一定になる（図10）．このような変化を双曲線状の変化という．

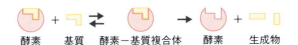
酵素　基質　酵素-基質複合体　酵素　生成物

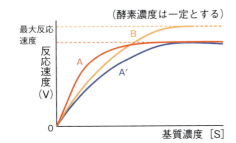

図10　酵素の反応速度

酵素Aに対する競争的阻害剤（拮抗阻害剤）を与えるとA'のようにグラフが変化する．酵素Aと同じ基質に作用する酵素Bでは，基質に対する親和性は酵素Aよりも低いが，基質が十分に存在するときには反応速度が速くなる．

- 酵素によってその反応速度は異なる．酵素と基質が結合しやすい（親和性が高い）ほど，少ない基質濃度でも速く反応する．
- 酵素反応の進行を妨げることを**阻害**といい，阻害を起こす化合物を**阻害剤**という．阻害の考え方は薬の効果を考えるうえでも基本的な知識になる．

6）物質移動の原則

- 水溶液中にある小さい分子は不規則な運動をする．その結果，分子は水溶液中に濃度が均一になるように分散する．すなわち，ある分子が濃度の高いところから低いところに移動する．この現象を**拡散**という．
- 拡散による移動にはエネルギーを必要としない．
- 細胞の内外での物質の移動に関しては，**4**の膜輸送に記載している．
- **浸透圧**：水分子自体も細胞膜の内外や細胞間を移動する（第11章参照）．
    * 生理学での浸透圧とは，膜を介して低濃度の液から高濃度の液へ水分子を引き込むように移動させるときに働く力のことである．その点，圧というよりは引力のように，浸透力とよぶ方が感覚的には相応しいかもしれない．

7) 代謝とエネルギー

- 酵素反応の項でも述べたが，生物が生きていくためには細胞内でさまざまな化学反応をする必要があり，そのためにエネルギーを必要とする．
- 生体内での化学反応を**代謝**という．
- 代謝には単純な物質から複雑な物質を合成する**同化**の反応と複雑な物質から単純な物質へと分解する**異化**の反応がある．
- 一般に同化にはエネルギーを必要とし，異化ではエネルギーをつくり出す．このときエネルギーの受け渡しの仲介をするのが**ATP**（アデノシン三リン酸）である．
- ATPはアデノシンに3個のリン酸が結合した化合物である．リン酸同士の結合（リン酸結合）が切れて，ADP（アデノシン二リン酸）になるときに高エネルギーを放出する．このエネルギーを利用して，他の化学反応が進行する（第14章 図28参照）．
- 生体で代表的な異化の反応は，細胞が酸素を使って有機物を分解しATPを産生する内呼吸である．

8) 酸化還元反応

- 化学反応において，ある原子や分子が電子を失うと，その原子や分子は「酸化された」といい，逆にある原子や分子が電子を受け取ると「還元された」という．
- 一般にある物質に酸素が結合するか，または水素を失う反応が**酸化**であり，逆に，ある物質に水素が結合するか，または酸素を失う反応が**還元**である．
- 基本的に酸化と還元は同時に起こる．
- 呼吸では酸素を使うが，有機物が酸化し，酸素が還元される酸化還元反応である．
- 細胞内で起こる酸化還元反応も酵素によって触媒される．

9) サーファクタント（界面活性剤）

- **界面**とは，液体，気体，固体の相が他の異なる相と接している境界面のことである．例えば気体と液体が接する面は界面になる．人体では肺胞がそのよい例である．
- 界面では接する面をできるだけ小さくしようとする力が働く．この力を**表面張力**という．コップいっぱいに入れた水の表面が少し盛り上がるのは，表面張力が働いて水面が気体側に引っ張られるためである．
- **サーファクタント**とは，この表面張力を弱める作用をもつ化合物である．肺胞のある細胞はサーファクタントを産生している．サーファクタントがあることで，肺胞内の表面張力が弱まり，肺胞が容易にふくらむようになる（図11）．

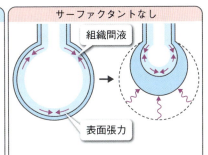

図11 サーファクタント（界面活性剤）
「病気がみえる vol.4 呼吸器」（巽 浩一郎，他/監），p11，メディックメディア，2018[5] をもとに作成．

■ 文献
1)「生理学・生化学につながる ていねいな生物学」（白戸亮吉，他/著），羊土社，2021
2)「QUICK生理学・解剖学 人体の構造と機能・病態生理」（松尾 理/編），羊土社，2022
3)「栄養科学イラストレイテッド 解剖生理学 人体の構造と機能 第3版」（志村二三夫，他/編），羊土社，2020
4)「高等学校 生物基礎」，東京書籍，2012
5)「病気がみえる vol.4 呼吸器」（巽 浩一郎，他/監），p11，メディックメディア，2018

練習問題

問1 細胞について**誤っている**のはどれか．［2020年第55回PMより改変］

① 細胞膜は脂質の二重構造である．
② 細胞膜は主にリン脂質から構成される．
③ ミトコンドリアではATP生成を行っている．
④ リボソームはタンパク質とDNAから構成される．
⑤ Na^+-K^+ポンプにより細胞内のNa^+は低く保たれる．

問2 細胞内小器官について**誤っている**のはどれか．［2021年第56回AM］

① ミトコンドリアはDNAをもつ．
② リソソームは加水分解酵素をもつ．
③ Golgi装置はリボソームを形成する．
④ ペルオキシソームは酸化酵素をもつ．
⑤ 粗面小胞体ではタンパク質が合成される．

問3 正しいのはどれか．

① 水は容易に細胞膜を通過する．
② 生命活動の最小単位は組織である．
③ チャネルはリン脂質からできている．
④ 中心体は細胞の形を保持する働きがある．
⑤ 核のDNAはヒストンによって巻きついている．

問4 **誤っている**のはどれか．

① 促進拡散ではエネルギーを必要としない．
② チャネルはATPを使ってイオンを輸送する．
③ ナトリウムポンプはATP分解酵素を利用する．
④ 受容体の特定の部位に結合する物質をリガンドという．
⑤ 恒常性とはからだの内外の刺激に対して内部環境を一定状態に保つことをいう．

問5 **誤っている**のはどれか．

① からだを構成する元素で最も多いのは酸素である．
② 同位体は陽子数が同じで中性子の数が異なる元素のことである．
③ pHとは水溶液中の水酸化イオン濃度のことである．
④ 酵素は化学反応の前後で酵素自体に変化をきたさない．
⑤ 同化とは単純な物質から複雑な物質を合成する代謝反応である．

解答

問1 ④　問2 ③　問3 ⑤　問4 ②　問5 ③

第2章

からだを活動させる電気的な興奮
（神経細胞，筋細胞，感覚受容細胞）

> **学習のポイント**
> - 興奮性細胞の特徴を説明できる
> - 静止膜電位，活動電位の発生のしくみを説明できる
> - 受容器電位について説明できる
> - 興奮の伝導・伝達について説明できる

　私たちは，からだを動かして活動するときや見たり聞いたり触ったり，と何かを感じ取るときに生きていることを実感する．こうした活動のほとんどが，細胞に生じる電気的現象である「興奮」とその伝達に基づいている．したがって，この章で学ぶことは，からだが活動するために細胞内で生じているきわめて基本的な生理現象なので，心して勉強してほしい．

1 興奮性細胞とは何か

- からだは外からのさまざまな刺激に対して，すばやく反応するために細胞膜を介して生じる電気現象を利用している．
- すべての細胞は細胞膜の内側がマイナスに，外側がプラスに荷電している．細胞内外で電気的な極性が分かれている状態を**分極**とよぶ（図1）．また，細胞膜の内側からみた外側との電位差を**膜電位**とよび，単位はmV（ミリボルト）で表される．

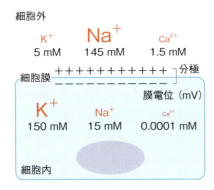

図1　細胞内外のイオン濃度
mM（ミリモーラー）＝ mmol/L

- 膜電位の大きさは細胞の種類や条件によって異なるが，一般に−20〜−90 mVの範囲に落ち着いている．この落ち着いた静止状態での膜電位を**静止膜電位**または**静止電位**とよぶ．単に膜電位というだけで静止膜電位を指すこともある．
- 生理学で使われる**興奮**とは，数ミリ秒の短時間内に膜電位が急速に増加した後，再び静止膜電位に戻る一連の過程を指す．この時，細胞内に陽イオンが急激に増加して，膜電位が静止膜電位からプラス側に変化し，その後，すみやかに静止膜電位に戻る．この膜電位の変化を**活動電位**とよぶ．
- 細胞には興奮を起こしやすい**興奮性細胞**と起こしにくい非興奮性細胞がある．
- 興奮性細胞の代表は**神経細胞**と**筋細胞**である．特定の刺激だけを受け取って興奮する**感覚受容細胞**も興奮性細胞の一種である．
  ▶ 肝臓や脾臓といった臓器は興奮性細胞が少ない．

  > **Point ▶ ❶** 一部の細胞は刺激によって容易に膜電位が変化しやすく，興奮性細胞とよばれる．膜電位の急激な変化を興奮とよんでいて，日常で使われる「興奮」の意味とは異なることに注意しよう．

2　静止膜電位の発生のしくみ

- K^+濃度は細胞外液よりも細胞内液で高く，Na^+濃度はその逆である（図1）．細胞膜が無制限にイオンを通過させるなら，濃度勾配によってK^+は細胞内液から細胞外液へ流出し，Na^+は細胞外液から細胞内液へ流入する．しかし，実際の細胞膜ではNa^+は静止状態で細胞膜を通過しにくく，K^+の方がNa^+よりも50〜100倍以上，膜を通過しやすくなっている．このようにある物質は通すが，他の物質は通さない性質をもつ膜を**半透膜**とよぶ．
  ▶ 静止状態の細胞では，K^+の動きのみに注目すればよい（図2）．
- K^+は陽イオンなので，静止状態で細胞内液から細胞外液へ流出すると細胞内は失われた陽イオン分がマイナスになる（図2B）．このように物質の拡散によって生じる電位を**拡散電位**とよぶ．拡散電位が生じた結果，K^+を細胞内に引き戻そうとする電気的な力が働く（図2C）．
- 濃度勾配で外に出てゆくK^+と電気的に細胞内に引き戻されるK^+とがちょうど釣り合ったところで，細胞膜を介するK^+の出入りは一定になる（図2D）．これを平衡状態とよび，この時K^+によってつくられる細胞内外の電位差は，K^+の**平衡電位**とよばれる．すなわち，静止膜電位はK^+の平衡電位とほぼ等しい．
- ほんのわずかであるが，静止時にNa^+も膜を介して細胞外から細胞内に流入している．なにもしないでいると細胞外と細胞内のNa^+濃度差はなくなってしまう．しかし，実際の細胞では流入したNa^+も濃度勾配に逆らって，エネルギー（ATP）を使って細胞外に汲み出すしくみが備わっている．これを**ポンプ**とよぶ．静止状態でNa^+を細胞外に汲み出すポンプは同時に細胞外から細胞内にK^+を汲み入れるため，Na^+-K^+ポンプとよばれる（図3）．

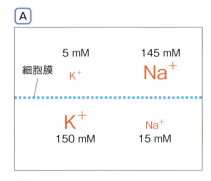
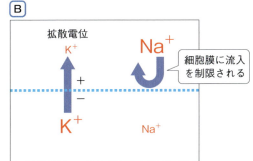
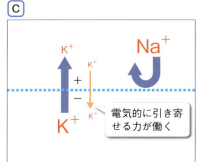
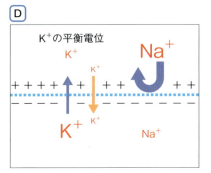

図2 K⁺の平衡電位と静止膜電位の形成

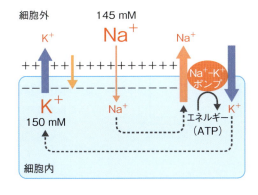

図3 静止状態でのNa⁺-K⁺ポンプの役割

3 活動電位の発生のしくみ

- 細胞の種類によって活動電位の大きさや形状は異なる．図には活動電位を生じる代表的な細胞として，神経細胞，心筋細胞，骨格筋細胞の活動電位を示す（図4）．
- 一方，活動電位には共通点が存在する．活動電位の共通点として，**脱分極**，**再分極**，オーバーシュート，**閾値電位**，**全か無かの法則**，**不応期**について知っておく必要がある．
- 細胞内がマイナスに分極した状態から，電位がゼロに近づくようになることを，分極がなくなるので**脱分極**とよぶ．一方，脱分極後にすみやかに静止膜電位に戻る過程は，再び細胞膜が分極することになるので，**再分極**とよぶ．
- 活動電位が発生するためには，刺激によって静止膜電位から少しだけ脱分極して，ある電位を越える必要がある．この活動電位を発生させるための分岐点となる電位のことを**閾値電位**とよぶ．閾値を越えた刺激を受けると膜電位は急速に脱分極し，ゼロを越えて＋20～

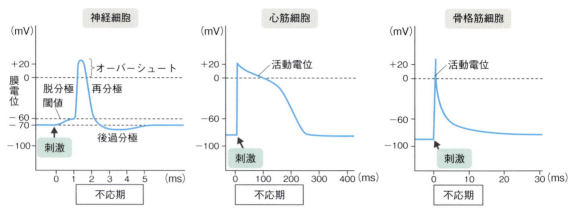

図4　細胞による活動電位の相違

神経細胞では後過分極がみられるが，骨格筋細胞，心筋細胞にはみられない．活動電位の持続時間が細胞によって異なり，心筋細胞は神経細胞の100倍近く長い．静止膜電位も各細胞で異なる．※各グラフの横軸（時間）が異なる点に注意すること．

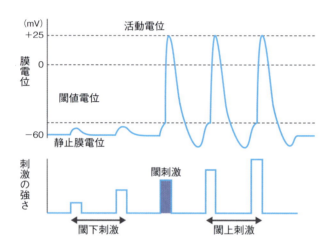

図5　神経細胞の活動電位発生

閾刺激で活動電位が生じる．刺激の強さは大きくなっている（閾上刺激）のに，活動電位の大きさは同じとなる．

30 mVに達する．細胞内がプラス電位になることを**オーバーシュート**とよぶ．一方，刺激によって少しだけ脱分極しても，閾値電位を越えない場合は，その後の急速な脱分極は発生しない．すなわち活動電位は生じない．例えば神経細胞の閾値電位は約 −60 mVであり，約 −70 mVの静止膜電位から膜電位が約 −60 mVを越えて脱分極すると活動電位が生じる（図5）．

- 細胞が刺激を受けて，脱分極しても閾値電位を越えなければ細胞は活動電位を発生しない．一方，刺激の強さに関係なく，閾値電位を越えさえすれば細胞は活動電位を発生し，その大きさ，形状は一定である．これを**全か無かの法則**とよぶ（図5）．

- 閾値電位を越えると急速に脱分極が進む理由は，細胞膜に存在する**電位依存性Na^+チャネル**にある．このチャネルは静止膜電位の時には閉じていて，Na^+は通過できない（図6A）．しかし，膜電位が閾値電位まで上昇すると開放され，Na^+はこのチャネルを介して一気に細胞外から細胞内に流入する（図6B）．陽イオンが細胞内に急速に増えるために脱分極が生じる．

- さらに膜電位がプラスに転じると，電位依存性Na^+チャネルは閉鎖してNa^+の流入は止まる（図6C）．

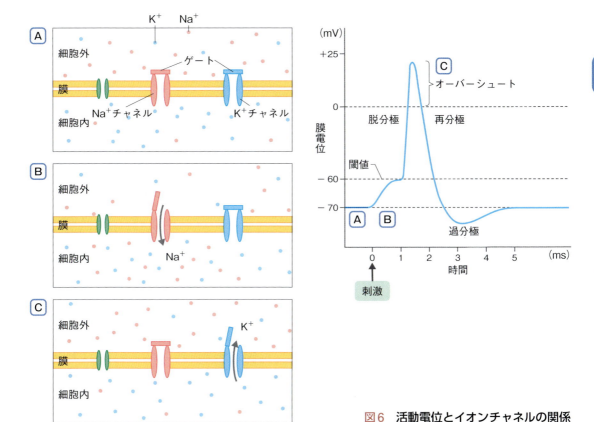

図6 活動電位とイオンチャネルの関係

> Point ❷ チャネルとポンプの違いをおさえておこう．ともに膜に埋め込まれたタンパク質であるが，チャネルではイオンの移動は濃度勾配に従うためにエネルギーを使わない．一方，ポンプではイオン濃度の低いところから高いところへ移動させるためにエネルギーを必要とする．井戸水を地下から汲み上げるときに力を必要とすることを思い浮かべてみよう．

- チャネルの開閉が膜電位によって決定されるイオンチャネルを**電位依存性チャネル**または**膜電位感受性チャネル**とよぶ．
- 膜電位が脱分極するのを感知して，細胞膜に存在する**電位依存性K$^+$チャネル**がオーバーシュートのタイミングで開くと，今度は細胞内から細胞外に陽イオンであるK$^+$が流出する．すると細胞内は急激に陽イオンが減少して静止膜電位に近づく．
- 神経細胞では膜電位が静止膜電位に戻ってもK$^+$流出は持続するため，膜電位はいったん，静止膜電位よりもマイナス側となってから，K$^+$チャネルの閉鎖とともに静止膜電位に戻る．一時的に静止膜電位より陰性化する状態を**過分極**または後過分極とよぶ（図6右）．
- 骨格筋細胞や心筋細胞では過分極は認められない．
- 活動電位が発生している間は，細胞に閾値電位を越える刺激を与えても細胞には活動電位が発生しない．次の刺激を受け入れることができない期間を**不応期**とよぶ．通常，活動電位のはじまりから再分極の終了間際までが不応期になる（図7）．
- 心筋細胞の活動電位の持続時間は神経細胞や骨格筋細胞に比べて，非常に長い（図4）．これは脱分極から再分極するまでのオーバーシュートしている最中，**プラトー（平坦）相**と

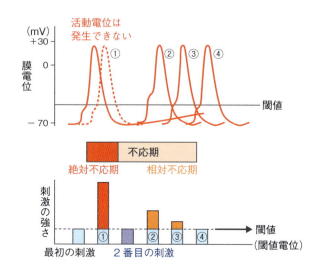

図7 不応期
2番目の刺激が、①のタイミングの時は閾上刺激を最大にしても活動電位が生じない。この時を絶対不応期という。2番目の刺激が、②、③のタイミングになると閾値刺激では活動電位は生じないが、閾上刺激が一定の大きさを超えると活動電位が生じる。この時期を相対不応期という。④のタイミングでは、閾値刺激で活動電位が生じており、不応期は終了している。

よばれる膜電位の変化がほとんどみられない時間が続くためである。したがって、心筋細胞の不応期は長い（図4）。

- プラトー相では電位依存性Na^+チャネルは閉鎖しているが、電位依存性Ca^{2+}チャネルと電位依存性K^+チャネルが開放していて、細胞外から細胞内に流入するCa^{2+}と細胞内から細胞外に流出するK^+との電位変化がちょうど釣り合っている。その後、Ca^{2+}チャネルが閉鎖して、流出するK^+が増加し、静止膜電位へと再分極する。

4 受容器電位

- からだには体外や体内のさまざまな状況変化をすばやく感知するセンサーが備わっている（第3章参照）。状況変化は物理的または化学的要素に分けられて、特定の刺激として感知される。例えば、光や音の物理的刺激は視覚や聴覚として、それぞれ区別して感じられる。こうした特定の刺激だけを受け取って興奮する細胞を総称して**感覚受容細胞**、または感覚受容器という。

- 感覚受容細胞がその感覚に特有の刺激を受けた場合に膜電位が脱分極する。この膜電位の変化を**受容器電位**といい、活動電位と区別しなければならない。

- 受容器電位はこの後、シナプスの項目で述べる興奮性シナプス後電位に類似した特性をもつ。

- 受容器電位が受容器の閾値電位を越えると、活動電位が発生して、それが感覚神経を伝わって興奮が伝導される。

- 刺激の強さ、長さに比例して、受容器電位の大きさや長さは変化する。したがって、全か無かの法則が働いている活動電位とは異なる。

> Point ❸ 受容器電位を、ダイアルを回していくと光の強度が変わる調光式電灯に例えるなら、活動電位はスイッチを入れると同じ強度の光が常に点灯される電灯といえる。

- 重要な点は、受容器電位が閾値電位を越える大きさの場合、その電位の大きさや持続時間

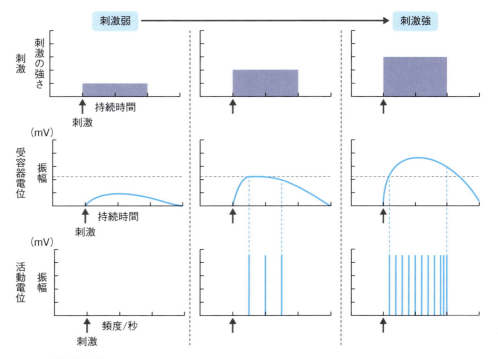

図8　受容器電位

に，感覚神経に発生する活動電位の頻度が，一定の範囲内では比例することである（図8）．
- ▶感覚を受容する範囲は一定の広がりをもつために，いくつもの感覚受容細胞に受容器電位が発生する．刺激が強いほど，興奮が伝導する神経線維の数が多くなる．
- ▶刺激の強度に応じた興奮が伝導することによって，感覚刺激の強弱を感じることができる．

5　興奮の伝導と伝達

1）興奮の伝導

- 細胞内に生じた興奮は，細胞の中や細胞と細胞の間を介して遠くの組織まで伝えられる．
- 興奮性細胞の代表である神経細胞での興奮の伝導と伝達のしくみを理解するためには，その構造を知っておく必要がある．
- 神経細胞は**細胞体**，**樹状突起**，**軸索**の3つの部分からなる．樹状突起は他の神経細胞からの興奮を受け取る部位であり，受け取られた興奮は細胞体で統合されて，軸索を伝導して軸索終末まで伝わる．こうして神経細胞の中を興奮が伝わることを**興奮の伝導**または単に**伝導**とよぶ（図9）．

> Point ▶ ❹ 軸索での興奮の伝導は，まるで電線のように電流が流れて伝わるのではない点に注意をしよう．軸索を覆う細胞膜の活動電位が，ドミノ倒しのように伝わっていくイメージに近い．

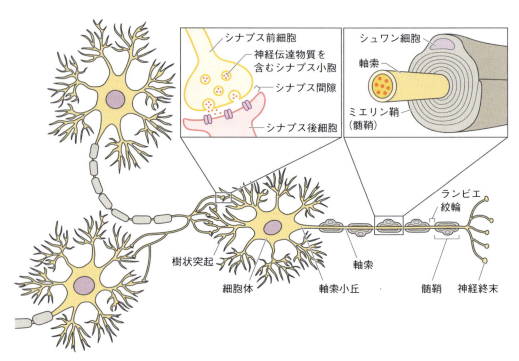

図9　神経細胞の構造

1 伝導の三原則

- 軸索内を興奮が伝導するしくみを説明するには，活動電位が生じた周辺に生じる**局所電流**とよばれる現象を理解するとよい．
  ① 活動電位が生じた部位では細胞内がプラス電位となるが，近接する部位の細胞内は静止状態のためマイナス電位である．この時，興奮側（プラス側）から静止側（マイナス側）に向かって電流が流れるようになる（図10①）．これを局所電流とよぶ．
  ② 近接部位の膜電位が上昇して，閾値電位に達すると，その部位で活動電位が発生する（図10②）．
  ③ さらにその次の近接部位に局所電流が流れる（図10③）．
- ①〜③がくり返されることによって，次々と活動電位が末端に伝わっていく．図10では実験的に軸索の途中に刺激を与えているために興奮は，左右の軸索に伝導している．これを**両側性伝導**とよぶ．
  ▶ ただし，実際の神経細胞では，興奮は細胞体→軸索小丘→軸索→軸索終末へと一方向性に伝導する．
- 興奮が末端に伝導する時，活動電位の大きさは減弱することはない．これを**不減衰性伝導**とよぶ．
- さらに1つの軸索の興奮は，近接して走行する他の軸索に興奮を伝導することはない．すなわち，軸索同士はお互いに電気的な伝導のない絶縁体となっている．これを**絶縁性伝導**とよぶ．
- 両側性伝導，不減衰性伝導，絶縁性伝導は，伝導における重要な三原則である．

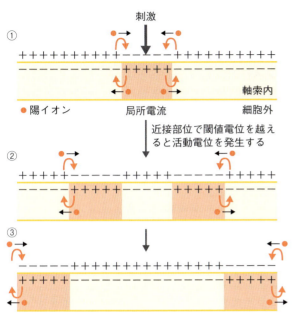

図10 軸索での興奮伝導

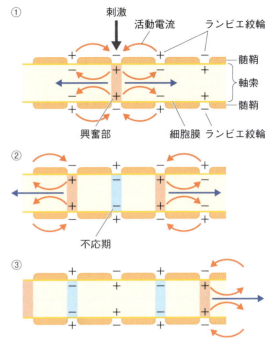

図11 跳躍伝導

2 伝導の速さ

- 神経細胞の伝導速度は軸索の構造によって変化する（第5章参照）．この章では一般的な特性を以下に説明する．
- 神経細胞によって軸索の太さが異なり，太い軸索の方が細いものより，興奮の伝導が速い．
- また，**有髄神経**の方が**無髄神経**よりも伝導速度が速い．有髄神経とは，軸索に**ミエリン鞘**（髄鞘）のあるもので，ミエリン鞘のないものを無髄神経とよぶ．
- 有髄神経の軸索には髄鞘のない**ランビエ絞輪**とよばれる部位が，飛び飛びに存在している（図9）．イオンチャネルはランビエ絞輪の細胞膜に密集しているので，活動電位の発生は絞輪の部分だけに起こり，飛び跳ねるように伝導するため，有髄神経の興奮の伝導は無髄神経よりも速い．この伝導形式を**跳躍伝導**とよぶ（図11）．
  ▶ ミエリン鞘（髄鞘）に障害が生じると跳躍伝導が働かず，興奮の伝導に障害が起こる．髄鞘の異常は脱髄とよばれ，神経疾患の1つである．

2）興奮の伝達

1 シナプス

- 神経細胞と神経細胞，または神経細胞と効果器との間には，興奮の伝達をするために特殊に発達した構造体があり，**シナプス**とよばれる．
- シナプスを介して膜電位の変化が伝えられることを**興奮の伝達**または**シナプス伝達**とよんで興奮の伝導と区別する．
- 興奮を伝える方の細胞を**シナプス前細胞**とよび，興奮を受け取る方の細胞を**シナプス後細胞**とよぶ．またそれぞれの細胞膜部分が接しているため，その細胞膜を特別に**シナプス前**

膜，シナプス後膜とよぶ（図12）．
- シナプス前膜とシナプス後膜との間にはわずかな空間があり，これを**シナプス間隙**とよぶ．
- 最も基本的な構造はシナプス前細胞の軸索終末がシナプス後細胞の樹状突起に接しているものである．
- シナプスには**電気シナプス**と**化学シナプス**の2種類がある（図12）．脳の多くの神経細胞は化学シナプスによって興奮の伝達を行っている．
- 化学シナプスでは，軸索終末に**シナプス小胞**とよばれる袋状の構造物が多数存在している．シナプス小胞内には**化学伝達物質**が備蓄されている．化学伝達物質を**神経伝達物質**とよぶこともある．

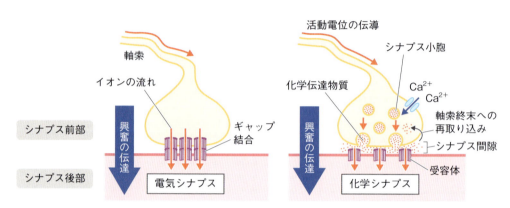

図12　シナプスの種類

2 化学シナプスでの興奮伝達

①軸索を伝導した活動電位が神経終末に達するとシナプス前膜は脱分極する．
②軸索終末に存在する電位依存性Ca^{2+}チャネルが開き，細胞外のCa^{2+}が細胞内へと流入する（図12）．
③細胞内Ca^{2+}濃度が上昇すると，シナプス小胞がシナプス前膜へと移動し，接合（融合）する．
④シナプス小胞内に蓄えられている化学伝達物質が**シナプス間隙**に放出される．膜に包み込まれていた物質が細胞質と融合して細胞外に放出されることを**開口分泌**（エクソサイトーシス）という．

3 化学伝達物質とイオン

- **アセチルコリン**をはじめ，多くの化学伝達物質が存在する．基本的に1つの軸索終末からは1種類の化学伝達物質が放出されると考えられている．
- シナプス後膜上には，シナプス間隙に放出された化学伝達物質を選別して結合する**受容体**が存在している．
- シナプス間隙に放出された化学伝達物質が拡散して受容体に結合すると，シナプス後膜では特定のイオンが膜を介して通りやすくなる．膜を介したイオンの通過しやすさを**イオン透過性**という．

- 例えばNa⁺など細胞外の方が細胞内より濃度が高い陽イオンの透過性が促進すると，細胞内に陽イオンが増加して膜電位は脱分極する．一方，Cl⁻など，細胞外の方が細胞内より濃度が高い陰イオンの透過性が促進すると，細胞内に陰イオンが増加して膜電位は過分極する．シナプス後膜における膜電位の変化を**シナプス後電位**とよぶ（図13）．
- K⁺など細胞内の方が細胞外より濃度が高い陽イオンの透過性が促進すると，細胞外に陽イオンが流出して膜電位は過分極になる．
- 膜電位が脱分極して，閾値電位まで上昇すると，シナプス後細胞に活動電位が生じるため，こうした電位変化を**興奮性シナプス後電位**とよぶ（図13）．
- 興奮性シナプス後電位を発生させる化学伝達物質には，アセチルコリン，ドパミン，グルタミン酸，アドレナリンなどがある．
- 一方，過分極する電位変化の場合には興奮が起きにくくなるため，**抑制性シナプス後電位**とよぶ（図13）．
- 抑制性シナプス後電位を発生させる化学伝達物質には，GABA（γ-アミノ酪酸），グリシン，セロトニンなどがある．
- シナプス間隙に放出された化学伝達物質の多くは，再び軸索終末に取り込まれる．

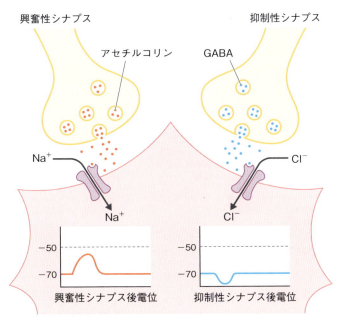

図13　シナプス後電位

4 シナプス伝達の特徴

- シナプス伝達の特徴に，一方向性伝達，加重，シナプス遅延，易疲労性がある．
- 興奮は必ずシナプス前細胞からシナプス後細胞に伝達され，逆方向性になることはない．これを**一方向性伝達**という．

- 1つのシナプス後細胞には，数多くの軸索終末が接して，シナプスを形成している．したがって，異なる場所で時間が少しずれて，多くのシナプス後電位が発生することになる．こうした後電位は加算ないし減算されて膜電位を変化させ得る．これを**加重**とよんでいる（図14）．
- シナプス伝達では化学伝達物質がシナプス間隙を拡散して移動するのに時間がかかるため，軸索の興奮伝導に比べてかなり遅い．したがって，多くのシナプスを介する場合，刺激から反応が生じるまでの時間が遅くなる．これを**シナプス遅延**という．
- シナプス小胞には，一定量の化学伝達物質が蓄えられているが，シナプス前細胞の興奮の頻度が上がると化学伝達物質が減少して，改めて合成されて蓄えられるまでに時間を要する．興奮頻度が増加し，化学伝達物質が減少して興奮が伝達しにくくなることを**易疲労性**という．

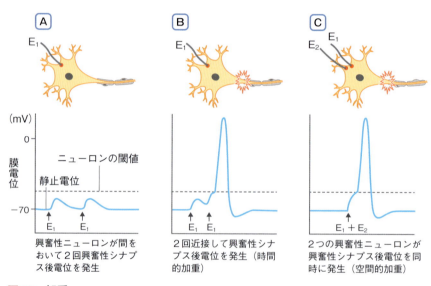

図14 加重

5 シナプス可塑性

- 非常に多くの神経細胞同士がシナプスを介してお互いが連絡を取り合い，ネットワーク回路を形成して，興奮を伝達している．シナプスは固定された通路ではなく，常に新たにつくられ，壊されている．そのため，興奮伝達のネットワーク回路は絶えず変化することができる．また，1つのシナプスにおいても興奮の伝達の効率は固定されているわけではなく，刺激の頻度などによって増強や減弱する．このようにつくり替えが容易で，柔軟に変化し得る性質を**可塑性**とよぶ．
- 同じシナプスをくり返し刺激すると，興奮性シナプスでは伝達効率が向上し，抑制性シナプスでは伝導効率が低下する現象が長時間持続する．伝達効率が向上することを**長期増強**とよび，伝達効率が低下する場合を**長期抑制**という．私たちが記憶や学習をすることができるのは，こうしたシナプス可塑性があるためである．

練習問題

問1 興奮性細胞が少ない臓器はどれか．

① 皮膚　② 肝臓　③ 心臓　④ 大脳　⑤ 骨格筋

問2 静止膜電位を決めているイオンはどれか．

① Na^+　② K^+　③ Ca^{2+}　④ Cl^-　⑤ OH^-

問3 正しいのはどれか．

① 骨格筋細胞では過分極が認められる．
② 神経細胞ではプラトー相が認められる．
③ 刺激の強さと活動電位の大きさは比例する．
④ 不応期に刺激を与えても活動電位は生じない．
⑤ 脱分極時には電位依存性Na^+チャネルが閉じている．

問4 1本の神経線維を電気刺激した場合の興奮伝導の説明で正しいのはどれか．［2017年第52回PMより改変］

① 興奮は一方向に伝わる．
② 興奮は減衰せずに伝わる．
③ 興奮は細い線維ほど速く伝わる．
④ 有髄線維では興奮が髄鞘に伝わる．
⑤ 興奮は並走する別の神経線維に伝わる．

問5 正しいのはどれか．

① 神経細胞には1本の長い樹状突起がある．
② 軸索終末には多数のシナプス小胞がある．
③ 化学伝達物質が受容体に結合すると直ちに活動電位が生じる．
④ 化学シナプスではギャップ結合を介して化学伝達物質が移動する．
⑤ 電気シナプスではシナプス間隙に放出されたイオンによってシナプス後電位が生じる．

問6 正しいのはどれか．

① シナプス後電位は加重することができる．
② シナプスは常に同じ構造のままで変化しない．
③ 高頻度の刺激でもシナプス伝達は疲労しにくい．
④ シナプス後細胞からシナプス前細胞に興奮が伝達することがある．
⑤ 過分極するシナプス後電位を発生するのは興奮性シナプスである．

問7 シナプス前膜の脱分極に続いて軸索終末に流入するのはどれか． [2022年第57回AM]

① カルシウムイオン
② ガンマアミノ酪酸
③ グルタミン酸
④ ナトリウムイオン
⑤ リン酸イオン

解答

問1 ②　問2 ②　問3 ④　問4 ②　問5 ②　問6 ①　問7 ①

第3章 からだが感じる（感覚）

学習のポイント
- 物理的・化学的刺激を感じるしくみを説明できる
- 感覚の種類を説明できる
- 表在感覚および深部感覚について説明できる
- 内臓感覚について説明できる
- 特殊感覚について説明できる

　感覚とは，外部環境や内部環境からのさまざまな刺激を感覚器の受容器が受け取り，感覚信号に変換して感覚神経を介して中枢神経系に伝える過程を指す．感覚信号は中枢神経系で統合・処理されることで知覚され，環境に応じた運動の計画や制御に利用される．さらに，思考や情動などの精神活動においても重要な役割を果たす．

1 物理的・化学的刺激を感じるしくみ（図1，図2）

- 目，耳，鼻，舌，皮膚などのように感覚刺激を受け取る器官を**感覚器**という．
- 感覚器には，感覚受容器（または，単に「受容器」）とよばれる細胞または組織が存在する．受容器を興奮させる特定の刺激を**適刺激**という（図1）．
- 適刺激によって受容器電位が生じ，それが閾値を超えると活動電位が発生する．
- 受容器は一次感覚ニューロンとの間にシナプスを形成している．適刺激により，シナプス伝達が引き起こされて，一次感覚ニューロンが活動電位を発生する（図1）．
  ▶ ただし，皮膚の自由神経終末や嗅細胞では一次感覚ニューロン自体が受容器の役目を果たしている．
- 接触や圧力，振動，筋の伸展，音，加速度などの物理的・機械的刺激の受容器を総称して**機械受容器**とよぶ．
- 光刺激は**光受容器**が，温度の変化は**温度受容器**が受容する．
- 味や匂い，血中の化学物質の濃度変化などの受容器は総称して**化学受容器**とよばれる．
  ▶ 物理的・化学的刺激である痛みは**痛覚器**（侵害受容器）が感知する．
- 受容器が刺激を感知して，活動電位を生じるために必要な最小の刺激強度を**閾値**（いきち）という．

つまり，閾値が低い受容器ほど，小さな刺激でも興奮する．

- 視覚や触覚において，特定の感覚ニューロンが支配する範囲を，そのニューロンの**受容野**という．
- 感覚刺激の強度を変化させたときに，その強度の変化を識別できる最小の変化量を**弁別閾**という．
- 多くの感覚刺激に関して，弁別閾は刺激の強度に比例する．これを**Weberの法則**という（図2）．
- 適刺激であってもその感覚刺激が持続すると，引き起こされる感覚が徐々に弱まることがある．この現象を**順応**とよぶ．

> **コラム① 順応の例**
> 例えば，香水をつけた直後は香りを強く感じるが，時間が経つと感じにくくなる（嗅覚の順応）．靴を履いた直後はその靴を履いているという皮膚感覚が生じるが，すぐに意識しなくなる（皮膚触覚の順応）．視覚は，明暗に対して順応しやすい（明順応，暗順応）．一方，痛覚は順応しにくく，痛みの原因となる刺激が取り除かれるまで続く．

＊一般に，神経やニューロンを伝わる活動電位を「電気信号」または単に「信号」と表現する．この「電気信号」は何らかの情報を伝えているため，情報伝達の側面に着目する場合は，神経やニューロンが「情報」を伝えていると表現することもある．

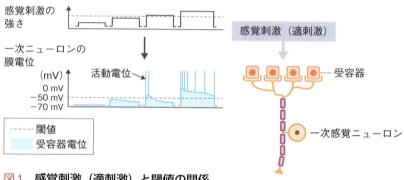

図1 感覚刺激（適刺激）と閾値の関係
- 適刺激は感覚受容器によって電気信号に変換される．
- 閾値を超えた電気信号は一次感覚ニューロンに活動電位を発生させる．

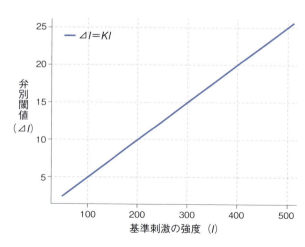

図2 Weberの法則と弁別閾値の関係

① 例えば，100 gと105 gの重さの差をかろうじて区別できたとき，5 gが弁別閾になる．
② Weberの法則では，弁別閾をΔI，刺激の強度をIとした場合，$\Delta I/I = K$の関係が成り立つ．
①の条件のとき，
$\Delta I/I = 5/100 = 0.05$
よって，$K = 0.05$となる．
したがって，①の条件下では，500 gの重さをもったときは，25 g重い525 gの重さをもたないとその差を区別できないことになる．

2 感覚の分類

- 受容器の分布から，感覚は体性感覚，内臓感覚，特殊感覚の3つに分けられる．
- **体性感覚**とは，皮膚や粘膜，および深部組織（筋および腱）の受容器が受け取る刺激をいう．体性感覚はさらに**表在感覚**と**深部感覚**（**固有感覚**）に分けられる．
- **内臓感覚**とは，内臓が受け取る機械的・化学的刺激をいい，臓器感覚と内臓痛に分けられる．
- **特殊感覚**とは，その感覚に特化した感覚器官により受容される感覚のことであり，視覚，嗅覚，味覚，聴覚，平衡感覚がある．これらの感覚器は頭部に存在する．
- 体性感覚と特殊感覚の信号は，受容器から感覚神経を介して大脳皮質感覚野に伝達される．一方，内臓感覚のうち臓器感覚は主に脳幹で処理されるため，知覚されることが少ない．

1）体性感覚（表在感覚，深部感覚）

1 表在感覚（図3）

- **表在感覚**とは，外部環境からの刺激によって皮膚や粘膜で受容される感覚で，これには**触・圧覚**，**温度覚**，**痛覚**がある．
- 触・圧覚は機械受容器である**マイスナー小体**（軽い触覚や振動を感知），**メルケル盤**（持続的な圧力を感知），**パチニ小体**（深部圧力や振動を感知），**ルフィニ小体**（皮膚の伸展や持続的な圧力を感知）が感知する．
- 組織にダメージを与えるような熱，物理的・化学的な刺激を**侵害刺激**といい，これにより**痛覚**が生じる．
- **温度覚**と**痛覚**は，皮膚や粘膜にはりめぐらされている**自由神経終末**が受容器として機能する．

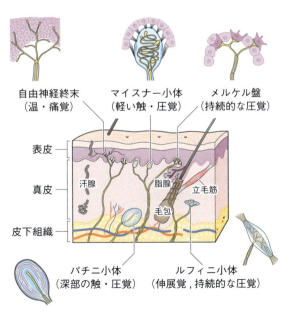

図3　皮膚の感覚受容器

- 触・圧覚，温度覚，痛覚の受容器が集中している部位（点）を**感覚点**という．
- 感覚点の密度が高い部位ほど，感覚が敏感である．
- 各身体部位の表在感覚信号は，感覚神経を介して，特定の脊髄のレベルに伝達される．これを**皮膚分節**（デルマトーム）という（第5章 図10参照）．

> **コラム 2 2点識別覚（空間的2点識別閾）**
> 皮膚の2点を同時に刺激したとき，2点と識別できる最小距離のことをいい，感覚点の密度が高い部位ほど，2点識別覚の感度は高くなる（より近接した2点を識別できる）．感覚点の密度は，体の部位によって異なり，指先や唇などでは受容器は高密度に存在し，感覚が鋭敏である．例えば，指先では約1〜2 mmの距離で2点識別が可能であるが，背中など感覚点が少ない部位では，2点を識別するためには約20〜30 mmの距離が必要である．

2 深部感覚（固有感覚）（図4）

- **深部感覚**は固有感覚ともよばれ，筋や腱で受容される運動感覚や位置感覚である．**筋紡錘**とゴルジ腱器官が受容器である．
- **筋紡錘**は筋線維の間に存在する受容器で，内部には細く長い筋線維（**錘内筋線維**）があり，表面は結合組織で包まれている（図4）．
- 錘内筋線維は筋肉の長さを感知する受容器で，中央が膨らんだ**核袋線維**と細長い**核鎖線維**に大別される．
  - ▶ 核袋線維は筋の長さの変化率（つまり，筋の伸縮の速度）を感知しており，**動的感受性**を担っている．
  - ▶ 核鎖線維は筋の絶対的な長さを感知しており，**静的感受性**を担っている．
- **Ⅰa群求心性線維**は，核袋線維と核鎖線維からの信号を脊髄後角および脳幹に伝達する．
- Ⅰa群求心性線維は太くて髄鞘に覆われているため，伝達速度が非常に速い．このため，例えば，**膝蓋腱反射**を引き起こすような瞬間的な筋の長さの変化にも応答できる（第6章 図9-1参照）．
- Ⅰa群求心線維より細く，伝達速度が遅い**Ⅱ群求心性線維**は，主に核鎖線維からの信号を脊髄後角および脳幹に伝達しており，姿勢や筋肉の緊張の調節に寄与している．
- 腱と筋の接合部に位置する**ゴルジ腱器官**は，筋の張力を感知する受容器である．
- ゴルジ腱器官は，筋が収縮すると伸展し興奮する．この興奮はⅠb群求心性線維を介して脊髄後角および脳幹に伝達される．
- Ⅰb群求心性線維からの信号は，脊髄内で抑制性介在ニューロンを介して，α運動ニューロンの活動を抑制する．その結果，錘外筋線維の収縮が抑制され，過度の筋収縮が緩和される．この反射は逆伸張反射（ゴルジ腱反射）とよばれ，過度の筋収縮を防ぎ，筋肉や腱の損傷を防ぐ防御反射である．

> **Point 1** 骨格筋の運動には，α運動線維とγ運動線維が関与している．太いα運動線維は，錘外筋線維（筋紡錘の外側に位置する通常の筋線維）を支配し，筋収縮に直接関与している．一方，細いγ運動線維は，錘内筋線維の長さを調節することにより，筋紡錘の感度を調節している．このように，α運動線維とγ運動線維が協調して働くことで，骨格筋の精密な制御が可能になる．

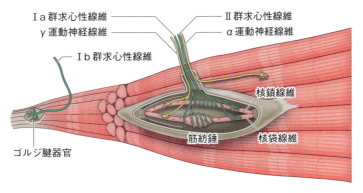

図4 深部感覚の受容器

2) 内臓感覚（臓器感覚，内臓痛）

- **内臓感覚**には，**臓器感覚**と**内臓痛**がある．
- **臓器感覚**とは，内臓の伸展や圧力の変化による機械的刺激や，化学的刺激によって生じる感覚である．
- 機械的感覚には，膀胱が尿でいっぱいになったときの感覚や，胃が膨らんだときの感覚などがある．
- 化学的感覚には，血液中の酸素濃度，二酸化炭素濃度およびpHの変化を感知する感覚がある．
- 臓器感覚は，中枢神経系に伝達され，内部環境の変化に対応する反応を引き起こす．例えば，膀胱が尿で満たされれば，尿意が生じ，排尿が促される．胃が膨らめば満腹感が生じ，摂食を抑制する．血中二酸化炭素濃度の上昇やpHの低下は，呼吸運動を促進する．
- **内臓痛**は，胸腹部の内臓の損傷，炎症，痙攣，伸展などによって生じる．
- 内臓痛は痛みの場所がはっきりしない漠然とした痛みとして感じられることが多い．
- 内臓の痛みが，体の表面や別の部位の痛みとして感じられることがある．これを**関連痛**という（第5章 コラム②参照）．
- 内臓感覚は，自律神経系の求心性神経線維によって伝達される（第7章参照）．

3) 特殊感覚（視覚，聴覚，平衡感覚，味覚，嗅覚）

1 視覚（図5〜図7）

- 視覚とは，光を感知してその情報を中枢神経系に伝達し，画像として認識する感覚である．
- 視覚の感覚器（視覚器）は眼球である．光刺激は，眼の網膜に存在する光受容器（視細胞）によって電気信号に変換される．
- 眼球は，眼球壁（外膜，中膜，内膜）と眼球内容（水晶体，硝子体，眼房）からなる（図5）．
- **外膜**は眼球の外側を覆う頑丈な線維膜で，その1/6は前方にある**角膜**が占め，その他の部分は**強膜**である．
- 角膜は血管のない透明な組織で，光を通しやすい屈折率の高いレンズの役目を果たしている（後述のように，水晶体もレンズの役目を果たしている）．

- **中膜**は，脈絡膜，毛様体，虹彩からなる．
- **脈絡膜**は強膜と網膜の間にある血管が豊富に存在する組織で，網膜への栄養供給を行っている．
- 中膜の前方部分は**虹彩**を形成する．虹彩の色は，人種や遺伝的素因によって異なるが，日本人の多くは暗褐色である．虹彩の中央には孔として**瞳孔**が存在する．
- 虹彩には瞳孔を輪状に囲む**瞳孔括約筋**と，その外側を放射状に囲む**瞳孔散大筋**があり，目に入る光の量を調節する（図6）．
- **水晶体**は弾力があり，辺縁に結合する**毛様体**の収縮・弛緩によって厚みが変わる．

> **Point ❷** 近いものを注視したときに生じる毛様体の収縮は，副交感神経（動眼神経）の刺激によって起こる．この時，同時に縮瞳も生じる近見反射が起きる（第5章 図15参照）．

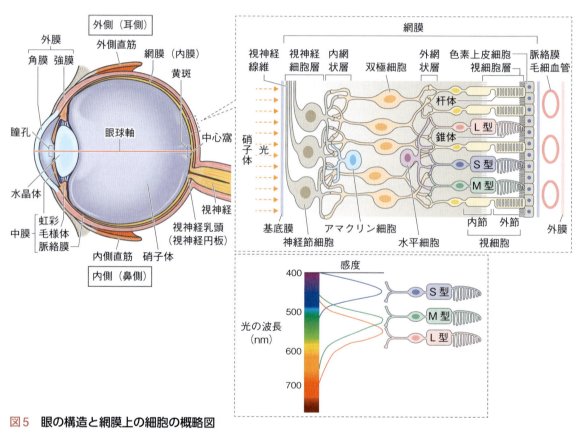

図5 眼の構造と網膜上の細胞の概略図

- 色の認識はS型，M型，L型の3種類の錐体細胞の活動の比率によって決まる．
- 水平細胞やアマクリン細胞は視細胞や双極細胞の活動を調整する．

「標準理学療法学・作業療法学 専門基礎分野 生理学 第6版」（岡田隆夫，鈴木敦子，他/編），p86，医学書院，2023[1] をもとに作成．

- 毛様体が弛緩すると水晶体は薄くなり，光の屈折率が減少し，遠くのものに焦点が合う（**遠方視**）．一方，毛様体が収縮すると水晶体は厚くなり，光の屈折率が増大し，近くのものに焦点が合う（**近方視**）．この一連の調節を**遠近調節**という（図7）．

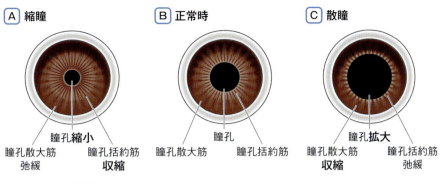

図6 縮瞳と散瞳
瞳孔は，瞳孔散大筋の収縮によって散瞳し，瞳孔括約筋の収縮によって縮瞳する．
瞳孔散大筋は交感神経によって，瞳孔括約筋は副交感神経（動眼神経）によって収縮する．

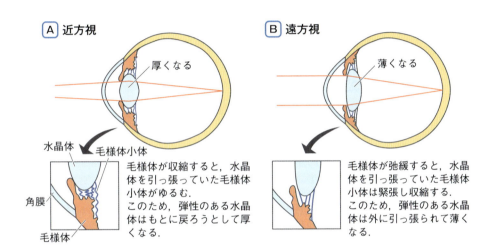

図7 眼の遠近調節
老眼とは加齢に伴い水晶体が固くなり，遠近調節が弱くなる状態で，焦点が合う距離範囲が狭くなる．

- **内膜**は**網膜**によって構成されている．入力した光は，網膜の最も深層（外側）に位置する光受容器である**視細胞**（杆体細胞，錐体細胞）で感知される（図5）．
- **杆体細胞**は網膜上に約1億2,000万個（眼球あたり）存在し，多くは周辺部に位置する．網膜の中心部分にある中心窩には杆体細胞はほとんど存在しない．
- 杆体細胞は錐体細胞よりも弱い光に反応できるが，明暗にのみ反応し，色の識別はできない．
- 杆体細胞膜上には，光を吸収すると活性化する**ロドプシン**という膜タンパク質が存在する．
- 光が当たるとロドプシンは変形し，杆体細胞の感度は低下するが，暗い環境になるとロドプシンは再びもとの形に戻され杆体細胞の感度は回復する．
- **錐体細胞**は網膜上に約6,000万個存在し，中心窩に多く分布する．
- 錐体細胞は杆体細胞より明るい光で機能する．また，特定の光の波長（短波長，中波長，

長波長）を感知する錐体細胞がそれぞれ存在する（S型，M型，L型）ため，色の識別ができる（図5）．
- 視覚情報は杆体細胞と錐体細胞の相互作用により，さまざまな光環境で視覚情報を得ることができる．
- 暗さに眼が慣れることを**暗順応**，まぶしさに慣れることを**明順応**という．この過程には縮瞳・散瞳による入光の調節と，視細胞の変化が関与している．
- 明環境ではロドプシンが急速に分解され，杆体細胞の機能が低下する．一方，暗環境ではロドプシン量が徐々に回復することで杆体細胞の機能が亢進する．このため，明順応は暗順応より早く起こる．

> **Point ❸** ロドプシンの合成には**ビタミンA**が必要なことから，ビタミンAの不足は暗所でものが見えにくくなる**夜盲症**を生じる．

- 光は視細胞によって電気信号に変換され，双極細胞を介して神経節細胞に伝達される（図5）．
- **神経節細胞**の軸索（**視神経**）は，**視神経乳頭**（**視神経円板**）で集合し眼球を出て，脳に信号を伝える（視覚伝導路は第5章 図14参照）．
- 視神経乳頭の部分には視細胞が存在しないため，視覚が生じない**盲点**が生じる．
- 盲点は片目ごとに存在するが，脳が視野の欠損を補うため日常生活で意識されることはない．

> **コラム ❸ 盲点の探索**
> ① 両眼の中央が下図の中央になるように頭を固定し，右眼を閉じて，左眼で黄色の円を見る．
> ② 左眼で黄色の円を見たまま，本書から頭の位置を前後にずらすと十字が見えなくなる時がある．十字が消えたその時，十字が左眼の盲点の部分に投影されたことになる．
>
>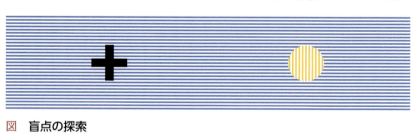
>
> 図　盲点の探索

2 聴覚（図8〜図10）

- 聴覚は，空気の振動（音波）を感知しその情報を中枢神経系に伝達して，音として認識する感覚である．
- 聴覚の感覚器は耳である．音波は内耳に存在する蝸牛内で電気信号に変換される．
- 耳は，**外耳**，**中耳**，**内耳**の3つの部分からなる（図8）．
- **外耳**は，音波を集め鼓膜まで伝える部分で，耳介と外耳道からなる．
- **耳介**は，外耳の最も外側にあり，音を集めて外耳道に導く．**外耳道**は，外耳孔から鼓膜までの管状の部分で，音波を鼓膜まで伝える．

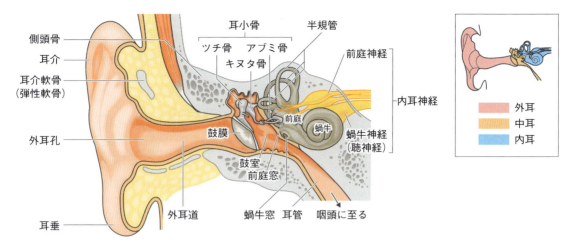

図8　耳の構造

- **中耳**は，鼓膜に伝わった振動を増幅させ内耳まで音を伝える部分で，**鼓膜**，**鼓室**，**耳管**からなる．

   > **コラム 4　気圧変化に対する耳の適応機能**
   >
   > 飛行機の離陸時や着陸時，またエレベーターが上下する際に耳が「キーン」となるのは，急激な気圧の変化により，鼓膜内外の気圧差が調節できず，鼓膜が正常に振動できないことで生じる．この時，唾を飲み込んだり，あくびをしたりして耳管を開くと，鼓膜内外の気圧が均等になり不快感が解消される．

- **鼓膜**は直径約1cmの薄い膜で音波によって振動する．
- 鼓膜の振動は，**鼓室**にある**耳小骨**（ツチ骨，キヌタ骨，アブミ骨）によって増幅され内耳に伝えられる（図8）．
- **耳管**は，中耳と鼻咽頭を連絡する管で，鼓膜内外の気圧を調整し，正常な鼓膜の振動を助けている．
- **内耳**は，**前庭**，**半規管**，**蝸牛**の3つの部分に分けられ，**骨迷路**と**膜迷路**からなる（図8，図9）．
- **骨迷路**は側頭骨の中にある複雑な形の空洞である．**膜迷路**は骨迷路の中にあり，骨迷路とほぼ同じ形の膜の袋である．
- 膜迷路の内部は内リンパ液で満たされ，骨迷路と膜迷路の間は外リンパ液で満たされている．
- 耳小骨によって増幅された音波は，アブミ骨によって前庭窓（卵円窓）に伝えられ，蝸牛内のリンパ液を振動させる（図8）．この振動は，最終的に蝸牛窓（正円窓）から中耳へ開放され，内耳の圧力を調整する（図10）．
- 蝸牛は，カタツムリのようならせん状の管であり，その内部には**コルチ器**（らせん器）が存在する（図10）．
- コルチ器は，蓋膜，外有毛細胞，**内有毛細胞**からなる．内有毛細胞が音の受容器である．

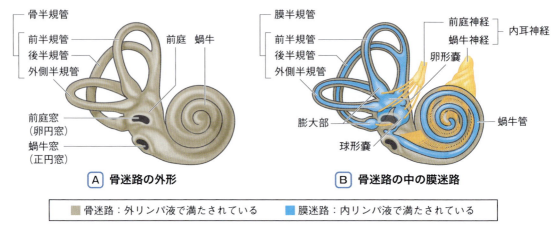

図9　内耳の構造（骨迷路と膜迷路）

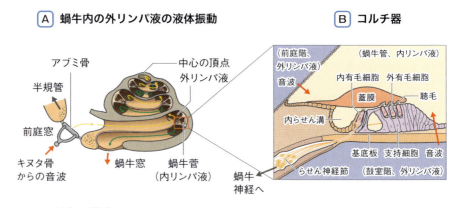

図10　蝸牛の構造
矢印は音の伝導を示す．

- 音波による外リンパ液の振動は**基底膜**を振動させ，内有毛細胞を揺らす．この時，内有毛細胞の感覚毛が蓋膜に擦れるように動くことで，内有毛細胞に電気信号が生じる．
- 外有毛細胞は，内有毛細胞に伝わる振動を調節する．
- 内有毛細胞で生じた電気信号は蝸牛神経（聴神経）を介して脳に伝達される（第5章 図20参照）．
- 音波の振幅が大きいほど音は大きくなる．振幅の大きな音波は，蝸牛間内のリンパ液の振動も大きくするため，内有毛細胞が放出する神経伝達物質の量が増えて，蝸牛神経の発火頻度が高くなる．したがって，大きい音では蝸牛神経の発火頻度が高くなり，小さい音ではその発火頻度は低くなる．
- 音の高さは音波の周波数（振動の数）によって決まる．高い音は音波の周波数が高く，低い音は周波数が低い．蝸牛管の基底膜は，高周波では蝸牛の入口の部分が，低周波では蝸牛の奥の部分が振動する．これにより，興奮した内有毛細胞の部位によって音域が識別される．

3 平衡感覚（前庭感覚）（図8，図9，図11）

- 平衡感覚とは，身体の位置やバランスを感知してその情報を中枢神経系に伝達し，身体の姿勢や運動を維持する感覚である．
- 平衡感覚の感覚器も耳であり，その感覚は内耳に存在する前庭器で電気信号に変換される．
- 蝸牛と半規管をつなぐ**前庭**には，互いに直角に位置する2つの膜迷路の袋（**卵形嚢と球形嚢**）があり，その内部には**平衡斑（耳石器）**がある．
- 卵形嚢の平衡斑は水平方向の動きや加速度を，球形嚢の平衡斑は垂直方向の動きや加速度を感知する．
- 平衡斑には**有毛細胞**があり，その上は**平衡砂（耳石）**とよばれる**炭酸カルシウム**の結晶と，ゼラチン様の基質で覆われている．
- 頭の位置が変化すると耳石が移動し，基質も動くことで有毛細胞の感覚毛が傾き，有毛細胞の膜電位が変化する．この信号が，前庭神経を介して中枢神経系に伝達される（第5章図20，第6章参照）．
- 前庭の上後方に位置する**半規管**は，直交する3つの半円状の管で構成される．3つを合わせて，**三半規管**とよばれる．
- 半規管にはそれぞれ膨大部があり，その中にはクプラとよばれるゼラチン膜に覆われた有毛細胞が存在する．
- 頭部の回転運動によって半規管内のリンパ液が動くことで，有毛細胞の感覚毛が傾き，有毛細胞の膜電位が変化する．この信号が，前庭神経を介して中枢神経系に伝達される．

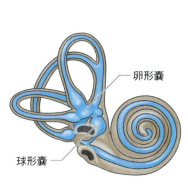
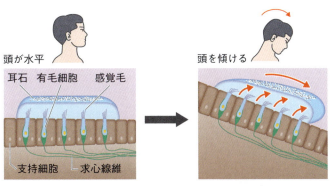

卵形嚢と球形嚢にある平衡斑による傾きの感知

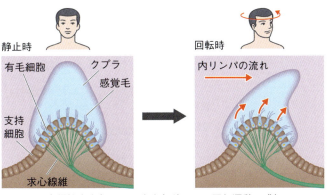

半規管膨大部にある膨大部稜による回転運動の感知

図11　前庭，半規管と平衡感覚
「系統看護学講座　専門基礎分野　人体の構造と機能1　解剖生理学　第10版」（坂井建雄，岡田隆夫／著），医学書院，2018[2)] をもとに作成．

Point ❹ 卵形嚢と球形嚢は水平および垂直の動きを感知する．半規管は回転運動を感知する．

コラム ❻ **メニエール病**
内耳の障害によって生じる疾患で，回転性めまいや耳鳴り，難聴を起こす．この疾患は，内耳のリンパ液が過剰に蓄積されることで発症すると考えられている．

4 味覚（図12）

- 味覚とは，食物や飲料に含まれる化学物質（味分子）を感知し，その情報を脳に伝達して味として認識する感覚である．
- 味覚の感覚器（味覚器）は舌で，舌の表面や口腔内の**味蕾**に存在する味細胞が，唾液に溶けた味分子の刺激を電気信号に変換する．

Point ❺ 味蕾は主に舌に存在するが，軟口蓋，咽頭，喉頭にも存在する．

- 味細胞には，塩味，甘味，酸味，苦味，旨味の5つの基本味に対応する受容体がある．

Point ❻ 甘味と旨味は糖分やタンパク質などのエネルギー源の存在を，塩味は電解質の存在を，酸味と苦味は腐敗や有害物質の存在を感知するのに貢献する．唐辛子などの辛さは味覚ではなく，痛覚である．

- **味蕾**はつぼみ状に味細胞が集まった受容器で，主に舌の表面にある粘膜の突起（舌乳頭）に存在する．
- **舌乳頭**は，糸状乳頭，茸状乳頭，葉状乳頭，有郭乳頭の4種類がある．

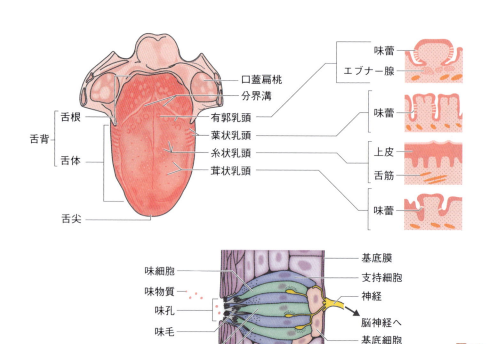

図12 **舌乳頭と味蕾**
エブナー腺：小唾液腺の1つ．

- 角化し白くみえる糸状乳頭は舌全体に分布するが味蕾は存在せず，触覚と温度覚に関与している．
- 茸状乳頭は，舌の前方に存在する赤く小さな突起で1〜数個の味蕾を含む．
- 葉状乳頭は，舌後方の側面に存在するひだ状になった突起で，多くの味蕾が存在する．
- 有郭乳頭は，舌後方部に存在する大きな突起で，複数の味蕾が存在する．
- 舌の前方2/3の味覚は顔面神経（Ⅶ）が，舌の後方1/3の味覚は舌咽神経（Ⅸ）が中枢神経系に信号を伝える（第5章参照）．

5 嗅覚

- 嗅覚とは，空気中に含まれる**化学物質**（匂い分子）を感知し，その情報を脳に伝達して匂いとして認識する感覚である．
- 嗅覚の感覚器（嗅覚器）は鼻で，鼻腔内の**嗅上皮**に存在する**嗅細胞**が化学刺激を電気信号に変換する（第5章 図13を参照）．
- 嗅細胞からの信号は**嗅神経**を介して嗅球に伝達され，嗅球から嗅索を介して大脳皮質の嗅覚野や他の脳部位に伝達される（第5章 図13を参照）．
- 嗅覚は，食物の匂いを感知することで食欲を増進し，腐敗臭を感知することで食物の安全性を判断したりするのに役立つ．また，ガスや煙の匂いの感知は危険を早期に察知することにも貢献する．
- 嗅覚の一部は大脳辺縁系に伝わるため，情動や本能行動に大きく影響する．また，特定の匂いが過去の出来事や感情を想起させることもある．

■ 文献

1）「標準理学療法学・作業療法学 専門基礎分野 生理学 第6版」（岡田隆夫，鈴木敦子，他／編），p86，医学書院，2023
2）「系統看護学講座 専門基礎分野 人体の構造と機能1 解剖生理学 第10版」（坂井建雄，岡田隆夫／著），医学書院，2018

練習問題

問1 感覚刺激の弁別閾について正しいのはどれか．

❶ 適刺激の強度に比例する
❷ 適刺激の頻度に比例する
❸ 適刺激の持続時間に比例する
❹ 適刺激に対して常に一定である

問2 体性感覚でないものはどれか．
　❶ 触覚　❷ 圧覚　❸ 振動覚　❹ 平衡感覚　❺ 温度覚

問3 温度覚と痛覚の受容器はどれか．
　❶ マイスナー小体　❷ メルケル盤　❸ 自由神経終末　❹ パチニ小体　❺ ルフィニ小体

問4 深部感覚の受容器である筋紡錘はどこに存在するか．
　❶ 腱　❷ 骨格筋　❸ 皮膚　❹ 平滑筋　❺ 心筋

問5 特殊感覚に含まれないものはどれか．
　❶ 視覚　❷ 聴覚　❸ 平衡感覚　❹ 嗅覚　❺ 運動感覚

問6 視細胞が存在する部位はどこか．
　❶ 強膜　❷ 角膜　❸ 脈絡膜　❹ 網膜　❺ 水晶体

問7 色の識別を担う細胞はどれか．
　❶ 杆体細胞　❷ 双極細胞　❸ 錐体細胞　❹ 水平細胞　❺ 神経節細胞

問8 音を感知する受容器はどこにあるか．
　❶ 蝸牛　❷ 鼓膜　❸ 半規管　❹ 前庭　❺ 鼓室

問9 平衡感覚を感知する受容器はどこにあるか，**2つ選べ**．
　❶ 蝸牛　❷ 鼓膜　❸ 半規管　❹ 前庭　❺ 鼓室

問10 舌の味覚を中枢神経系に伝える脳神経はどれか，**2つ選べ**．
　❶ 迷走神経　❷ 顔面神経　❸ 三叉神経　❹ 舌咽神経　❺ 舌下神経

問11 基本味に含まれないものはどれか．
　❶ 塩味　❷ 甘味　❸ 酸味　❹ 辛味　❺ 旨味

問12 嗅覚の説明について正しいのはどれか，**2つ選べ**．

① 嗅覚は唾液中に含まれる化学物質から感知される
② 嗅覚は空気中に含まれる化学物質から感知される
③ 嗅覚の受容器は口腔内の嗅細胞である
④ 嗅覚は情動や本能行動に大きく影響する

解答

問1 ① 問2 ④ 問3 ③ 問4 ② 問5 ⑤ 問6 ④ 問7 ③ 問8 ① 問9 ③④ 問10 ②④ 問11 ④ 問12 ②④

第4章 からだを動かす・支える（筋肉・骨・関節）

学習のポイント

- 筋の種類とその働き・構造を説明できる
- 筋肉への情報伝達と筋が収縮するしくみを説明できる
- 骨の働きと形成を説明できる
- 関節の働きと構造を説明できる

1 筋肉の種類と働き

- 筋肉は，腕や脚などの運動器はもちろん，心臓や呼吸器，消化器などを動かすために大きな役割を担っている．
- 筋肉は，神経と同じように刺激によって興奮し活動電位を生じる組織であるが，神経と違って収縮する性質がある．
- 筋組織はその構造と収縮のしかたの違いにより，骨格筋，心筋，平滑筋に大きく分類できる．

1）骨格筋

- 骨格筋は体重の40〜45％を占め，からだのなかで最も大きな組織である．関節をまたいで2つの骨に付着し，連結することでからだを安定させ，全身を動かすために働く筋肉である．
- 骨格筋の収縮は関節を曲げたり伸ばしたりするのに役立つ．骨格筋は体性神経系の**運動神経**によって支配され，意志によって動かすことのできる**随意筋**である（図1A）．

2）心筋

- 心臓を収縮・弛緩させる筋組織で，心臓だけにある．心臓のポンプ機能を維持するために休みなく働く．
- 心筋は**自律神経**による調節を受ける**不随意筋**であり，心筋細胞は単核ないし二核である（図1B）．

3）平滑筋

- 血管，消化管，気管などに存在し，管腔構造を維持して内容物を移動させたり，皮膚の立

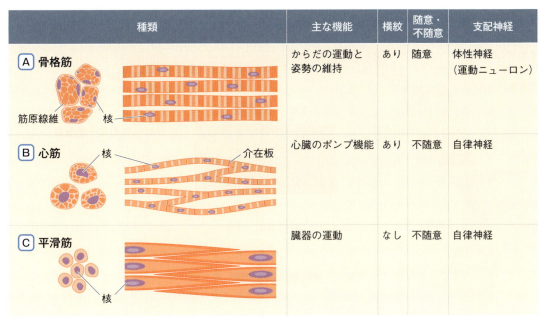

図1 骨格筋，心筋，平滑筋の特徴

毛筋，眼球の瞳孔筋や毛様体筋として存在する．
- 平滑筋も**自律神経**による支配を受ける**不随意筋**であり，平滑筋細胞は単核である．胃，腸，膀胱，血管，子宮などを収縮・弛緩して，内容物を動かす働きをしている（図1C）．
- また，骨格筋と心筋は横紋（縞模様）が見えることから**横紋筋**，平滑筋は横紋がないため**非横紋筋**ともいわれる（図1）．

2 骨格筋の構造

1）収縮装置としての骨格筋

- 1つの筋肉は，直径0.01～0.1 mm，長さは長いものでも30 cmほどの細長い円柱状の形をした**筋線維**（筋細胞）からなる．1つの筋線維に複数の核をもつ多核細胞である（図2A）．
- 筋線維が集まって筋周膜という結合組織で包まれたものを**筋束**といい，さらに筋束が集まって1つの筋（上腕三頭筋など）がつくられている．
- 電子顕微鏡で観察すると，筋線維の中に明るい部分と暗い部分が交互に並んで縞模様をつくる（図2B）．
- 縞模様が見えるのは**ミオシンフィラメント**と**アクチンフィラメント**とよばれる細胞骨格にあたる筋フィラメントが規則正しく交互に並ぶためである．ミオシンフィラメントとアクチンフィラメントが集まって**筋原線維**がつくられる（図3）．
- アクチンフィラメントだけが並んだ明るい部分を**I帯**といい，結合部分が**Z線**となる．

第4章　からだを動かす・支える　59

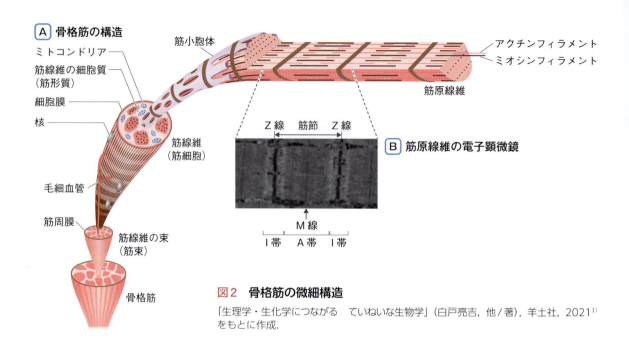

図2 骨格筋の微細構造
「生理学・生化学につながる ていねいな生物学」(白戸亮吉, 他/著), 羊土社, 2021[1])
をもとに作成.

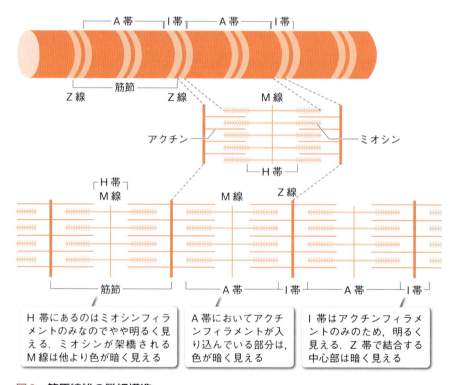

H帯にあるのはミオシンフィラメントのみなのでやや明るく見える. ミオシンが架橋されるM線は他より色が暗く見える

A帯においてアクチンフィラメントが入り込んでいる部分は, 色が暗く見える

I帯はアクチンフィラメントのみのため, 明るく見える. Z帯で結合する中心部は暗く見える

図3 筋原線維の微細構造

- ミオシンフィラメントだけが並んだ部分を**H帯**という. H帯の中央にはごく薄い**M線**が認められる.
- アクチンフィラメントとミオシンフィラメントが重なって暗く見える部分で中央にH帯を

挟んでいるところを**A帯**という．
- 隣り合うZ線からZ線までを**筋節**という．

2）ミオシンフィラメントとアクチンフィラメント（筋原線維）の構造

- ミオシンフィラメントは太く，カイワレ大根のような形をしている**ミオシン**というタンパク質が200個ほど束になったものである．M線で固定され，両方向に伸びている（図4）．
- アクチンフィラメントは細く，**アクチン**という球状のタンパク質がつながってできた数珠状の線維が2本，より合わさってできている．アクチンフィラメント上には**トロポニン**と**トロポミオシン**というタンパク質が一定の間隔で付着している（図5）．
  ▶ トロポニンは**トロポニンI**，**トロポニンC**，**トロポニンT**の3つの分子からなる複合体である．トロポニンCはカルシウムイオンと強く結合する．
- ミオシン頭部がアクチンフィラメントと結合している部分は**連結橋（クロスブリッジ）**とよばれ，筋収縮の原動力となる．

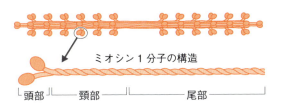

図4 ミオシンフィラメントの構造

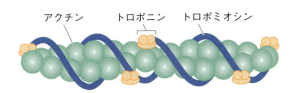

図5 アクチンフィラメントの構造

3 筋収縮の分子機構

- 筋が収縮するときは，ミオシンフィラメントの間にアクチンフィラメントが滑り込む（**滑り込み・スライディング**）ことで筋節の長さが変わる（**筋収縮**，図6）．
- アクチンとミオシン頭部が結合し，滑り込みが生じるためには**ATP**と**カルシウムイオン**が必要である．

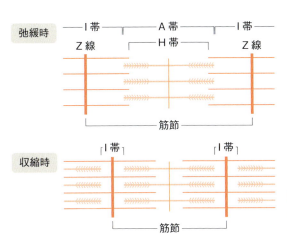

図6 筋収縮に伴う筋節長の変化
筋収縮によってI帯と筋節は短くなるがA帯の長さは変化しない．

- 筋細胞が興奮すると細胞内カルシウムイオンが増加して，カルシウムイオンがトロポニンCに結合する．すると，トロポニンの分子構造が変化し，トロポミオシンの位置も変化することでアクチン上のミオシン結合部位が露出し，この結合部位にミオシン頭部が接着する．この状態では両フィラメントは動かず硬直状態である．

1）筋収縮のしくみ（クロスブリッジサイクル）

① **ミオシン結合**：ミオシン頭部はすぐにアクチンフィラメントに結合する．この状態では両フィラメントは動かず，**硬直状態**にある．この状態は収縮している筋肉では非常に短いが，ATPが供給されなくなるとこの状態が維持される（図7①，コラム②）．

② **ATPの結合**：ミオシン頭部にATPが結合するとアクチンに対する親和性が低下し，アクチンとミオシンが解離する（図7②）．

③ **ATPの加水分解**：ATP加水分解によって得られるエネルギーにより，頭部を軸にしてミオシン分子の頭部は約10 nm前方に倒れる（図7③）．

④ **連結橋（クロスブリッジ）の形成**：アクチンに対する親和性が前の状態に戻り，その場所のアクチンとすぐに再結合する（図7④）．

⑤ **筋収縮**：前方に倒れていた頭部が元の位置に引き戻され，構造変化が最初の状態に戻る．

① ミオシン結合部位が露出し，ミオシン頭部が結合する

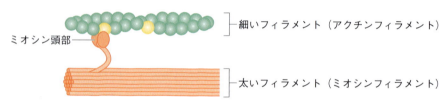

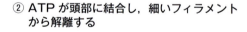

⑤ ミオシン頭部がもとの位置に戻ることで，アクチンは引き込まれ，太いフィラメントに沿って約10 nm位置がずれる

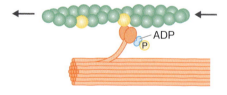

② ATPが頭部に結合し，細いフィラメントから解離する

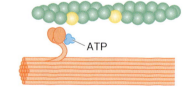

④ 細いフィラメントに新たにアクチン-ミオシンのクロスブリッジが形成される

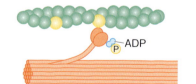

③ ATPが加水分解し，ミオシン頭部はフィラメントに近寄る

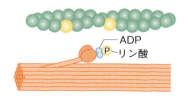

図7 筋収縮の分子機構
「イラストレイテッド生理学 原書2版」（鯉淵典之，栗原 敏/監訳），丸善出版，2021[2)]をもとに作成

この時，アクチンフィラメントは筋節中央（M線）方向に約10 nm引き込まれるため，滑り込み現象が生じる（図7⑤）．

- ADPがミオシンから解離し，クロスブリッジサイクルは硬直状態に戻る（図7①）．このサイクルがくり返され，ミオシン頭部は1回に約10 nmずつアクチンフィラメントを引き込む．

2）筋弛緩のしくみ

- 細胞膜の興奮が消失すると，カルシウムイオンはトロポニンCから外れて筋小胞体に回収される．トロポニンCからカルシウムイオンが外れるとトロポミオシンがもとの位置に移動し，アクチンフィラメントとミオシンフィラメントの結合ができなくなる．
- ミオシン頭部にATPが結合することでミオシンフィラメントとアクチンフィラメントの結合が外れ，この結果，筋の弛緩が生じる．

4 筋肉への情報伝達

1）運動ニューロンによる筋線維支配（図8）

- 神経細胞はニューロンともよばれ，神経系は多数のニューロンにより構成される．
- ニューロンのなかでも，骨格筋の動きを支配して筋肉に信号を伝えるものを，**運動ニューロン**という．
- 運動ニューロンの軸索終末は筋線維の細胞膜とごくわずかな間隙を介して接している．この接合部を**神経筋接合部**という．
- 運動ニューロンの軸索の末端は枝分かれし，それぞれの枝が異なる筋線維と神経筋接合部をつくるため，1つの運動ニューロンの興奮が複数の筋線維を同時に収縮させる．
- 1つの運動ニューロンが支配する筋線維の集まりを**運動単位**という．
- 1つの骨格筋にはいくつもの運動単位があり，活動する運動単位の数により，発生する張力（筋力）が変化する．

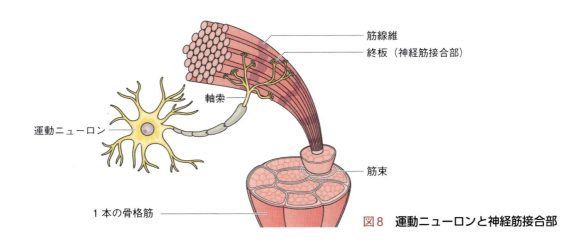

図8　運動ニューロンと神経筋接合部

2）運動ニューロンから筋線維への興奮（筋収縮情報）の伝達

- 神経筋接合部は運動終板ともよばれ，シナプスを介して運動ニューロンの軸索終末と筋細胞膜が広く接した特殊な構造をとる（図9A）．
- 筋肉を収縮する信号（**活動電位**）が脳から運動ニューロンを介して運動ニューロンの先端まで伝わると，この信号が以下のように筋に伝わる．
  ① 運動ニューロンの軸索終末部まで活動電位が達すると，軸索終末の電位依存性カルシウムチャネルが開き，**カルシウムイオン**が軸索終末内に流入し，軸索終末のカルシウムイオン濃度が上昇する（図9B①）．
  ② 軸索終末のカルシウムイオン濃度が上昇すると，軸索終末内の**シナプス小胞**がシナプス前膜に移動し，シナプス間隙に神経伝達物質の**アセチルコリン**を放出する（図9B②）．
  ③ 放出されたアセチルコリンは筋線維膜上の**アセチルコリン受容体**に結合する（図9B③）．

A シナプスの構造

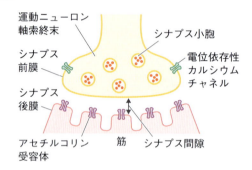

B

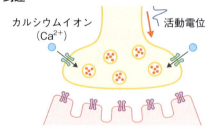

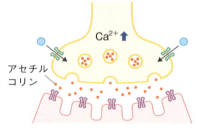

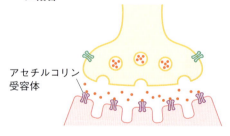

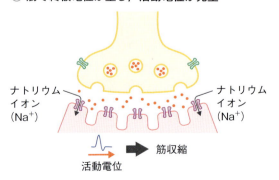

図9　シナプスの構造と筋収縮情報の伝達

④ アセチルコリン受容体が活性化し，アセチルコリン受容体を介して**ナトリウムイオン**が筋線維内に流入することで，電位変化（**終板電位**）を生じ，終板電位が一定の値（**閾値**）を超えると筋線維全体に活動電位が発生し，筋収縮が起こる．（図9B④）．

> **コラム ❶ 神経筋伝達の薬理学**
>
> 　運動ニューロンから放出されるアセチルコリン（Ach）が筋線維のアセチルコリン受容体に結合することで運動ニューロンの興奮が筋へ伝わる．
> 　一方，後述に示すような状態が生じるとその伝達が損なわれる．
> **① アセチルコリン受容体の遮断**
> 　南アメリカの原住民の矢毒の有効成分，d-ツボクラリンはAch受容体に結合するが受容体チャネルは開口せず，Achの結合を競合的に阻害することで神経伝達が遮断される．α-ブンガロトキシンもAch受容体に結合しAchの結合を遮断する．
> **② アセチルコリン分解の阻害**
> 　Achを分解する酵素のAchエステラーゼはエゼリンやサクシニルコリンにより抑制される．抑制によりAchが持続的に作用するので，終板電位の大きさが増し，持続時間も長くなり，最終的に筋の痙攣が起こり，強直性の麻痺を生じる．
> 　サリンはこの型の毒物の一種で，Achエステラーゼを不可逆的に抑制する．
> **③ アセチルコリン受容体の減少**
> 　自己免疫疾患の一つ，重症筋無力症患者の筋収縮は弱い．患者はAch受容体が自己抗体で破壊されて減少するため，放出されるAch量は正常であるが終板電位が小さく，活動電位発生の閾値に達しにくい．したがって，筋運動が困難で疲労しやすい．
> **④ アセチルコリン分泌の抑制**
> 　重症筋無力症に似た疾患にLambert-Eaton症候群がある．原因は神経線維側にあり，カルシウムチャネルが自己抗体により障害され，カルシウムイオンの流入が減りAchの放出が減少する．
> 　ボツリヌス中毒で知られるボツリヌス毒素はAch放出を抑制し筋麻痺が生じ，重症では呼吸麻痺で死に至る．

3）筋線維の興奮から収縮まで（興奮収縮連関）（図10）

- 筋線維の細胞膜（筋細胞膜）には，細胞表面の興奮を細胞の内部に伝える装置が発達している．細胞膜は各所で管状に細胞内に入り込んでおり，これを**横行小管（T管）**という．

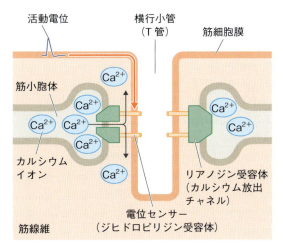

図10　興奮収縮連関
「人体の構造と機能［1］　解剖生理学　第11版」（坂井建雄，他／著），医学書院，2022[3]）をもとに作成．

- 細胞内では網目状に筋原線維を取り囲むように滑面小胞体（**筋小胞体**）が発達し，T管の両側に接触している．この構造が細胞膜に生じた興奮を瞬時に細胞内に伝えるために重要である．
- 筋小胞体は収縮を引き起こすのに必要な**カルシウムイオン**を貯蔵したり放出したりする役割を担っている．
- 骨格筋細胞膜の興奮はT管に局在する電位センサー（ジヒドロピリジン受容体：**DHPR**）に伝えられる．DHPRと筋小胞体のカルシウムイオン放出チャネルの**リアノジン受容体（RyR1）**は直接結合しているため，骨格筋細胞膜の興奮がRyR1を開口させて筋小胞体中に貯蔵しているカルシウムイオンを放出させる．これにより，細胞内のカルシウムイオン濃度が上昇すると筋収縮が開始される．

このような筋細胞膜の興奮からカルシウムイオンが放出され，収縮の引き金が引かれるまでを**興奮収縮連関**という．

5 骨格筋収縮の種類と特性

1）骨格筋収縮の種類（図11）

- ただ1回の刺激によって起こる一過性の収縮を**単収縮**（twitch）という．生体内ではあまりみられず，一瞬のまばたきや指などがピクッと動く不随意運動が単収縮にあたる．
- 筋が連続して刺激されると，単収縮が重なってより大きな収縮となり（**加重**），高頻度刺激では収縮曲線はスムーズになり，さらに大きな収縮となる．これを**強縮**（tetanus）という．生体における骨格筋の収縮は，ほとんど強縮である．
- 細胞外液のカリウムイオン濃度が上昇するなどにより筋細胞膜が長時間脱分極したり，筋小胞体のカルシウムイオンの取り込みが抑制された場合生じる長時間の収縮を拘縮という．
- ATPの枯渇により連結橋が離れなくなった状態を硬直という．死後硬直がこれにあたる．

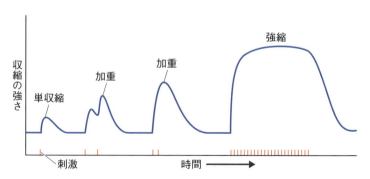

図11　骨格筋収縮の種類

> **コラム ❷ 死後硬直**
>
> ミオシン頭部がアクチンから外れるためには，ATPがミオシン頭部に結合する必要がある．この結合したATPが次の収縮を引き起こすためのエネルギー源になる．そのため，死によりATPが完全に枯渇してしまうと，ミオシン頭部はアクチンフィラメントから外れることができず，連結橋が形成されたままとなって筋が硬くなり，死体の腕や足を曲げ伸ばしすることが難しくなる．これが死後硬直である．
>
> 死後硬直は，死後2時間頃から顎関節や大腿の筋に現れはじめ，6時間ほどで全身の関節に広がる．死後12時間ほどで最高に達した後，48時間までにはタンパク質の変性や腐敗により消失する．この経過の理解により死体の硬直具合から死亡時刻を推定することができる．

2）力発生の調節

- 筋線維1本1本の収縮は，刺激がある一定の値（閾値）以下のときは皆無で，閾値に達すると最大を示し，それ以上刺激を強めても変化しないという「全か無かの法則」に従い，収縮したときに発生する力は一定である．
- 発揮する力の大小は動員される筋線維の数で調節される．
- 筋線維は線維ごとに閾値が異なるため，刺激が弱ければ閾値の低い線維だけが興奮・収縮するため全体として小さな力が発生し，刺激が強くなるに従い動員される筋線維の数が増え，より大きな力を発揮するようになる．

3）等尺性収縮と等張性収縮

筋の収縮様式は**等尺性収縮**と**等張性収縮**の2つに大別できる．

❶ 等尺性収縮（isometric contraction）（図12①）

- 長さが一定のまま，筋が張力を発生する筋収縮様式のこと．
- 関節運動を伴わない「静的」な筋収縮．
- 動かない壁を押したとき，腕相撲で互いの力が拮抗して全く動かないときなどの収縮．

❷ 等張性収縮（isotonic contraction）（図12②）

- 筋は一定の張力を発揮しながら，筋の長さが変化する筋収縮様式のこと．
- 関節運動を伴う「動的」な筋収縮．筋が短縮しながら収縮することを**求心性収縮**もしくは短縮性収縮（concentric contraction）といい，引き伸ばされながら収縮することを**遠心性収縮**もしくは伸張性収縮（eccentric contraction）という．

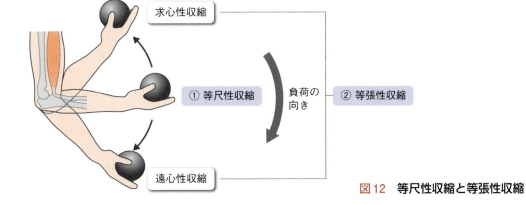

図12　等尺性収縮と等張性収縮

- 物を持って肘を曲げるときに上腕二頭筋は求心性収縮するが，曲げた肘を伸ばしていくときには遠心性収縮することになる．

4）骨格筋の長さ―張力関係

筋節長が異なった状態の骨格筋に対して反復電気刺激を与え強縮をもたらし，等尺性収縮を行ったときの張力曲線を図13に示す．

① 筋の長さが短いとき，筋節ではその中央部で左右からくるアクチンフィラメントの先が重複している．この部分は連結橋を形成することができず，収縮によって発生する張力（**活動張力**）も小さい（図13①）．

② 筋をしだいに伸展していくと，アクチンフィラメントの重複は減り，活動張力はしだいに増大していく（図13②）．

③ ミオシンフィラメントの中央部分にはミオシン頭部がないため，さらに伸展し筋節長が2.2μmで活動張力は最大となる．この長さは生体内での無負荷時の筋の長さ（**生体長**）にほぼ等しい（図13③）．

④ さらに伸展すると，ミオシンフィラメントとアクチンフィラメントとの連結橋の数が減少し，活動張力は減少して最終的に0になる（図13④，⑤）．

一方，静止状態の筋を伸展すると引っぱりに抵抗する力（**静止張力**）は生体長あたりから発生しはじめ，伸展すればするほど増大する．

輪ゴムを指にかけて引き伸ばしたときに，引き伸ばすほどに指にかかる力を感じる．静止張力はそれと同じで，引き伸ばすほどに筋自体の負荷が徐々に大きくなる．活動張力と静止張力を合わせたものが**全張力**となる．

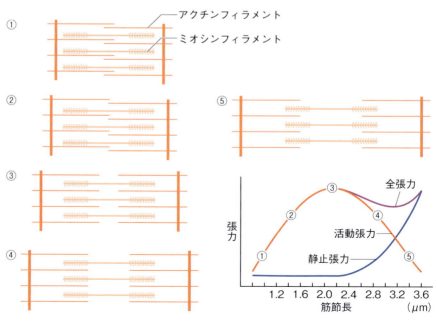

図13 筋節長と張力の関係

6 骨格筋を構成する筋線維の種類と代謝特性

- 骨格筋は運動を行う筋収縮だけでなく代謝と熱産生の調節機能も担う.
- 筋線維を構成しているミオシンには特性の異なる3種類が存在する.その種類によりⅠ型筋線維（Type-Ⅰ線維：遅筋線維）と2種類のⅡ型筋線維（Type-Ⅱa線維とType-Ⅱb線維：速筋線維）に分類される.
- ミオシンはATPase（ATP分解酵素）活性があり，ATPの分解で生じた化学エネルギーを利用してアクチンを動かし，筋線維を収縮させる.そのATPase活性の特性が速筋と遅筋で異なる.
- 筋収縮を持続するための効率よいATP産生には多量の酸素が必要である.骨格筋内にはミオグロビンというヘモグロビンに似た構造をもつ分子が存在する.ミオグロビンがあるため，骨格筋内にある程度の酸素を貯蔵しておくことが可能である.筋肉が赤いのはこのミオグロビンの色である.

この筋線維の種類と代謝特性を表1に示す.

表1 骨格筋線維の分類

特徴	遅筋 Type-Ⅰ	速筋 Type-Ⅱa	速筋 Type-Ⅱb
収縮速度	遅い	速い	速い
発生張力	低い	中間	高い
パワー	低い	高い	高い
持久力	高い	中間/低い	低い
疲労耐性	高い	中間/低い	低い
ミトコンドリア密度	高い	中間	低い
ミオグロビン	高い	低い	低い
色	赤	白（中間）	白
直径	細い	太い	太い
ミオシンATPaseによるATP分解	遅い	速い	より速い
筋小胞体カルシウムイオン取り込み能	低い	高い	高い
解糖能	低い	高い	高い
酸化能	高い	中間	低い

1）筋線維の種類

1 Type-Ⅰ線維（遅筋線維）

- ミオシンのATPase活性は速筋線維に比べ低いため，収縮速度や発生張力は低い.
- ミトコンドリア含有量が速筋に比べ多く，酸素を消費して効率よくATPが供給されるため，持久力に優れ，疲労耐性が高い.
- ミオグロビン含有量は速筋線維に比べ多く，筋の色も赤い（**赤筋**）.

2 Type-Ⅱ線維（速筋線維）

- ミオシンのATPase活性は遅筋線維に比べ高いため，収縮速度や発生張力は高い.

- ミトコンドリア含有量が遅筋に比べ少なく，ATPの供給は解糖系で迅速に供給されるため，無酸素の環境下でも瞬間的に大きな収縮力を生み出すことができるが，疲労耐性が低い．
- ミオグロビン含有量は遅筋線維に比べ少なく，筋の色は比較的白い（**白筋**）．
- Type-Ⅱa線維はType-Ⅱb線維とType-Ⅰ線維の中間の特徴をもつ．

> **コラム ❸ マラソンランナーとマグロ，短距離ランナーとヒラメ**
>
> 　姿勢を維持するために働く筋は疲労せずに長時間働き続ける必要がある．この筋はType-Ⅰ線維が多く含まれる．Type-Ⅰ線維はミオグロビンを多く含むため，筋全体が赤黒く見える（赤筋）．一方，眼球を動かす筋や手指の筋は長時間働く必要はないが，素早い動きが求められる．この筋はType-Ⅱb線維が多く含まれる．Type-Ⅱb線維はミオグロビン量が少ないため，筋全体が白っぽく見える（白筋）．
> 　マラソンのように持久的な運動トレーニングを続けるとType-Ⅰ線維が肥大し，筋の赤みが増す．一方，短距離走などの瞬発的な運動をくり返すとType-Ⅱb線維が肥大し，筋は白みが増す．
> 　赤筋，白筋の違いはマグロなどの赤身魚とヒラメなどの白身魚を想像するとわかりやすい．遠洋で群れをなして泳ぎ続けるマグロやカツオの身は赤身であり，これは持久的泳ぎに耐えることが可能な赤筋である．一方，近海に生息し敵から逃れるために瞬間的な動きをするヒラメやカレイの身は白身である．これは白筋であり，素早い動きを可能にしているが長時間泳ぎ続けるのには不向きである．

2）筋へのエネルギー補充（図14）

- 主なエネルギー補充系には，すみやかに利用できるエネルギー貯蔵所である**クレアチンリン酸系**，**解糖系（グリコーゲン分解）**によるエネルギーの補充，**有酸素系**による補充がある．
- **クレアチンリン酸系**：筋組織には**クレアチン**と**クレアチンキナーゼ（クレアチンリン酸化酵素）**を含むため，ATPのもつ高エネルギーリン酸基を移し替え，**クレアチンリン酸**をつくり出し，ATPの代わりに蓄えておくことが可能である（図15）．
  ▶ 酸素や栄養素が不足した状態でも，クレアチンリン酸の蓄えがあれば，リン酸基をADPに移し替えてATPを再産生することが可能（持続時間は約8秒程度）．

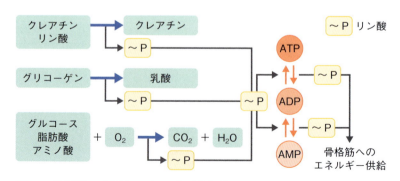

図14　筋収縮の主要なエネルギー補充系

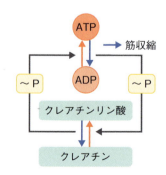

図15　クレアチンリン酸系によるエネルギー補充

- **解糖系（グリコーゲン分解）**：酸素不足の状態が長く続き，ミオグロビンによる酸素の蓄えやクレアチンリン酸が不足した状態での無酸素運動では骨格筋内に貯蔵されているグリコーゲンはピルビン酸に分解される．この際にATPが産生され，30～60秒程度の運動が可能（図16）．
- **嫌気性代謝**：クレアチンリン酸系や解糖系など酸素がない状態でも代謝を進めることが可能な代謝系をいう．一方，酸素が必要な代謝を好気性代謝や有酸素（性）代謝という．
- **有酸素系**：骨格筋に十分酸素が供給されているときは，解糖系で産生されたピルビン酸や脂肪酸から産生されたアセチルCoAとタンパク質を構成するアミノ酸がミトコンドリア内のTCA回路で処理され，電子伝達系を介して大量のATPをつくり出す（図17）．
- 解糖系の代謝産物である**ピルビン酸**は酸素欠乏状態ではミトコンドリアに取り込まれることなく，**乳酸**となり細胞内に蓄積し筋疲労の一因となる．
  ▶乳酸は肝臓に運ばれグルコースにつくり替えられる（**糖新生**）．

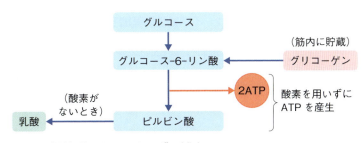

図16 解糖系によるエネルギー補充

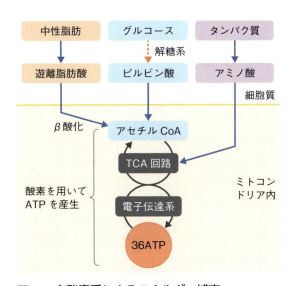

図17 有酸素系によるエネルギー補充

7　骨格筋の肥大・萎縮に関与する分子制御機構

1）骨格筋の肥大・萎縮

- 生体の骨格筋組織においては，筋重量はタンパク質の**同化**（タンパク質合成）と**異化**（タンパク質分解）のバランスで制御されている．
- 運動や筋力トレーニングにより同化が異化を上回ると筋は**肥大**する．
- 寝たきりや宇宙遊泳による筋活動量の低下，加齢，さまざまな疾患により異化が同化を上回ると筋は**萎縮**する．特に加齢による筋萎縮を**サルコペニア**という．
- 筋活動量低下による筋萎縮（不活動性筋萎縮）とサルコペニアとでは萎縮特性が異なる（表2）．
- タンパク質合成を促す分子として肝臓や骨格筋から分泌される成長因子**IGF-1**や分岐鎖アミノ酸**BCAA**（バリン・ロイシン・イソロイシンの遊離アミノ酸）が知られている．
- IGF-1やBCAAはmammalian target of rapamycin（**mTOR**）の活性化を促し，タンパク質合成を促進する（図18）．

表2　不活動性筋萎縮とサルコペニアの特性比較

	不活動性筋萎縮	サルコペニア
原因	活動量低下	加齢
筋横断面積	低下	低下
筋線維数	変化なし	減少
優位な萎縮	遅筋	速筋
筋線維変化	速筋化	遅筋化

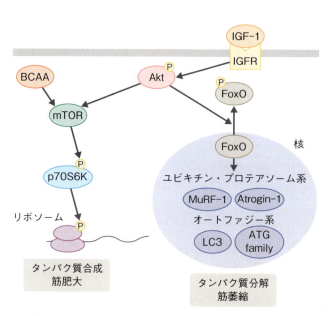

図18　タンパク質合成・分解経路を制御するシグナル因子

タンパク質の合成と分解をコントロールするシグナル経路は比較的よくわかっている．タンパク質合成はmTORおよびその下流のp70S6Kのリン酸化によるリボソームの活性化によって制御されている．逆に，タンパク質分解は転写因子FoxOにより活性化される骨格筋特異的ユビキチン・プロテアソーム系やオートファジー系によって制御されている．特にこの2つの分子の上流因子であるAktを過剰発現させると筋肉量が増えることから，Aktからはじまる経路がタンパク質の合成・分解に重要だと考えられている．

- タンパク質分解過程はリボソーム系，カルパイン系の他に**ユビキチン・プロテアソーム系**（MuRF-1やAtrogin-1）や**オートファジー系**（LC3やATG familyなど）に関連する遺伝子発現が誘導されることで活性化される．
- タンパク質分解に関連する遺伝子発現の多くは転写因子Forkhead box O（**FoxO**）が担う．
- 通常FoxOはリン酸化された状態で細胞質に局在するが，異化が促進する状態ではFoxOは脱リン酸化され核内に移行し，転写因子として機能を示すようになる（図18）．

2）骨格筋再生にかかわる細胞

- けがや過負荷運動によって筋が損傷すると，骨格筋組織自体がもつ筋再生機構が活性化する．
- 筋再生過程には骨格筋特異的な幹細胞の**サテライト細胞**が主要な役割を担う．
- サテライト細胞は通常，増殖しない細胞周期（G0期）で筋線維の細胞膜上に局在しているが，骨格筋が損傷を受けると増殖因子などの活性化シグナルにより増殖・分化を開始する．
- サテライト細胞が増殖・分化すると筋芽細胞として損傷部位に集積し，既存の筋線維と融合し，損傷部位を修復するように働く．
- 遺伝学，分子生物学的手法を用いてサテライト細胞を欠失したマウスを用いた研究により骨格筋損傷を起こさない限り，骨格筋の恒常性を保つうえではサテライト細胞は必須ではないという研究結果がある．
- ヒトのサルコペニアの場合は，サテライト細胞の数の減少ならびに再生能などの質的変化が起こり，骨格筋量，筋力ともに通常の生活下において低下する．

> **コラム 4　マイオスタチン阻害による筋萎縮抑制**
>
> **マイオスタチン**は骨格筋から分泌されるTGF-βファミリーに属するサイトカインであり，骨格筋量を負に制御する分子である．実験マウスをはじめイヌ，ウシ，ヒツジ，ヒトにおいてマイオスタチン欠損状態だと骨格筋量が増大する．
> マイオスタチンの作用を抑制することで筋肥大を誘導し，筋萎縮を抑制するために，マイオスタチンと結合して活性を阻害するペプチド分子あるいは抗体，マイオスタチン受容体阻害剤などが開発され，欧米を中心に臨床試験が行われている．

8　不随意筋の収縮の特徴

1）心筋の収縮

- 心筋細胞どうしは両端にある**介在板**によって互いに密着し，そこにある**ギャップ結合**という細胞間結合により，電気的・機能的に連結されている（図19）．
- このため，心房・心室はそれぞれ1つの機能単位として働き，1個の心筋細胞が興奮すると，次々に隣接する細胞が興奮し，心房・心室全体が興奮する．

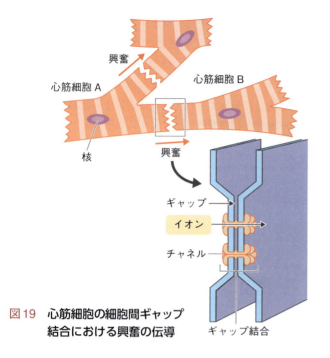

図19 心筋細胞の細胞間ギャップ結合における興奮の伝導

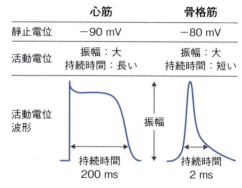

図20 心筋・骨格筋の活動電位持続時間

2）心筋収縮の特徴

- 骨格筋の活動電位はスパイク状で持続時間は2 ms（ミリ秒）程度で短いのに対し，心筋の活動電位の持続時間は200 ms程度と長い（図20）．
- この間に細胞外からカルシウムイオンが流入し，このカルシウムイオンに刺激されて筋小胞体から多量のカルシウムイオンが放出され収縮が引き起こされる．このような収縮様式を**カルシウム誘発性カルシウム放出**（calcium induced calcium release：**CICR**）という（図21）．
    - リアノジン受容体（RYR）には3つのアイソフォーム（RYR_1，RYR_2，RYR_3）があり，骨格筋，心筋，平滑筋などの筋小胞体に広く分布している．RYRはCa^{2+}やリアノジン，

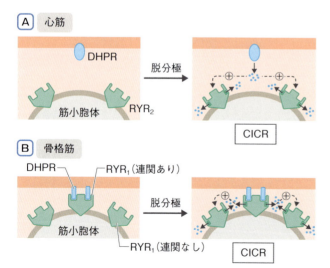

図21 心筋・骨格筋の興奮収縮連関

A）心筋：心筋にはRYR_2が多い．ジヒドロピリジン受容体（DHPR）はRYR_2と連関していない．脱分極によりDHPRを介して細胞内に流入したCa^{2+}が拡散してRYR_2に結合すると，CICRにより筋小胞体のCa^{2+}がRYR_2から放出される．

B）骨格筋：骨格筋にはRYR_1が多い．RYR_1の一部はDHPRと直接連関している．T管が脱分極するとDHPRが変形してRYR_1に接触し，RYR_1が開孔することで筋小胞体からCa^{2+}が放出され，このCa^{2+}が拡散してDHPRと連関していないRYR_1に結合し，さらに多くのCa^{2+}放出を促進する．

カフェインにより開孔する．
- 心筋の収縮速度は骨格筋と比べて遅い．
- 不応期が長いために骨格筋のように短時間で刺激に反応して収縮を積み重ねる加重や強縮を生じることはない．したがって，心拍数が増加しても収縮の後に必ず弛緩（心筋の拡張）が生じ，心腔内に血液を充満させることができる．

3）心筋の収縮性

- 心筋では興奮に際して放出されるカルシウムイオン量は，すべてのトロポニンを飽和させるには不十分である．逆にいえば，トロポニンにはカルシウムイオンを結合する予備力が残っている．
    - ▶このため，細胞内のカルシウムイオン濃度をさらに上昇させるとより大きな収縮力が生じることとなる．これにより，心筋の収縮力は調節されている．
- 細胞内のカルシウムイオン濃度が上昇して収縮性が増加すると，以下の現象が起こる．
    ① 筋長が一定のまま，張力発生が増大する．
    ② 張力の発生速度および短縮速度が増加する．
    ③ 筋小胞体のカルシウムイオン取り込み速度が増加し，収縮持続時間が短縮する．
- 細胞内のカルシウムイオン濃度を上昇させる（収縮性を増す）ためには次のような方法がある．
    ① 細胞外カルシウムイオン濃度を上昇させる．
    ② アドレナリンなどのカテコールアミンを投与する．
    ③ ジギタリスなどの強心配糖体を投与する．
    ④ 心拍数を増加させる．

4）平滑筋の収縮

- 平滑筋の収縮は骨格筋・心筋と同様にミオシンとアクチンの連結橋によって行われる．
- 平滑筋にはトロポニンがなく，その代わりとなるのがカルモジュリンである（図22）．

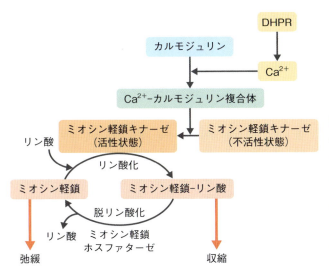

図22 平滑筋の収縮メカニズム

神経興奮，伸張，ホルモンあるいは電気刺激などを受けると，DHPRを介してCa^{2+}が細胞内へ流入する．流入したCa^{2+}はカルモジュリンに結合し，Ca^{2+}-カルモジュリン複合体となる．この複合体が不活性状態にあるミオシン軽鎖キナーゼを活性化する．活性化されたミオシン軽鎖キナーゼは，ミオシン軽鎖をリン酸化する．するとミオシンATPaseは活性化され，アクチンフィラメントとミオシンフィラメントの相互作用が起こり，平滑筋が収縮する．Ca^{2+}-カルモジュリン複合体の解離や細胞内Ca^{2+}濃度の低下が起こると，平滑筋は弛緩する．

- 平滑筋は心筋よりもATPの分解速度が遅いため収縮速度が心筋と比べて遅い．一方で，エネルギー消費が少ないため，疲労することなく長時間の収縮が可能である．したがって，消化管や血管など管腔構造を保つ必要がある臓器に認められる．
- 機能的には部位による違いが著しい．例えば，ノルアドレナリン刺激により血管平滑筋は収縮するのに対し，消化管平滑筋は弛緩する．この違いは受容体の分布の違いだけでなく，細胞内の情報伝達機構の違いにも依存する．

9 骨の働きと形成

1) 骨の働き

- 骨は人体の大まかな枠組み，支柱をつくって人体構造を支え，筋肉の収縮によって人体を動かす**運動器**としての重要な働きをしている．
- 頭蓋骨と脊柱は脳と脊髄を，胸郭と骨盤は内臓組織を取り囲んで外部の衝撃から守り，**保護**する役割をもつ．
- 骨は全身の**カルシウム**（1.0〜1.2 kg）の99％を含み，副甲状腺ホルモンの作用によって血中にカルシウムイオンを供給するカルシウムの貯蔵庫としての役割をもつ．
- 骨の内部の髄腔に血液細胞をつくる**造血**組織である骨髄を収め，赤血球，白血球，血小板などを産生する．

2) 骨の分類

- 成人の骨は体重の2割近くを占め，それぞれの部位にふさわしい形状をもつ206個の骨がある．骨は形状により以下のように大別される（図23）．
    - **長管骨**：おもに四肢を構成する長い棒状の骨で，上腕骨や大腿骨などにみられる．
    - **短骨**：短い円筒状あるいは石ころのような形状の骨で，手根骨や足根骨など，手や足の指骨にみられる．
    - **扁平骨**：平たい板状の骨で多くは弯曲しており，肩甲骨や頭蓋の天井をつくる頭頂骨などにみられる．
    - **含気骨**：内部に空洞がある骨で，上顎洞のある上顎骨などにみられる．

3) 骨の構造 （図24）

- 骨は表層にきわめて緻密な骨質（**緻密骨**）があり，内部はスポンジ状（**海綿骨**）になっている．
- 海綿骨では薄い**骨梁**が力の加わる向きに沿って配置され，骨に軽さと強さを与える．
- 長管骨は中央部である**骨幹**，骨両端の**骨端**，および骨幹が骨端に移行する部位である**骨幹端**に分類される．
- 骨幹の内部は髄腔とよばれる腔状になっており，海綿骨のすき間は造血組織である**骨髄**で満たされている．
- 緻密骨は**ハバース管**という管を中心に骨層板が年輪状に規則正しく配置された**ハバース層**

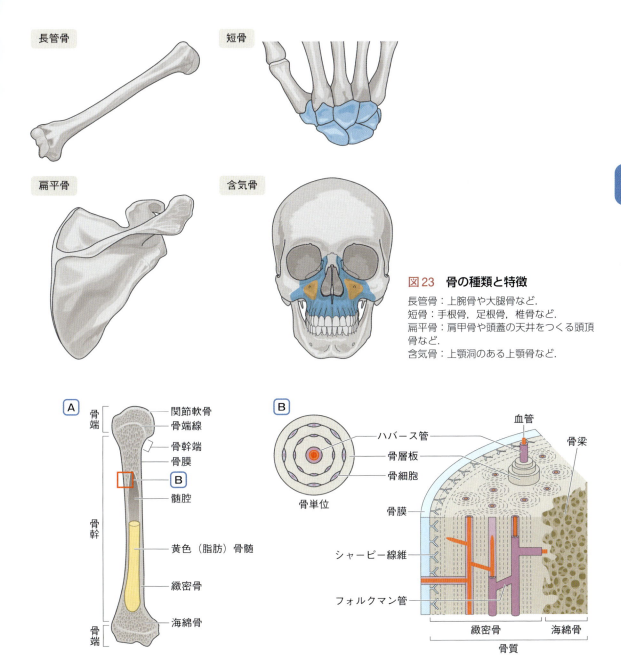

図23 骨の種類と特徴
長管骨：上腕骨や大腿骨など．
短骨：手根骨，足根骨，椎骨など．
扁平骨：肩甲骨や頭蓋の天井をつくる頭頂骨など．
含気骨：上顎洞のある上顎骨など．

図24 骨の構造

板が積み重なったもので，その1つの単位を**オステオン**（骨単位）という．
- ハバース管内は細い血管や神経が走行し，横方向に走る**フォルクマン管**により隣り合ったハバース管が連結している．

4）骨の細胞とその役割

- 骨は**骨芽細胞**，**破骨細胞**，**骨細胞**の3種類の細胞と細胞外**骨基質**からなる（表3）．

表3 骨組織の構成成分と構成細胞

	名称	特徴
骨基質	膠原線維（類骨）	有機質の**コラーゲン**．骨のしなやかさをつくる．
	アパタイト（石灰化骨）	リン酸カルシウムを主体とする骨や歯の主成分．基質の60〜75％を占め，骨の硬さをつくりだす．
骨の細胞	骨芽細胞	骨を産生する細胞．はじめに類骨を分泌し，これが石灰化することにより骨基質となる．
	骨細胞	骨芽細胞が自ら分泌した骨基質に閉じこめられると，骨小腔に収まる骨細胞となる．周囲の骨細胞同士が突起で連絡しあい，骨にかかる負荷などを監視している．
	破骨細胞	骨基質を溶かして吸収する細胞（**骨吸収**）．複数の単球が癒合してできる多核細胞．

5) 骨代謝

- 骨では古い骨細胞を破壊してその成分を血液に戻す**骨吸収**と，新しい骨組織を形成する**骨形成**がくり返されている．これを**骨代謝**という．
- 骨代謝は休止期→活性化期→吸収期→逆転期→形成期→休止期のサイクルで行われ，骨量を維持している（図25）．
- 骨代謝は成長期には骨形成が骨吸収より優位になることで骨の長さ，太さ，髄腔径，緻密骨の厚さなどが変化し，骨成長が起こる．これを**骨モデリング**という．
- 成長期以降の骨量や形態の維持のために骨形成と骨吸収がバランスをとるように骨代謝がくり返されることを**骨リモデリング**という．
- 骨量の維持には**性ホルモン**の作用と運動・重力などの**力学的な負荷**が必要である．
- 女性では閉経後に女性ホルモンの**エストロゲン**の作用が低下する結果，骨形成が低下し，

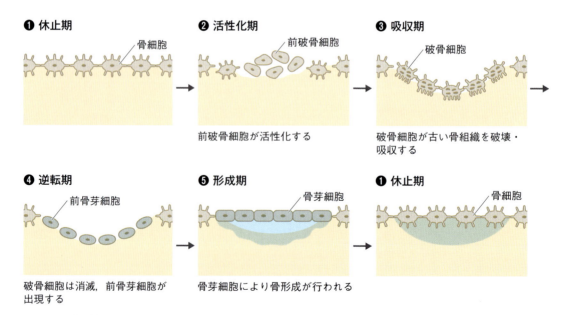

図25 骨代謝のサイクル
「いちばんやさしい 生理学」（加藤尚志，南沢 享／監），成美堂出版，2015[4]）をもとに作成．

骨吸収とのバランスが崩れて骨基質の基質タンパク質とリン酸カルシウムの両者が減少することで**骨粗鬆症**を発症して骨折しやすくなる．

> **コラム 5　骨粗鬆症と骨軟化症**
>
> 骨粗鬆症とは類骨とアパタイトがともに減少した状態である．通常，男性ホルモン，女性ホルモンには破骨細胞の働きを抑制するが，女性が更年期を過ぎると卵巣からの女性ホルモン（エストロゲン）の分泌が低下し，破骨細胞が活性化する．そのため，骨吸収が亢進し，骨梁の減少により骨が脆弱化し，大腿骨折や椎骨の圧迫骨折などが起こりやすくなる．一方，男性は高齢になっても男性ホルモンの分泌が続くため，それほど脆弱化することがなく，骨粗鬆症の80％が女性である．
>
> 骨軟化症はカルシウムの吸収不足のためアパタイトが不足し，骨が類骨ばかりで軟骨様にやわらかくなってしまう状態である．加齢に伴うカルシウムの吸収能の低下が原因となることが多い．また，幼児期のビタミンD不足によりカルシウム吸収能が低下し，脊柱の弯曲，脚の骨変形などが起こる場合がある．この骨成長前の幼児期に発症する骨軟化症を「くる病」という．

6）骨とカルシウム代謝（図26）

- 血中のカルシウムイオン濃度は神経活動や筋収縮の制御にきわめて重要である．
- 骨はカルシウム貯蔵庫としての役割をもつ．
- 血中カルシウムイオン濃度が低下すると**副甲状腺ホルモン**（パラソルモン）の作用で破骨細胞が活発に骨吸収を行い，血中にカルシウムイオンが放出されて血中濃度が回復する．
- 血中カルシウムイオン濃度が上昇すると**カルシトニン**の作用で骨吸収が抑制され，骨へのカルシウム沈着を促進して血中カルシウムイオン濃度を低下させる．
- 副甲状腺ホルモンは腎臓に作用して**ビタミンD**を活性化するとともに，活性型ビタミンDは上部小腸に作用してカルシウムイオンの吸収を促進し，骨形成を促進する．

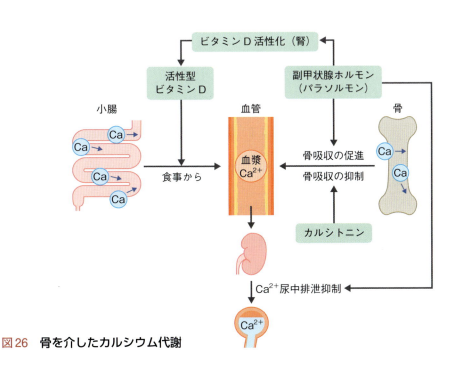

図26　骨を介したカルシウム代謝

10 関節の構造と動き

1）関節の構造（図27）

- 骨と骨が接する部位を**関節**といい，骨どうしの動きをなめらかにするのに役立つ．
- **可動関節**（狭義の関節）と**不動関節**がある．
- 骨端どうしの間には**関節腔**というすき間があり，関節腔は**関節包**で包まれている．
- 関節包の内壁にある**滑膜**は**滑液**を分泌し，関節の動きを潤滑にするほか，軟骨の栄養にもかかわる．
- 関節包の特定の部分には**靱帯**とよばれる丈夫な線維が発達し，関節を補強したり，関節の運動方向や範囲を制限したりする．

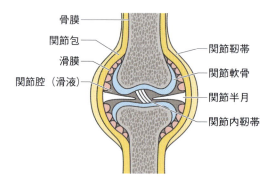

図27　関節の構造

「なるほどなっとく！解剖生理学　改訂3版」（多久和典子，多久和　陽/著），南山堂，2023[5] をもとに作成．

2）関節運動の障害

- 靱帯や関節包が過度に進展を受けて損傷された状況を**捻挫**といい，関節部の痛みやはれを生じる．
- **脱臼**はさらに強い外力により骨の相互の位置が乱れ，関節面が食い違ったり，離れたりしたものである．
- **関節炎**は原因により細菌性のものやリウマチ性のものなどがあり，関節の痛み・はれ・発赤・運動障害が起こる．重症の関節炎では関節の構造が破壊され，関節運動が停止することがある（関節強直）．

3）不動関節

不動関節も広い意味で関節とよばれることもある．不動関節には線維性結合，軟骨性結合，骨性結合などがある．

❶ 線維性結合

- 骨どうしがコラーゲン線維によりつながれるもの．頭蓋骨の縫合，前腕および下腿の骨間膜などがあげられる．

2 軟骨性結合

- 骨どうしの間を軟骨がつなぎ，わずかに動く．椎間板，骨盤の恥骨結合があり，若年者の骨端軟骨もこれにあたる．

3 骨性結合

- 骨どうしが癒合したものであり，仙骨（仙椎5個），寛骨（腸骨・恥骨・坐骨）などがある．

■ 文献

1）「生理学・生化学につながる ていねいな生物学」（白戸亮吉，他／著），羊土社，2021
2）「イラストレイテッド生理学 原書2版」（鯉淵典之，栗原 敏／監訳），丸善出版，2021
3）「人体の構造と機能［1］解剖生理学 第11版」（坂井建雄，他／著），医学書院，2022
4）「いちばんやさしい 生理学」（加藤尚志，南沢 享／監），成美堂出版，2015
5）「なるほどなっとく！解剖生理学 改訂3版」（多久和典子，多久和 陽／著），南山堂，2023

練習問題

問1 骨格筋の構造で筋収縮時に長さが一定なのはどれか．**2つ選べ**．

❶ A帯　❷ H帯　❸ I帯　❹ Z線　❺ 筋節

問2 骨格筋の筋収縮において筋小胞体から放出されたカルシウムイオンが結合するのはどれか．

❶ アクチン　❷ ミオシン　❸ トロポミオシン　❹ トロポニン　❺ カルモジュリン

問3 骨格筋の収縮について正しいのはどれか．

❶ 単収縮と強縮で発揮される筋の張力は等しい．
❷ 単収縮が重なり大きな収縮となることを加重とよぶ．
❸ 一定の張力で起こる筋の短縮を等尺性収縮という．
❹ 筋長が変化せず起こる筋の収縮を等張性収縮という．
❺ 全張力と静止張力の和が活動張力となる．

問4 TypeⅡ線維と比較してTypeⅠ線維の特徴はどれか．

❶ 酸化還元酵素活性が高い．　❷ 疲労しやすい．　❸ 筋小胞体が多い．
❹ 単収縮速度が速い．　❺ 解糖活性が高い．

問5 骨格筋と比較した平滑筋の特徴はどれか．

① 単核細胞である．　② 横紋がみられる．　③ 随意的に収縮する．
④ 体性神経支配である．　⑤ 骨格筋より収縮力が強い．

問6 筋の収縮について正しいのはどれか．

① 1つの筋線維は複数の運動神経に支配される．
② 心筋線維の単収縮の持続時間は骨格筋線維とほぼ同じである．
③ 筋の収縮が起こる前に筋線維に活動電位が生じる．
④ 骨格筋を支配する運動神経の終末からはノルアドレナリンが放出される．
⑤ 脱分極により筋小胞体へカルシウムイオンが取り込まれる．

問7 骨代謝で正しいのはどれか．

① 骨吸収が促進すると血中カルシウムイオン濃度が低下する．
② カルシトニンは骨吸収を促進する．
③ 副甲状腺ホルモンは腸管からのカルシウムの吸収を抑制する．
④ 副甲状腺ホルモンは骨吸収を促進する．
⑤ 骨芽細胞は骨吸収に関与する．

解答

問1 ①④　問2 ④　問3 ②　問4 ①　問5 ①　問6 ③　問7 ④

第5章 からだの中の情報を伝える
（神経細胞・自律神経以外の末梢神経）

学習のポイント

- 神経系の構成，および末梢神経の解剖学的分類と機能的分類が説明できる
- 神経細胞（ニューロン）と神経膠細胞（グリア細胞）の関係を説明できる
- 脊髄神経と脳神経の解剖学的および機能的特徴を説明できる

　神経系は，脳と脊髄からなる中枢神経系と，中枢神経と末梢臓器をつなぐ末梢神経系からなる．神経系は神経細胞（ニューロン）と，神経細胞の支持細胞である神経膠細胞（グリア細胞）から構成される．

　この章では神経系の構成細胞である神経細胞と神経膠細胞，自律神経以外の末梢神経について解説する（自律神経については第7章参照）．

1 神経系の構成 （図1）

- 神経系は中枢神経系と末梢神経系に大別される．
- **中枢神経系**は，頭蓋骨で囲まれた脳（大脳，中脳，橋，小脳，延髄）と，脊柱管内に存在する脊髄（頸髄，胸髄，腰髄，仙髄，尾髄）で構成される（詳細は第6章参照）．
- **末梢神経系**は中枢神経系と末梢臓器との情報伝達を中継する神経線維の束で，脳に出入りする12対の脳神経と脊髄に出入りする31対の脊髄神経に分類される．

2 末梢神経系の機能的分類 （図2）

- 体内・体外からの情報（信号）を受容器から中枢神経系へ伝える神経を**感覚神経**，中枢神経系からの指令を効果器へ伝える神経を**運動神経**という．
- また，中枢へ向かう神経を**求心性神経**（線維），中枢から末梢へ向かう神経を**遠心性神経**（線維）という．したがって，感覚神経は求心性神経，運動神経は遠心性神経である．
- 皮膚などの体表や，筋および腱などの深部の感覚の情報を中枢に伝達する感覚神経と，骨格筋を支配する運動神経を**体性神経**とよぶ（表1）．

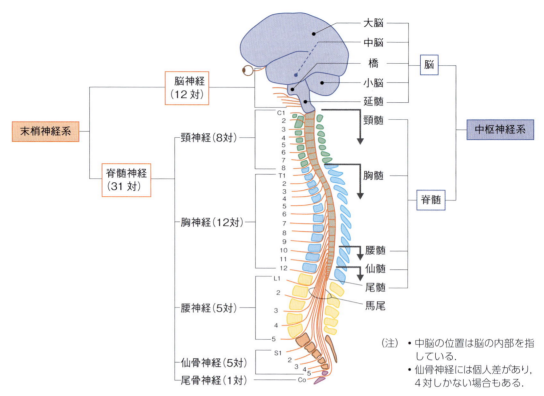

図1　中枢神経系と末梢神経系の構成

胸神経から下位は，髄節と椎骨の数は同じで，脊髄神経は対応する椎骨の下から脊柱管の外に出る．これに対し，頸髄8節に対し，頸椎は7個の頸椎からなり，頸神経は対応する椎骨の上から脊柱管の外に出る．

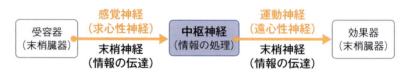

図2　末梢神経系の機能的分類（情報伝達の方向性による分類）

矢印は情報が伝わる方向を示している．

表1　末梢神経の機能的分類（情報伝達の場所による分類）

機能的分類		情報を受け取る場所	情報を伝える場所
		感覚（求心性）神経	運動（遠心性）神経
末梢神経	体性神経	・皮膚などの表在感覚 ・腱や筋などの深部感覚	骨格筋の運動終板
	自律神経	内臓感覚（内臓痛なども含む）	内臓および血管の平滑筋，心筋，腺

- 内臓の感覚を伝達する感覚神経と，不随意的に内臓や血管の平滑筋や腺，および心筋を支配する運動神経を**自律神経**（内臓性神経）とよぶ（表1）．

3 神経細胞（ニューロン）と神経膠細胞（グリア細胞）

神経系は神経細胞（ニューロン）と，神経細胞の支持細胞である神経膠細胞（グリア細胞）から構成される．ここでは神経細胞の形態と神経線維の分類，および神経膠細胞について説明する．

1）神経細胞（ニューロン）の形態

- 神経細胞（ニューロン）は情報の処理，興奮の伝導と伝達を行う（神経細胞の基本構造，伝導と伝達については第2章参照）．神経細胞は突起の数による形態や，投射様式などによって分類される．
  - ▶ 神経における投射とは，ニューロンが特定の領域に軸索を伸ばし接続することを指す．

1 形態による分類（図3）

- 単極性ニューロン：突起（軸索）が1本のみ（図3A）．
  - ▶ 例）三叉神経中脳路核細胞
- 偽単極性ニューロン：細胞体から出た突起は，中枢側と末梢側に分岐（図3B）．
  - ▶ 例）脊髄神経節，三叉神経節などの感覚性神経細胞
- 双極性ニューロン：細胞体から直接末梢側中枢側に突起（軸索）を出す（図3C）．
  - ▶ 例）網膜の双極性細胞，ラセン神経節，および前庭神経節などの特殊感覚性神経細胞
- 多極性ニューロン：細胞体から3本以上の突起（樹状突起と軸索）を出す（図3D）．
  - ▶ 例）中枢系のほとんどの神経細胞，自律神経節，運動性の末梢神経細胞

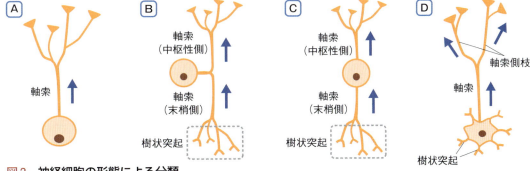

図3 神経細胞の形態による分類

⟶：興奮伝導の方向．

2 投射形式による分類（図4）

- 投射ニューロン
  - ▶ 自身が存在する神経核外の神経細胞に軸索を投射する神経細胞．
  - ▶ 主に興奮性神経細胞がこれに属する．
- 介在ニューロン
  - ▶ 自身が存在する神経核内の神経細胞に軸索を投射する神経細胞．
  - ▶ 主に抑制性神経細胞がこれに属する．

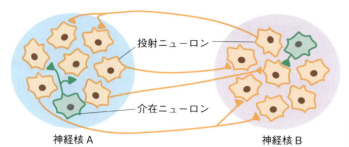

図4　投射ニューロンと介在ニューロン
神経核：中枢神経系に局在する神経細胞の集団．例）顔面神経核など．

2) 神経膠細胞（グリア細胞）

- 中枢神経系では神経膠細胞が神経細胞と神経細胞のすき間（間隙）に存在し，神経細胞の保護や栄養の供給，また免疫機能など神経細胞が正常に機能するための補助的な働きを行っている（図5）．
- 中枢神経系と末梢神経系では異なった神経膠細胞が存在する（図6）．

❶ 中枢神経系の神経膠細胞（グリア細胞）（図5）

- 稀突起膠細胞（オリゴデンドロサイト）
  - ▶ 中枢性の髄鞘を形成．
  - ▶ 軸索に巻き付き髄鞘を形成し絶縁体として働く．
- 星状膠細胞（アストロサイト）
  - ▶ 毛細血管や軟膜に突起を出しグリア性境界膜をつくり，血液脳関門〔blood brain barrier（BBB）〕や脳脊髄液脳関門を形成する．血液脳関門（BBB）や脳脊髄液脳関門は血液や脳脊髄液から浸潤する物質を厳しく制限することによって，イオンなどの内部環境を整え，神経が正常に働くことに寄与している．
  - ▶ シナプスを取り囲みシナプス応答を調節する．
  - ▶ 神経細胞へ栄養分の供給を行う．
- 小膠細胞（ミクログリア）
  - ▶ 食細胞であり，神経組織の損傷や炎症が生じると増殖し貪食を行う．

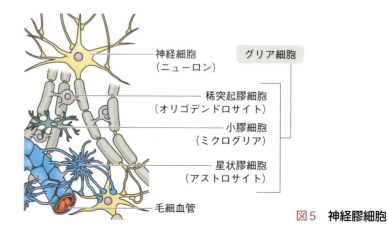

図5　神経膠細胞

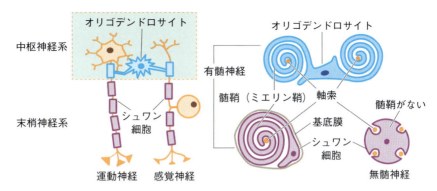

図6 神経細胞と髄鞘（ミエリン鞘）
中枢神経系では，ほとんどの軸索にはオリゴデンドロサイトによる髄鞘が存在する．オリゴデンドロサイトは複数の軸索に対し髄鞘を形成する．末梢神経系では，髄鞘はシュワン細胞で形成される．1つのシュワン細胞は1つの軸索に対して髄鞘を形成する．末梢神経系では髄鞘をもたない無髄神経も存在する．

2 末梢性の神経膠細胞（グリア細胞）

- シュワン細胞
  - 末梢神経の髄鞘を形成（第2章図9参照）．
  - 感覚神経節，自律神経節内では，神経細胞の細胞体の周りに配列し，保護や栄養供給を行う．

3）神経線維の分類（表2）

- 末梢神経線維は髄鞘の有無で有髄神経と無髄神経に大別される．さらに線維の太さや伝導様式によって分類される．
- 伝導速度は，無髄神経よりも有髄神経の方が速く，また神経線維の直径が大きいほど速くなる．
- その分類法は，運動神経線維と感覚神経線維を分類した**GasserとErlangerの分類**と，感覚神経線維を受容器とともにローマ数字で分類した**Lloydの分類**がある．

表2 神経線維の分類

髄鞘の有無	直径（μm）	伝導速度（m/s）	GasserとErlangerの分類	Lloydの分類	神経線維と機能部位
有髄（厚い）	12〜20	70〜120	Aα	—	運動神経線維（骨格筋）
				Ia	感覚神経線維（筋紡錘の一次終末）
				Ib	感覚神経線維（腱器官）
	5〜12	30〜70	Aβ	II	感覚神経線維（触圧覚，筋紡錘の二次終末）
	3〜6	15〜30	Aγ	—	運動神経線維（錘内筋）
	2〜5	12〜30	Aδ	III	感覚神経線維（温・痛覚）
有髄（薄い）	1〜3	3〜15	B	—	自律神経節前線維
無髄	0.5〜2.0	0.2〜2.0	C	—	自律神経節後線維
				IV	感覚神経線維（温・痛覚）

4 脊髄神経と脳神経

1) 脊髄神経

- 脊髄神経は脊髄の各髄節から伸びる神経線維束で，椎骨と椎骨の間にある左右の椎間孔から出入りする（図7）．
- 頸髄からは8対の頸神経（C1〜C8），胸髄からは12対の胸神経（T1〜T12），腰髄からは5対の腰神経（L1〜L5），仙髄からは5対の仙骨神経（S1〜S5），尾髄からは1対の尾骨神経（Co）が出入りしている（図1）．
- 各神経を示すアルファベットの文字は，それぞれの神経を英語で表す際の頭文字である．

> Point ❶ 脊髄神経の名称は椎間孔を形成する椎骨の名称に基づいている．

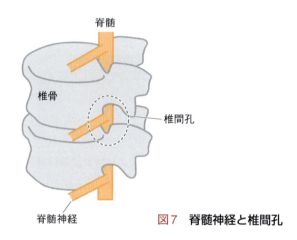

図7　脊髄神経と椎間孔

2) 脊髄神経の走行（図8，図9）

❶ 構成（図8）

- **神経節**：中枢神経系の外に存在する末梢神経の細胞体の集合部位．中枢神経の核に相当．（例）後根神経節，感覚神経節，自律神経節
- **神経幹**：複数の神経線維束を有する神経線維群．
- **神経根**：脊髄に直接出入りする神経線維の束．前根と後根がある．
- **前枝**：四肢，体幹の前面および側面の皮膚と筋に分布．
- **後枝**：体幹の背面の筋および皮膚に分布．
- **交通枝**：脊髄神経と交感神経節を双方向に連絡している枝．
  - ▶白交通枝は，交感神経節を介して脊髄神経に向かう内臓感覚線維と，交感神経節に向かう節前線維が走行．神経線維は有髄性．
  - ▶灰白交通枝は，交感神経節から脊髄神経に向かう節後線維が走行．神経線維は無髄性もしくはきわめて薄い髄鞘を有する．

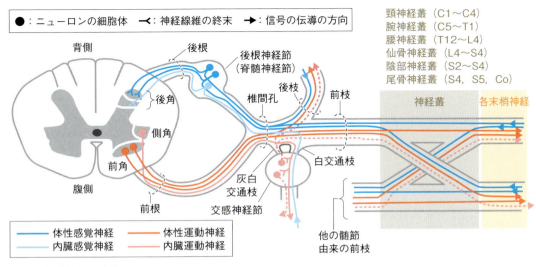

図8 脊髄神経の走行
後根と前根はいったん合流し，後枝と前枝に分かれ，神経叢などを経て末梢神経に至る．
注）脊柱管を出た枝のうち，ここでは硬膜枝を省略している（硬膜枝：いったん脊柱管から出た脊髄神経が脊柱管に戻る枝．硬膜に分布）．

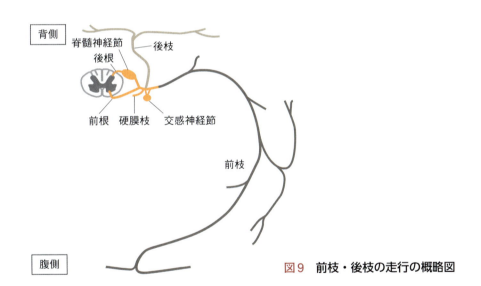

図9 前枝・後枝の走行の概略図

2 走行

- 体性感覚神経の軸索は脊髄の後角の背側部分に，内臓感覚神経の軸索は後角の腹側部分に投射する．
- 体性運動神経の起始核（細胞体）は脊髄の前角に，内臓運動神経の起始核は側角に存在する．
- 求心性の感覚神経線維と，遠心性の運動神経線維は，それぞれ後根と前根という神経の束（神経根）となって脊髄の各髄節から出入りする．
- 前根と後根は硬膜内で合流し一本の神経幹となって椎間孔を通過し脊柱管の外に出る．
- 脊柱管を出た脊髄神経は，前枝，後枝，交通枝，硬膜枝に分岐する．
- 上下複数の髄節からの前枝は，分岐と合流をくり返し脊髄神経叢を形成した後，複数の神経に分かれ四肢および体幹の腹側に至る．後枝は神経叢を形成せず，体幹の背側に至る（図9）．

- 皮膚領域の感覚（触圧や温痛覚）は，脊髄の髄節ごとに支配領域が決まっている．これを皮膚分節（デルマトーム）という（図10, 表3）．

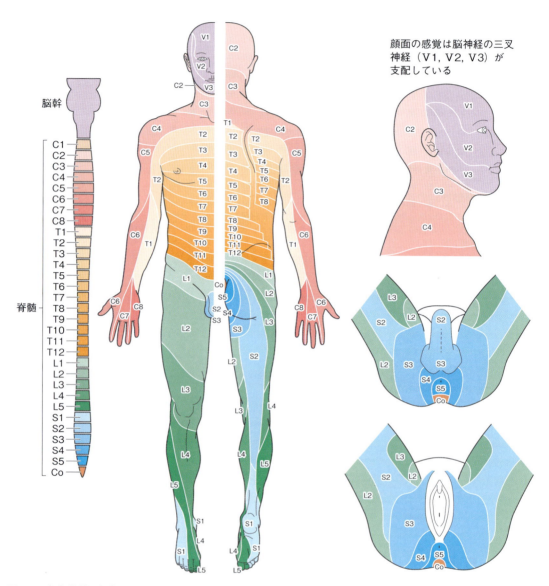

図10　皮膚分節（デルマトーム）と脊髄神経の支配領域

- C1には感覚神経は含まれない．したがって皮膚分節はない（顔面周囲の体性感覚は脳神経が担っている）．
- 顔面および頭頂部の皮膚感覚は脳神経である三叉神経が支配している．

注）皮膚分節の分布は文献によって多少の違いがある（本図は伊藤樹史：全人的医療，13：25-38, 2014をもとに作成）．

表3　主な皮膚分節（デルマトーム）と脊髄神経の支配領域

支配領域	後頭部	母指	中指	小指	乳頭	臍	鼠径部	肛門	母趾	小趾
支配する脊髄神経	C2	C6	C7	C8	T4	T10	L1	S5	L5	S1

Point ❷ 体幹の筋も分節性を示す．これを筋分節（ミオトーム）という．

コラム ❶ 帯状疱疹はなぜ帯状に発症するのか

帯状疱疹は脊髄神経に潜伏感染した水痘・帯状疱疹ウイルスが再活性化することで生じる．このため，帯状疱疹は感染した脊髄神経の皮膚分節に沿った領域の皮膚に強い炎症と痛みを伴う疱疹が発症する．

他にも頚椎ヘルニアによって生じる手指のしびれもデルマトームと一致した部位で生じる．C6が障害されると手の親指に，C7が障害されると人差し指と中指に，C8が障害されると小指に分節状にしびれを生じる．

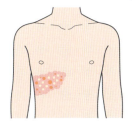

図　帯状疱疹の例

コラム ❷ 関連痛と筋性防御

関連痛は，障害のある内臓からの求心性入力を受ける髄節と同じレベルの髄節に入力している皮膚分節の領域に痛みが生じる症状．これは内臓の求心性信号が，後角内で細胞を変えて大脳に伝達される際に，内臓からではなく皮膚からの求心性信号として知覚され大脳に伝達されることで生じる．例として心筋梗塞や狭心症に伴う左肩の痛みや胸痛，胆嚢障害による右肩の痛み，虫垂炎の際の心窩部痛などが知られている．

筋性防御は，障害のある内臓の求心性入力を受ける髄節と同じレベルの髄節に入力している筋分節の領域の骨格筋が持続的に収縮する症状．これは，内臓の求心性情報が同じ髄節内の前角にある運動神経を活性化することで腹筋や下肢屈筋などの骨格筋が反射的に収縮することで生じる．例として，虫垂炎や腹膜炎時の腹壁の硬直，髄膜炎やクモ膜下出血時の項部の硬直などが知られている．

3）脳神経

- 脳神経は，主に脳幹から出入りする左右12対の末梢神経で，中枢神経から出る高さの順にⅠ～Ⅻの番号が付けられている（図11）．
- すべての脳神経は頭蓋底の孔を通過し頭蓋の外に出て，主に頭頚部の運動と感覚の情報伝達を担っている（図11，表4）．
- 脳神経は脳内（主に脳幹）にある脳神経核と末梢組織をつなぐ神経線維の束である．脳神経核は運動核と感覚核に大別される．
- **運動核**には運動性脳神経の細胞体が集合している．**感覚核**には感覚性脳神経からシナプス入力を受ける神経細胞（二次ニューロン）の細胞体が集合している（図12，表4）．

Point ❸
- 嗅神経と視神経は，発生学的には中枢神経の一部とも考えられるが，通常は脳神経として扱われている．
- 迷走神経は頭頚部以外の胸・腹部にも分布する．

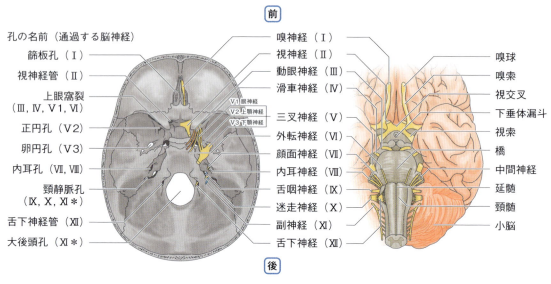

図11 脳神経と脳神経が通過する孔の概略図
＊頸髄の副神経核を起始核とする副神経は、大後頭孔から上行し頭蓋腔に入り、頸静脈孔から頭蓋外に出る。

表4 脳神経核と孔のまとめ

	脳神経		脳神経が通過する孔	運動核	感覚核
	嗅神経（Ⅰ）		篩板孔		
	視神経（Ⅱ）		視神経管		
中脳	動眼神経（Ⅲ）		上眼窩裂	動眼神経核 動眼神経副核	
	滑車神経（Ⅳ）			滑車神経核	
橋	三叉神経（Ⅴ）	眼神経（V1）	上眼窩裂	三叉運動神経核	三叉神経中脳路核 三叉神経主感覚核 三叉神経脊髄路核
		上顎神経（V2）	正円孔		
		下顎神経（V3）	卵円孔		
	外転神経（Ⅵ）		上眼窩裂	外転神経核	
	顔面神経（Ⅶ）		内耳孔	顔面神経核 上唾液核	孤束核
	内耳神経（Ⅷ）	前庭神経			前庭神経核
		蝸牛神経			蝸牛神経核
延髄	舌咽神経（Ⅸ）		頸動脈孔	疑核 下唾液核	孤束核、三叉神経主感覚核 脊髄路核
	迷走神経（Ⅹ）			疑核 迷走神経背側核	孤束核、三叉神経主感覚核 脊髄路核
	副神経（Ⅺ）		頸動脈孔（大後頭孔）	副神経核	
	舌下神経（Ⅻ）		舌下神経管	舌下神経核	

脳幹に梗塞が生じた場合、障害を受けた神経核特有の症状がみられる。

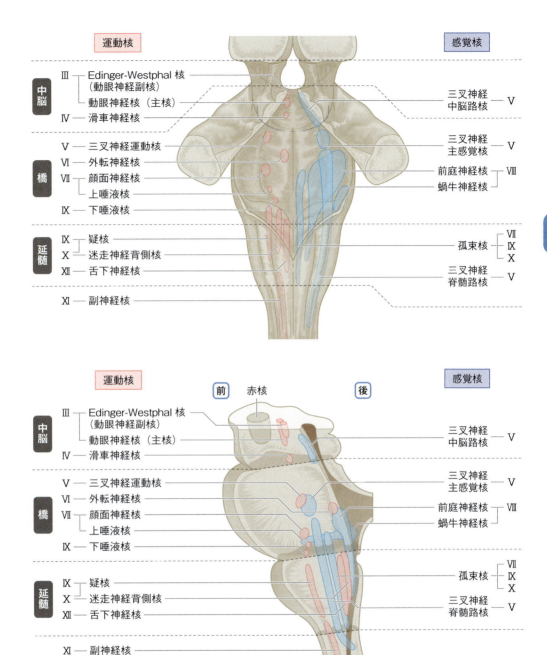

図12 脳神経の運動核と感覚核の位置
「病気がみえる vol.7 脳・神経」（尾上尚志, 他/監）, p244, メディックメディア, 2017[1] をもとに作成.

4）脳神経の線維の構成

- 脳神経には, 脊髄神経と同様に, 体性運動神経, 体性感覚神経, 内臓運動神経, 内臓感覚神経が含まれる（表5）.

表5 脳神経の構成と機能

脳神経		運動神経（遠心性）		感覚・特殊感覚神経（求心性）		
		体性運動（作用）	内臓運動・副交感	体性感覚	内臓感覚	特殊感覚
嗅神経（Ⅰ）						嗅覚
視神経（Ⅱ）						視覚
動眼神経（Ⅲ）★		上眼瞼筋（眼瞼挙上）上・下直筋，内側直筋，下斜筋（眼球運動）	瞳孔括約筋（縮瞳）毛様体筋（水晶体の屈折率の調節）			
滑車神経（Ⅳ）		上斜筋（眼球運動）				
三叉神経（Ⅴ）	眼神経 V1			頭頂～鼻の皮膚，鼻腔粘膜，眼球		
	上顎神経 V2			上顎・口蓋粘膜，上顎歯，上唇，頬の皮膚		
	下顎神経 V3	咀嚼筋群，顎舌骨筋（咀嚼）		下顎・下唇，側頭部皮膚 下顎歯，口腔底粘膜 舌の前方2/3		
外転神経（Ⅵ）		外側直筋（眼球運動）				
顔面神経（Ⅶ）★		表情筋（顔面の表情）アブミ骨筋	涙腺，唾液腺（舌下・顎下腺），鼻腺	外耳道，鼓膜（温痛覚）		舌の前方2/3の味覚
内耳神経（Ⅷ）	前庭神経					平衡感覚（前庭器）
	蝸牛神経					聴覚（コルチ器）
舌咽神経（Ⅸ）★		茎突咽頭筋（咀嚼，嚥下）	耳下腺（唾液分泌）	舌の後方1/3，咽頭，鼓室	頸動脈小体，頸動脈洞，軟口蓋，咽頭，中耳	舌の後方1/3の味覚
迷走神経（Ⅹ）★		咽頭筋，喉頭筋，口蓋筋，食道上1/3	心筋（洞房結節）気管支および消化管の平滑筋と腺	耳介，外耳道	肺および気管，消化管，喉頭	味覚（喉頭蓋）
副神経（Ⅺ）		胸鎖乳突筋，僧帽筋				
舌下神経（Ⅻ）		舌筋（舌運動）				

運動神経（遠心性）線維のみを含む脳神経：動眼神経，滑車神経，外転神経，副神経，舌下神経
感覚神経（求心性）線維のみを含む脳神経：嗅神経，視神経，内耳神経（ともに特殊感覚を伝達する）
混合性神経線維を含む脳神経：三叉神経，顔面神経，舌咽神経，迷走神経
副交感神経を含む脳神経（★）：動眼神経（Ⅲ），顔面神経（Ⅶ），舌咽神経（Ⅸ），迷走神経（Ⅹ）

- 脳神経にはこれらに加えて，**特殊感覚**（視覚，嗅覚，味覚，聴覚，平衡感覚）を伝達する**特殊感覚神経**も含まれる（感覚受容器については第3章参照）.
- 内臓運動神経とは自律神経の遠心性神経のことであり，内臓感覚神経とは自律神経の求心性神経のことである．
- 脳神経に含まれる遠心性自律神経は，副交感神経のみであり，交感神経成分はない．
- 脳神経には運動神経のみが含まれるもの，感覚神経のみが含まれるもの，運動神経および感覚神経ともに含まれる**混合性神経**が存在する．

1 嗅神経（Ⅰ）：匂い情報を中枢に伝える．

- 最も頭側から起始している嗅神経は第Ⅰ脳神経とよばれ，特殊感覚の嗅覚を伝える感覚神経で，運動神経をもたない（図13）．
- 匂い分子は鼻腔内で粘液に溶解した後，鼻腔の最上部を覆う嗅上皮内の**嗅細胞**で受容される．
- 嗅細胞の軸索は**篩板孔**を通り**嗅球**に達する．この軸索の束が**嗅神経**＊である．
    ＊嗅神経は一次ニューロンである嗅細胞の軸索を指す場合と，二次ニューロンの軸索である嗅索を指す場合がある．本書では前者を指す．
- 嗅神経は嗅球に投射し二次ニューロンと**糸球体**（シナプスの集合）を形成する．
- 匂い情報は嗅球で処理され，**嗅索**を通って大部分は両側の**嗅覚野**に伝わる．

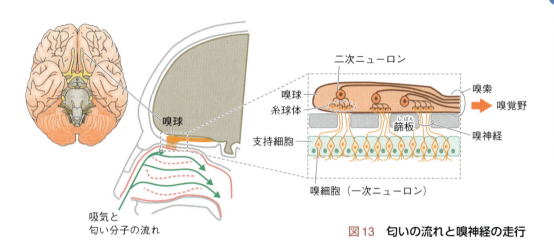

図13 匂いの流れと嗅神経の走行

> Point 4
> - 嗅覚経路は視床を介さない唯一の感覚経路である．
> - 嗅覚経路は嗅覚野の他に，性行動や情動に関与する視床下部への投射など，複数の神経回路を有している．

2 視神経（Ⅱ）：視覚情報を中枢に伝える．

- 第Ⅱ脳神経とよばれる視神経は，特殊感覚の視覚を伝える感覚神経で，運動神経をもたない（図14）．
- 視神経は網膜の神経節細胞から起こる．その軸索の大部分は視床の**外側膝状体**に投射し，ニューロンを変えて**視放線**となり後頭葉の鳥距溝の上下にある**一次視覚野**に至る．
- 鼻側の網膜にある視神経は耳側の視野情報を伝達する．鼻側の視神経は，視交叉で交叉した後対側の一次視覚野に至る．耳側の視神経は交叉しない．このため，左右の視野情報はそれぞれ対側の一次視覚野に伝達される．

> Point 5 視交叉から視神経は視索とよばれる．視索を出た視神経の一部は中脳の上丘に投射し，視覚対象に対する急速な眼球運動（サッケード）に関与する．

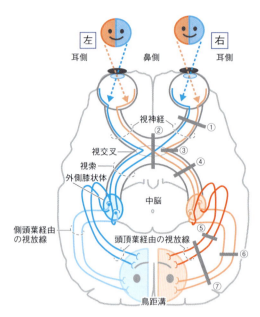

図14　視覚の伝導路，および右側障害部位と視野欠損

- 網膜には上下左右反転した像が映り，そのまま視神経は視覚情報を伝達することから，一次視覚野では上下左右反転した部位が対応する．
- 視覚の中心部（黄斑部）に対応する一次視覚野は，複数の血管により栄養されているため脳梗塞による障害を受けにくい（黄斑回避）．

3 動眼神経（Ⅲ）：眼球運動と眼瞼挙上，および瞳孔と水晶体の厚さ調節を司る．

- 第Ⅲ脳神経とよばれる動眼神経は，中脳の**動眼神経核**（主核）と**動眼神経副核**から起こる運動神経のみの脳神経で，上眼窩裂を通過し眼窩内に入る（図11，図12，表4）．
- 動眼神経核主核から出る神経は運動神経であり，上眼瞼筋に投射し眼瞼挙上や，上・下直筋，内直筋と下斜筋に投射し眼球運動を制御する（表5，図16，図17参照）．
- 動眼神経副核から出る神経は副交感神経であり，毛様体神経節でニューロンを交代し，瞳孔括約筋や毛様体筋に投射する．この経路は対光反射や近見反射に関与する（図15）．
- **対光反射**：光刺激により瞳孔が収縮する反射（図15左側）
  - 左眼からの光刺激の情報は，視交叉で左右の視索に分かれ外側膝状体に入らず視蓋前域に入り，両側の**動眼神経副核**（Edinger-Westphal核）まで伝達される．
  - 動眼神経副核からの情報は，**動眼神経**（**副交感神経**）によって**瞳孔括約筋**に伝達され，瞳孔が収縮する**縮瞳**を引き起こす．
  - 正常であれば，一方の眼に光刺激が入っても両側で縮瞳が生じる．
  - 光刺激を受けた側の眼が縮瞳する反射を**直接反射**，光刺激を受けた眼の対側で縮瞳が生じる反射を**間接対光反射**という．
- **近見反射（輻輳反射）**：近くのものを注視したときに起こる反射（図15右側）
  - 網膜から視神経に伝えられた視覚情報は，両側の外側膝状体を介して両側の一次視覚野に伝えられる．
  - 一次視覚野の情報は前頭眼野から動眼神経主核と動眼神経副核に伝えられる．

- ▶動眼神経主核からの情報は，動眼神経（運動神経）によって内直筋に伝達され，両眼は内転し「より目」（輻輳）を引き起こす．
- ▶動眼神経副核からの情報は，動眼神経（副交感神経）によって毛様体筋に伝達され，水晶体を厚くし光の屈折力を増加させ，同時に，瞳孔括約筋にも伝達され縮瞳も引き起こす．

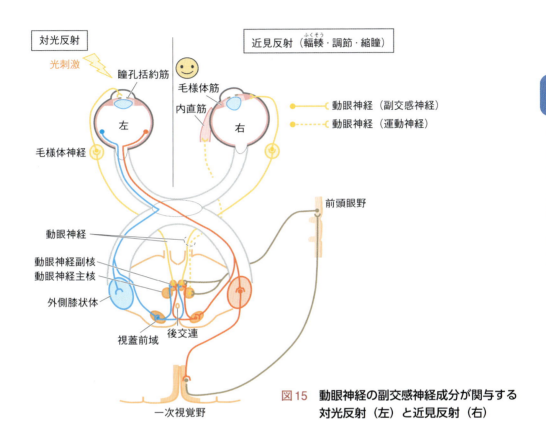

図15　動眼神経の副交感神経成分が関与する対光反射（左）と近見反射（右）

> Point ▶ ❻ 動眼神経のうち，瞳孔括約筋と毛様体神経節には副交感神経が，内直筋には運動神経が投射している．

4 滑車神経（Ⅳ）：眼球運動を司る．

- 第Ⅳ脳神経とよばれる滑車神経は，中脳の滑車神経核から起こる脳神経で，唯一脳幹の背側面から出るきわめて細い脳神経である（図11，図12）．
- 滑車神経は上斜筋のみを支配する運動神経で，感覚神経は含まない（表4，図16，図17）．

> Point ▶ ❼ 眼球運動に関与している外眼筋は4つの直筋（上直筋，下直筋，内直筋，外直筋）と2つの斜筋（上斜筋，下斜筋）からなる骨格筋である．

5 外転神経（Ⅵ）：眼球運動を司る．

- 第Ⅵ脳神経とよばれる外転神経は，橋の外転神経核から起こる（図11，図12，表4）．外転神経は外側直筋のみを支配する運動神経で，感覚神経は含まない（図16，図17）．

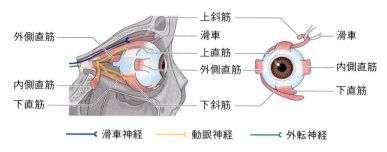

図16　右眼の外眼筋と動眼神経，滑車神経，外転神経

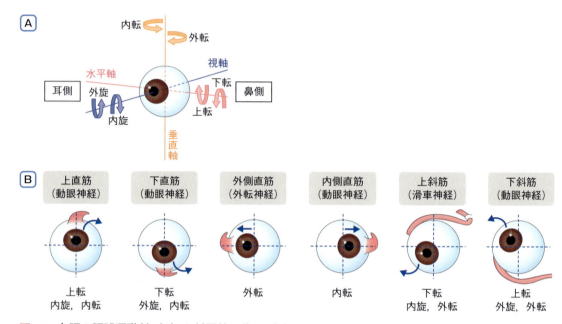

図17　右眼の眼球運動軸（A）と外眼筋の作用（B）

A）眼球運動は視軸，垂直軸，水平軸の3つの軸で構成される．
B）・外側直筋と内側直筋は単純な外転と内転に作用する．
　　・視軸に対し上直筋と下直筋は斜めに走行し，筋が眼球の前方内側についているため，単純な上転と外転だけではなく内転にも作用する．加えてそれぞれ内旋と外旋にも作用する．
　　・眼球の外側に筋が斜めについている上斜筋と下斜筋は外転に作用し，それぞれ内旋・下転と外旋・上転に作用する．
　　・眼球運動はこれらの筋が協調して働くことによって生じる．
Bは「解剖生理をおもしろく学ぶ」（増田敦子/著），サイオ出版，2015[2)]をもとに作成．

6 三叉神経（V）：顔面の感覚および咀嚼運動を司る．

- 第Ⅴ脳神経とよばれる三叉神経は，頭頂部から顔面の皮膚の触圧覚や温痛覚を伝える感覚神経と，咀嚼筋の運動を司る運動神経からなる混合性神経で，脳神経のなかで最大の神経である．
- 感覚神経成分は三叉神経節から起こり，末梢側の神経線維は**眼神経**（V1），**上顎神経**（V2），**下顎神経**（V3）の3本の神経に分岐して支配領域に投射する．中枢側の神経線維は感覚根を形成し橋の外側に位置する**三叉神経中脳路核**（深部感覚），**三叉神経主感覚核**（触圧覚），**脊髄路核**（温痛覚）に至る．
- 眼神経（V1）は上眼窩裂を通過し，眼窩内に入り眼球，前頭部の感覚を伝える．上顎神経

（V2）は正円孔を通過し，頬，上顎全体および上顎の歯などの感覚を伝える．下顎神経（V3）は卵円孔を通過し下顎全体および下顎の歯などの感覚を伝える（表4，図18）．

- 運動神経成分は橋の**三叉神経運動核**から起こり，その神経線維は細い**運動根**を形成し，下顎神経（V3）と合流し咀嚼筋の運動を司る．したがって，下顎神経（V3）のみに運動神経線維が含まれる．
- 角膜が刺激された時に目を閉じる反射を**角膜反射**という（図18B）．
- 角膜の刺激は，眼神経（V1）によって三叉神経主感覚核に伝達される（求心路）．
- 信号は，三叉神経主感覚核から両側の顔面神経核に伝えられ，顔面神経を介して両側の眼輪筋を収縮させる（遠心路）．
- 正常であれば片側の角膜刺激によって両側の瞼が閉じる．したがって，眼神経の障害だけではなく，顔面神経の障害でも角膜反射は障害される．

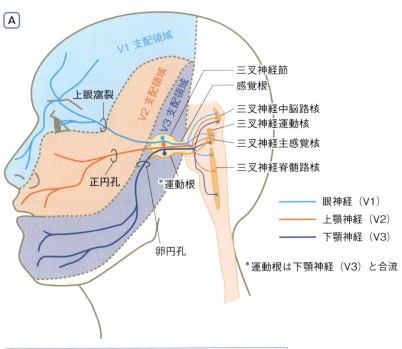

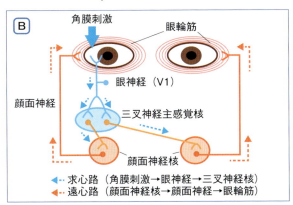

図18 三叉神経の走行（A）と，角膜反射の経路（B）

7 顔面神経（Ⅶ）：顔面の表情や唾液および涙液の分泌を司り，味覚も伝えている．

- 第Ⅶ脳神経とよばれる顔面神経は，運動神経，感覚神経，および副交感神経が含まれる混合性神経である（図19）．
- **運動神経成分**は橋の顔面神経核から起こり，前頭筋，眼輪筋，頬骨筋，口輪筋などの表情筋やアブミ骨筋に分布し，その運動を司る．
- **副交感神経成分**の節前線維は上唾液核から起こり，膝神経節で分岐し翼口蓋神経節と顎下神経節に至る．翼口蓋神経節から起こる節後神経線維は涙腺，鼻腺に投射し涙液と鼻汁分泌を調節する．顎下神経節から起こる節後神経線維は舌下腺と顎下腺に投射し唾液の分泌を調節する．
- **感覚神経成分**は膝神経節から起こり，末梢側の神経線維は舌の前方2/3の味覚と外耳道・鼓膜の温痛覚を伝達する．中枢側の神経線維は孤束核に投射する．

> **コラム ❸ アブミ骨筋反射**
> 大きな音によるアブミ骨筋の収縮をアブミ骨筋反射とよぶ．この反射は内耳への音の伝達を調節し内耳を保護している．アブミ骨筋の収縮は顔面神経（運動神経成分）が司る．したがって何らかの原因で顔面神経麻痺が生じると，聴覚過敏が生じる．

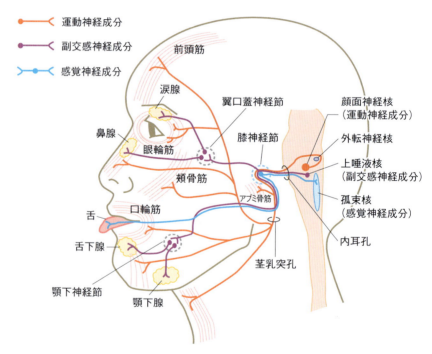

図19 顔面神経の走行
顔面神経の副交感・感覚神経線維は脳幹を出るときに，運動神経線維と内耳神経との間に位置することから中間神経とよばれることもある．顔面神経は狭義では運動神経線維のみをさすこともある．

8 内耳神経（Ⅷ）：平衡感覚と聴覚を司る．

- 第Ⅷ脳神経とよばれる内耳神経は，平衡感覚を伝える前庭神経と聴覚を伝える蝸牛神経からなる特殊感覚成分のみの脳神経である（図20）．
- **前庭神経**は前庭神経節から起こり，末梢側の神経線維は半規管の膨大部と，卵形嚢，球形嚢にある有毛細胞からそれぞれ頭の回転運動と体の傾き（加速度）の刺激を受容する．その刺激は中枢側の神経線維を介して橋にある前庭神経核に伝達される．
- **蝸牛神経**は蝸牛管の近くに無数に並ぶラセン神経節から起こり，末梢側の神経線維は蝸牛管内の音を感知する有毛細胞からの刺激を受容する．その刺激は中枢側の神経線維を介して蝸牛神経核に伝達される．

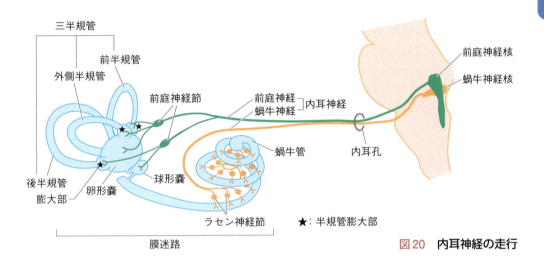

図20　内耳神経の走行

> **コラム ④ 前庭動眼反射**
>
> 頭を急に回転させても一点を見ようとする反射で，視線のぶれを防ぐ．頭の回転は三半規管で感知され，その刺激は前庭神経を介して中枢に伝達される．中枢からの遠心路信号は動眼神経と外転神経によって内直筋と外直筋に伝えられ，眼球は頭と逆方向に動く．したがって前庭神経の障害はめまいや眼振を生じる．
>
>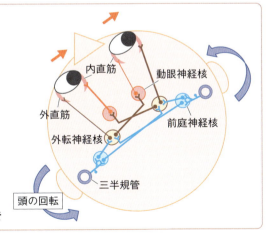
>
> 図　頭の回転と眼球の動き

9 舌咽神経（Ⅸ）：舌の後方1/3と咽頭の感覚，および唾液の分泌，血圧の調節に関与する．

- 第Ⅸ脳神経とよばれる舌咽神経は，名前の通り主に舌と咽頭に分布する脳神経で，運動神経成分，感覚神経成分，副交感神経成分をもつ混合性神経である．舌咽神経は延髄の後外側溝から出て頸静脈孔内で上神経節を，頸静脈孔を出て下神経節をつくり頭蓋腔の外に出る（図21）．
- 舌咽神経の運動神経成分は延髄の疑核から起こり，茎突咽頭筋を支配して嚥下時の咽頭の挙上に寄与する．
- 舌咽神経の感覚神経成分は舌の後方1/3の味覚，触覚・温痛覚，および咽頭，耳の触覚・温痛覚，頸動脈洞・頸動脈小体からの刺激を伝える．
- 舌の後方1/3の味覚（特殊感覚）や，頸動脈洞および頸動脈小体からの刺激（血圧の変化）を伝達する神経線維は下神経節に細胞体が存在し，孤束核に至る（舌咽神経による血圧調節は第7章参照）．
- 舌の後方1/3，耳（鼓室），および咽頭などの触覚・温痛覚を伝達する神経線維の細胞体は上神経節に存在し，三叉神経脊髄路核・主感覚核（図18）に至る．

> **Point 8** 舌の前方2/3の味覚は顔面神経，後方1/3の味覚は舌咽神経が支配し，ともに神経線維は孤束核に至る．

- 舌咽神経に含まれる副交感神経成分は，下唾液腺核から起こり，耳神経節でシナプスを介して，耳下腺に投射し，唾液の分泌を制御する．

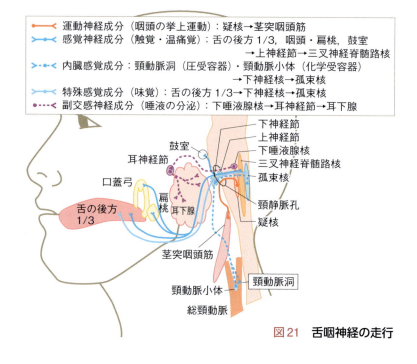

図21　舌咽神経の走行

⓾ 迷走神経（Ⅹ）：副交感神経成分が主成分で，頸部および胸・腹部の臓器に広く分布する．

- 第Ⅹ脳神経とよばれる迷走神経は，頸部および，胸・腹部の臓器に分布する副交感神経成分と，運動神経成分および，感覚神経成分を含む混合性神経である．迷走神経は延髄から出て，舌咽神経と同じく頸静脈孔内で上神経節を，頸静脈孔を出て下神経節をつくり頭蓋腔の外に出る（図22）．
- 迷走神経の運動神経成分は，疑核から起こり軟口蓋，咽頭，喉頭，声帯，上部食道の横紋筋を支配する．
- 迷走神経の感覚神経成分は，上神経節と下神経節から起こる．
- 上神経節から起こる神経線維の末梢側は耳介後部や外耳道の触圧覚・温痛覚を受容し，その信号は中枢側の神経線維によって三叉神経脊髄路核・主感覚核に伝達される．下神経節から起こる神経線維の末梢側は，喉頭蓋の味覚や，喉頭，咽頭，消化管，気管および大動脈洞／大動脈小体（血圧の変化／酸素分圧の変化）などの内臓感覚を受容し，その信号は中枢側の神経線維によって孤束核に伝達される．
- 副交感神経成分（遠心性）は迷走神経背側核から起こり，消化管や気管の平滑筋や腺，および心筋を支配する．

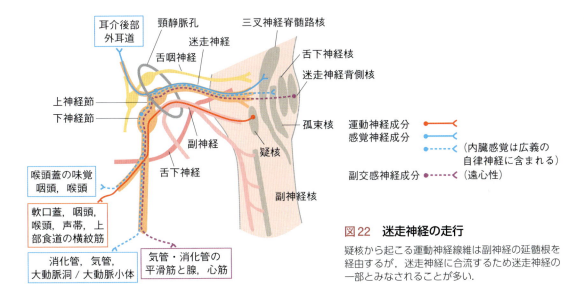

図22　迷走神経の走行
疑核から起こる運動神経線維は副神経の延髄根を経由するが，迷走神経に合流するため迷走神経の一部とみなされることが多い．

⓫ 副神経（Ⅺ）：首や肩関節の運動を司る．

- 第Ⅺ脳神経とよばれる副神経は，胸鎖乳突筋と僧帽筋を支配する運動神経成分のみの脳神経である（図23A）．
- 副神経は副神経核から起こり，舌咽神経，迷走神経とともに頸動脈孔から頭蓋腔の外に出る．

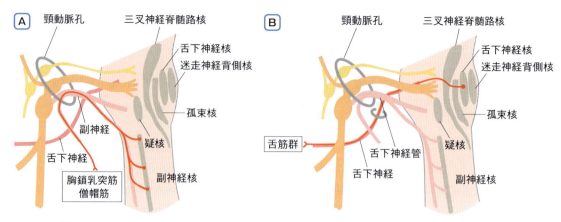

図23 副神経（XI, A）および，舌下神経（XII, B）の走行図

12 舌下神経（XII）：舌の運動を司る．

- 第XII脳神経とよばれる舌下神経は，舌筋群を支配し舌の運動を司る運動神経のみの脳神経である（図23B）．
- 舌下神経は延髄の舌下神経核から起こり，舌下神経管を通り頭蓋腔の外に出る．

> **Point 9**
> - 舌の運動は舌下神経（XII）が支配する．
> - 舌の前方2/3の味覚は顔面神経（VII）が，触覚・温痛覚は三叉神経（V）が支配する．
> - 舌の後方1/3の味覚，触覚・温痛覚は舌咽神経（IX）が支配する．

> **コラム 5 嚥下運動と球麻痺**
>
> 咀嚼された食塊を舌によって咽頭に送り，飲み込む運動を嚥下運動といい，食塊を飲み込む反射を嚥下反射という．この嚥下運動には三叉神経（V），顔面神経（VII），迷走神経（X），舌咽神経（IX），舌下神経（XII）が関与する．
>
> 【嚥下運動の流れ】
> ① 食べものを咀嚼する〔咀嚼筋の運動：三叉神経（V）〕
> ② 口唇を閉鎖し〔口輪筋の運動：顔面神経（VII）〕，食塊を口腔の奥に送る〔舌の運動：舌下神経（XII）〕
> ③ 茎突咽頭筋による咽頭の挙上運動〔舌咽神経（IX）〕，その他の咽頭，喉頭の運動〔迷走神経（X）〕により，食塊を食道に送る．
>
> したがって，これらの脳神経や起始核（三叉神経運動核，顔面神経核，疑核，舌下神経核）が障害されると嚥下運動が阻害され，誤嚥が生じる．延髄は外から見るとボールのように丸いことから，延髄の障害（疑核，舌下神経核）による声帯，咽頭，喉頭，舌の運動障害を球麻痺という．球麻痺では，嚥下障害の他に，声がかすれる嗄声〔声帯筋の運動障害：迷走神経（X）〕，や鼻声〔軟口蓋の閉鎖障害：迷走神経（X）〕などが生じる．

■ 文献

1) 「病気がみえる vol.7 脳・神経」（尾上尚志，他/監），p244，メディックメディア，2017
2) 「解剖生理をおもしろく学ぶ」（増田敦子/著），サイオ出版，2015

練習問題

問1 脳神経は何対か.
　❶ 8対　❷ 10対　❸ 12対　❹ 15対　❺ 31対

問2 体性運動神経の説明で正しいのはどれか.**2つ選べ**.
　❶ 骨格筋を支配している　❷ 平滑筋を支配している　❸ 心筋を支配している
　❹ 遠心性神経である　❺ 求心性神経である

問3 筋紡錘の錘内筋（筋紡錘内部の筋線維）を支配する運動神経線維はどれか.
　❶ Aα　❷ Aγ　❸ Aδ　❹ Ia　❺ II

問4 眼球の回転運動を制御している脳神経はどれか.**2つ選べ**.
　❶ 視神経　❷ 動眼神経　❸ 顔面神経　❹ 三叉神経　❺ 滑車神経

問5 特殊感覚神経線維を**含まない**脳神経はどれか.
　❶ 視神経　❷ 嗅神経　❸ 三叉神経　❹ 顔面神経　❺ 内耳神経

問6 中枢神経系の髄鞘を形成している神経膠細胞（グリア細胞）はどれか.
　❶ オリゴデンドロサイト　❷ アストロサイト　❸ ミクログリア　❹ シュワン細胞

問7 左眼に光を当てた場合，正常であれば瞳孔はどう反応するか.
　❶ 左眼の瞳孔のみが収縮　❷ 右眼の瞳孔のみが収縮　❸ 両眼の瞳孔が収縮
　❹ 両眼の瞳孔が拡張

問8 嚥下運動に関与して**いない**脳神経はどれか.
　❶ 舌下神経　❷ 顔面神経　❸ 迷走神経　❹ 副神経　❺ 舌咽神経

解答

問1 ❸　問2 ❶❹　問3 ❷　問4 ❷❺　問5 ❸　問6 ❶　問7 ❸　問8 ❹

第6章

からだとこころの司令塔
（中枢神経系）

> **学習のポイント**
> - 中枢神経系の基本的な構成要素を説明できる
> - 中枢神経系の各部位の機能を，神経結合と関連付けて説明できる
> - 感覚系および運動系の伝導路，および脊髄反射の経路について説明できる

　中枢神経系は，頭蓋内腔にある**脳**と脊柱管内にある**脊髄**から構成される（第5章 図1参照）．脳は末梢神経から集まった電気信号を処理し，感覚，運動，思考，感情，および自律神経機能などを調節する．一方，脊髄は末梢神経の信号と脳の橋渡しを行う伝導路としての役割や，そのまま末梢の効果器へと働きかける反射を担う．

1　髄膜

- 脳と脊髄は**髄膜**で覆われて，保護されている（図1）．髄膜は外側から硬膜，くも膜，軟膜とよばれる膜によって3層構造を成している．
- **硬膜**は頭蓋骨の直下にあるコラーゲン線維を含む強靭な結合組織で構成される．
- 硬膜から派生した構造に大脳鎌，小脳鎌，小脳テントがある．

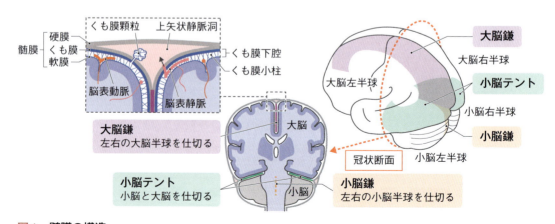

図1　髄膜の構造

- 大脳鎌は左右の大脳半球を，小脳鎌は左右の小脳半球を，小脳テントは大脳と小脳を仕切り，脳の移動を防ぐ．
- 硬膜は，脳を灌流した静脈血が集まり，内部に静脈洞を形成する．
- 硬膜の下に密着して**くも膜**が存在し，脳と脊髄の表面は薄い**軟膜**で覆われている．
- くも膜と軟膜の間にはくも膜下腔が形成され，くも膜小柱で架橋されている．
- くも膜下腔では**脳脊髄液（髄液）**が灌流している．くも膜下腔には脳実質に出入りする血管も存在している．

> **コラム① 脳ヘルニア**
> 　頭蓋内の血腫，腫瘍，および脳浮腫などが原因で，脳が本来の位置から押し出され，硬膜の仕切りからはみ出した状態を**脳ヘルニア**とよぶ．頭痛や意識障害などのさまざまな神経症状が生じ，放置すれば死に至る可能性の高いきわめて危険な病態である．
>
> ---
>
> **コラム② 脳卒中**
> 　脳血管の閉塞（虚血性）や破裂（出血性）によって，突然神経症状が発現した状態を脳卒中という．
> - 虚血性の脳卒中（脳梗塞）：脳の動脈が狭くなったり，血栓で塞がれたりして血液の流れが止まった状態．
> - 出血性の脳卒中（脳内出血）：細い動脈が破裂し脳実質内に出血．
> 　　　　　　　　　（くも膜下出血）：脳動脈瘤破裂などによってくも膜下腔内に出血．

2 髄液

- **髄液**は，物理的衝撃から脳・脊髄を保護し，また内部環境を一定に保つ働きをもつ（図2）．
- 頭蓋内腔は，一定の頭蓋内圧で維持されている（5〜15 mmHg）．
- 髄液と脳は比重がほぼ同じであるため，脳は髄液中に浮かんだ状態で存在する．
- 脳はやわらかいため，髄液に浮かぶことで形状が保持され，外部からの衝撃から保護される．髄液の浮力によって，1,500 gの脳の重さは約50 gに軽減される．
- 髄液は，側脳室，第三脳室，第四脳室に存在する**脈絡叢**で主に産生され，脳室とくも膜下腔，脊髄を循環する（図2）．
- 循環した髄液はくも膜顆粒から吸収されて静脈系に入る．

> **コラム③ 対側損傷と水頭症**
> 　脳は髄液によって衝撃から保護されているが，非常に強い衝撃が後頭部に加わった場合は，前頭葉や側頭葉に損傷を生じやすい．このように，衝撃が加わった部位と反対側の位置に脳出血や損傷が起きる損傷を**対側損傷**という．
> 　脳内出血やくも膜下出血などによって髄液循環が閉塞されることで，脳室内に髄液が過剰に貯留した状態を**水頭症**という．水頭症では脳室の拡大によって脳実質が圧迫されるため（頭蓋内圧の上昇），進行すると**脳ヘルニア**をきたす．

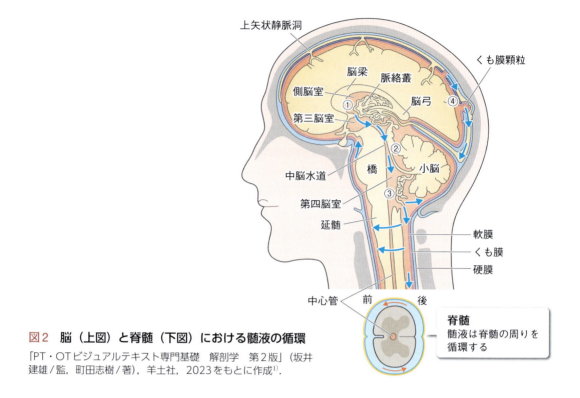

図2　脳（上図）と脊髄（下図）における髄液の循環
「PT・OTビジュアルテキスト専門基礎　解剖学　第2版」（坂井建雄/監，町田志樹/著），羊土社，2023をもとに作成[1].

3 血液脳関門

- 脳と脊髄の毛細血管では，血液からの物質移動が厳しく制限されていて，**血液脳関門**とよばれている．血液脳関門は，血管内皮細胞，高密度化した基底膜，およびアストロサイトによって構成される（図3）．
- 脳と脊髄の毛細血管内皮細胞の間隙は他の組織とは異なり，内皮細胞同士が**タイトジャンクション**とよばれる，強固な結合をしている．
- さらに，脳と脊髄の毛細血管は高密度に存在する基底膜，またその周りを囲むアストロサイトによって，物質の拡散，外部からの有害物質や病原体の侵入を抑制している．また不要な免疫細胞の侵入を抑制している．

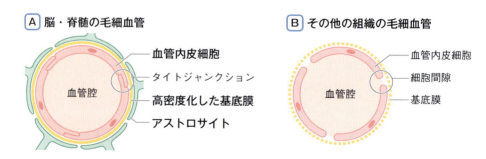

図3　脳・脊髄とその他の組織の毛細血管
血液脳関門は，脂溶性の物質は透過させやすいため，アルコールや麻酔薬などは通過させる．このため，アルコールは脳機能に影響を与え，酔いを生じる．
「病気がみえる　vol.7　脳・神経」（尾上尚志，他/監），p65，メディックメディア，2017[2] をもとに作成．

- 血液脳関門の構造は，脳と脊髄中の内部環境を外部から厳密に隔離し，神経細胞の活動を正常に行うための恒常性の維持に貢献している．

4 脳循環

- 脳循環は脳への血液供給が一定に保たれるように特徴的な構造や機能をもつ（第9章 図36参照）．
- 脳を栄養する動脈血は，総頸動脈から分岐した左右の内頸動脈と，鎖骨下動脈から分岐した左右の椎骨動脈の4本から供給される．
- 左右の椎骨動脈は合流して脳底動脈となる．
- 内頸動脈と脳底動脈は脳底部でつながり（吻合），**大脳動脈輪**（ウィリス動脈輪）をつくる．
- ウィリス動脈輪は**環状の構造**であるため，内頸動脈と脳底動脈のいずれかが閉塞しても脳への血液供給をある程度維持できる．
- 脳の血液循環は，全身の血圧変動が生じても脳血流が一定に保たれる**自動調節機能が備わっている**．特に二酸化炭素分圧の上昇は脳血管を拡張させ（**化学受容器反射**，第7章参照）脳血流を上昇させる．

> **Point** ❶ 脳は心拍出量の15％の血流量を受け，また脳の酸素消費量は全身の20％を占める．脳組織は虚血に弱く血流が数分途絶えると神経細胞死が生じる．このため脳血流を一定に保つ構造と機能が重要になる．

5 脳と脊髄の構造

- 中枢神経の構造は白色の**白質**と灰白色の**灰白質**に大別される．
- 白質には神経線維が集合しており，灰白質には神経細胞体が集合している（図4）．

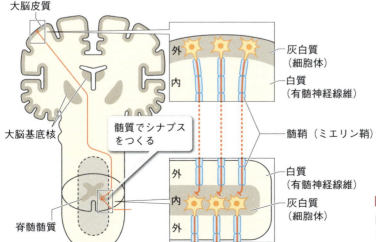

図4 灰白質と白質
「病気がみえる vol.7 脳・神経」（尾上尚志，他/監），p6，メディックメディア，2017[2]）をもとに作成．

- 脳では**外側**に灰白質が存在し，これを**皮質**とよぶ．**内側**には**白質**が存在する．
- **脊髄**では**外側**に**白質**，**内側**に**灰白質**が存在する．
- 白質の深部に島状に存在する神経細胞体の集合部位を**神経核**，神経細胞体と神経線維が混在している部位を灰白質と白質が混在して網目状にみえるために**網様体**（脳幹で発達）とよぶ．
- 神経核は神経回路の分岐点・中継点としての役割を果たす．神経核には大脳基底核，赤核，顔面神経核，前庭神経核などがある．
- シナプスは主に灰白質部分で形成される．

> **Point ❷** 髄鞘は脂質に富んでいるため白くみえる．このため，有髄神経線維が多く存在する白質は白くみえる（髄鞘の説明は第5章 図6参照）．

- 脳は大きく**大脳**，**間脳**，**脳幹**（**中脳**，**橋**，**延髄**），**小脳**に区分される（図5）．
- 中枢神経系は外胚葉由来の**神経管**から発生する（図5）．

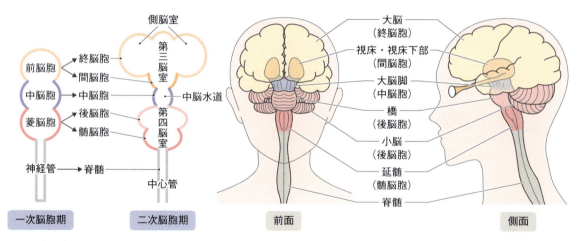

図5 中枢神経系の発生区分
右図は「カラー図解　人体の正常構造と機能【全10巻縮刷版】改訂第4版」（坂井建雄，河原克雅/編），p588，日本医事新報社，2021[3]）をもとに作成．

1) 脊髄の構造と機能（図6〜図8）

- 脊髄は，椎骨が積み重なってできる脊柱管内に存在する約40〜50 cmの細長い中枢神経である（図6，図7）．
- 脊髄は延髄に続く**錐体交叉**の下端からはじまり，第1〜2腰椎の高さにある**脊髄円錐**として終わる．
- 腰髄，仙髄から出た脊髄神経は脊椎円錐の下方で束となって走行する．これを**馬尾**とよぶ．

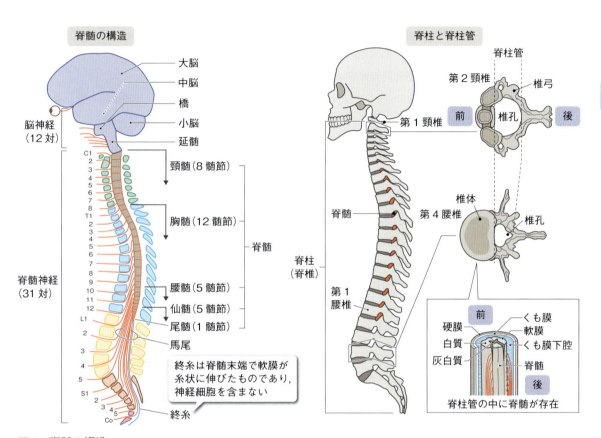

図6 脊髄の構造
右図は「管理栄養士のためのイラスト解剖生理学」（開道貴信/著），p289，講談社，2021[4]をもとに作成．

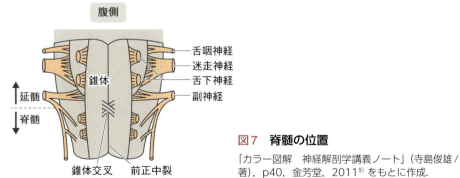

図7 脊髄の位置
「カラー図解 神経解剖学講義ノート」（寺島俊雄/著），p40，金芳堂，2011[5]をもとに作成．

> **コラム ❹ 腰椎穿孔**
> 　下半身の手術の際に行う硬膜外麻酔や脳脊髄液採取時には，第3～5腰椎間に針を穿刺する．これはこの部分は馬尾のみが走行しており，脊髄を傷つける危険性が少ないためである．

- 脊髄の灰白質は，内側に中心管を囲んでH字型（または蝶型）で存在する（白質は外側に存在する．図8）．
- 灰白質の腹側の突出部を**前角**，背側への突出部を**後角**，前角と後角の間を中間質とよぶ．
- 第2胸髄（T2）から第1腰髄（L1）間は，中間質の外側に**側角**が存在する．
- 前角には脳で処理された運動にかかわる電気信号を受け取り，骨格筋にその信号を伝える運動ニューロンの細胞体が存在する．
- 側角には，交感神経の節前ニューロンの細胞体が存在する．
- 後角には，後根から1次感覚神経の感覚信号が入力する．1次感覚神経線維の細胞体は後根神経節に存在する．
- 脊髄の白質は前角と後角の位置によって，**前索**，**側索**，**後索**の3つに大きく分けられる．胸髄より上の後索はさらに，**薄束**（内側）と**楔状束**（外側）に分けられる．
- 白質には脊髄を上下する神経線維が存在し，行き先ごとに束になり伝導路を形成する．
- 上位の中枢からの信号を各髄節へ伝える神経線維の伝導路を**下行路**（運動路または遠心路），各髄節から上位の中枢へ信号を伝える神経線維の伝導路を**上行路**（感覚路または求心路）という（図25～図27参照）．
- 上行路は，末梢から各髄節に入力された信号を脳に伝える神経線維からなるため，上行するほど神経線維が増える．

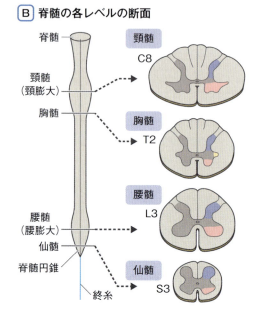

図8　脊髄の構造
頸膨大からは上肢を支配する神経が，腰膨大からは下肢を支配する神経が出ている．
「病気がみえる　vol.7　脳・神経」（尾上尚志，他/監），p285，メディックメディア，2017[2]）をもとに作成．

- 一方，下行路では，脳からの信号を伝える運動神経線維が投射する各髄節で終わるため，尾側に行くほど神経線維は減少する．このため，脊髄の白質は頭側で多く，尾側で少ない．
- 脊髄は頸髄と腰髄の2箇所が膨大している．この部位をそれぞれ頸膨大，腰膨大とよぶ．頸膨大と腰膨大には，複雑な動きをする四肢の運動や知覚にかかわる多くのニューロンが存在しているため膨らんでいる．
- 脊髄は感覚信号の入力と処理，および運動信号を末梢に出力する機能をもつ．
- 感覚信号が脊髄に入力し，運動神経から出力されるまでの経路は主に次の3通りがある．
  ① 感覚神経線維からの信号が，前核の運動ニューロンに直接シナプス入力する経路．
  ② 感覚神経線維からの信号が介在ニューロンにシナプス入力し，そこから運動ニューロンに伝達される経路．
  ③ 感覚神経線維からの信号が後角に入力し，上行路を通って上位の中枢で統合・処理され，下行路を通って運動ニューロンに伝達される経路．
- 特定の感覚刺激に対して無意識に起こる自動的な反応（運動や分泌）のことを**反射**という．
- 経路①，②のように脊髄に反射中枢があるものを**脊髄反射**という．
- 経路①の脊髄反射は単シナプス回路で，**伸張反射**がこれに該当する．骨格筋の筋紡錘が伸展された際，その感覚信号が脊髄内の運動ニューロンに直接伝わり，筋が収縮する（図9-1）．
- 経路②は複数のシナプスを経由する脊髄反射で，**屈曲反射**や**交叉性伸展反射**が含まれる．屈曲反射では，皮膚の痛みや温度の**侵害刺激**が，複数の介在ニューロンを介して間接的に運動ニューロンに伝達され，刺激物から四肢を遠ざける．同時に対側の下肢には交叉性伸展反射が生じ，姿勢を保つ（図9-2）．
- 大脳皮質から下行路を介して前角に到達した随意運動の指令信号は，運動ニューロンに伝達され，骨格筋を収縮させて複雑な運動や行動を起こす．

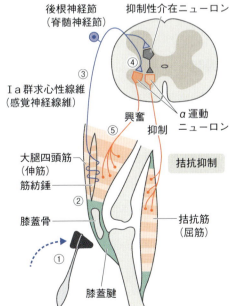

図9-1　伸張反射
引き延ばされた筋をもとの長さに収縮させる反応（例：膝蓋腱反射）．
① 膝蓋腱をハンマーで叩くと膝蓋腱に張力がかかり，大腿四頭筋が受動的に伸展する．
② 筋紡錘が引き延ばされる．
③ 筋紡錘からのⅠα群求心性線維が興奮する．
④ ③の信号が脊髄でα運動ニューロンに直接シナプス入力する．
⑤ 興奮したα運動ニューロンの信号が大腿四頭筋に伝達され，筋が収縮する．
「カラー図解　神経解剖学講義ノート」（寺島俊雄/著），p152，金芳堂，2011[5]をもとに作成．

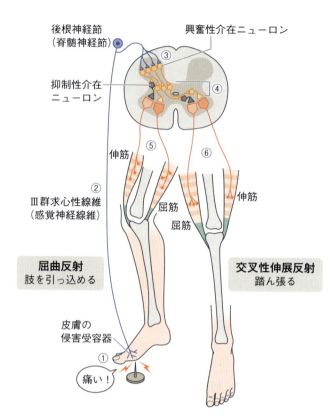

図9-2 屈曲反射と交叉性伸展反射

痛みの刺激（侵害刺激）から無意識に手足を遠ざける反応（例：痛み刺激反射，逃避反射）．
① 釘を踏んだことによる痛み（侵害刺激）発生．
② Ⅲ群求心性線維が興奮する．
③ ②の興奮が後根を介して，興奮性介在ニューロンに入力する．
④ さらに介在神経を介した信号が，同側と対側の伸筋と屈筋を支配するα運動ニューロンに伝達される．
⑤ 釘を踏んだ側の肢の伸筋は弛緩，屈筋は収縮し，肢を引っ込める（屈曲反射）．
⑥ ⑤と同時に対側の肢の伸筋は収縮，屈筋は弛緩し，踏ん張って姿勢の崩れを防ぐ（交叉性伸展反射）．

「カラー図解　神経解剖学講義ノート」（寺島俊雄／著），p154，金芳堂，2011[5]）をもとに作成．

コラム 5　伸張反射と拮抗抑制

　刺激に対して**伸張反射**が生じている筋と反対の動きをする筋を**拮抗筋**という．伸張反射によるⅠa群求心性線維の興奮は，一方で，抑制性の介在ニューロンを介して，拮抗筋を支配するα運動ニューロンを抑制し，拮抗筋を弛緩させる．この抑制を**拮抗抑制**という．
　このように，ある感覚に対し互いに拮抗する信号が効果器に伝達される神経支配を**相反性支配**という．

2）脳幹（中脳，橋，延髄）の構造と機能

- 脳幹は間脳と脊髄の間に位置し，中脳，橋，延髄からなる．
- 脳幹には大脳から脊髄への信号の伝導路である下行路と，その逆向きの伝導路である上行路を構成する神経線維の束（神経束）や，これらの伝導路の中継核（神経核）が存在する．さらに，脳幹には，脳幹と小脳の間を結ぶ伝導路の神経束も存在する．
- 脳幹は脊髄と異なり，灰白質は白質の中に神経核として存在する（第5章 図12参照）．
- 神経核を構成せず，神経線維の間に神経細胞体が散在する網様体が，中脳・橋・延髄にわたって存在する．これを**脳幹網様体**とよぶ．
- 脳幹網様体には感覚信号や運動信号を伝導する神経線維が通りその中継核が存在する．脳幹網様体は複雑な回路を形成しており，自律機能（呼吸，循環，覚醒・睡眠）や運動の調節に寄与している．

- 脳幹の神経核と網様体は生命維持に重要な自律機能および，随意運動や無意識的な運動（姿勢の維持や反射など）の調節機能を担っている．

1 延髄の構造と機能

- 延髄は脳幹のなかで最も下方に存在し，脊髄と連続している（図7）．
- 大脳皮質の運動野から出力され，脳幹を経由して脊髄に直接投射する神経路は，延髄の錐体を通ることから**錐体路**とよばれる（錐体路については図27参照）．
- 錐体を下行する線維の約90％は**錐体交叉**で交叉した後，対側の脊髄側索を下行し前角の運動ニューロンに入力する．残りの約10％はそのまま脊髄前索を下行し，脊髄のさまざまな高さで交叉して前角に至る（図12参照）．
- 錐体の外側に位置するオリーブに存在する**下オリーブ核**は，大脳皮質からの入力を受け，その出力は対側の**下小脳脚**を経由し，小脳皮質に入力する．
- 延髄には，**舌咽神経，迷走神経，副神経，舌下神経**の神経核が存在する（図10，第5章 表4参照）．
- 延髄は，**循環中枢**（心拍や血圧を調節），**呼吸中枢**（呼吸の基本リズムの調節），**嘔吐中枢，嚥下中枢**など生命維持に重要な中枢機能をもつ（第5章 表5，第7章 図6参照）．

2 橋の構造と機能

- 延髄と中脳の間に位置する橋は，腹側にある溝（上橋溝，下橋溝）によってその位置が明確にわかる（図10）．
- 橋の背側には小脳がある．橋と小脳の間には第四脳室が存在する（図13参照）．
- 橋には，ほとんどの大脳皮質領域から入力を受ける中継核である橋核が存在する．橋核からの投射は対側の**中小脳脚**を経由して小脳皮質に到達する．この経路を介して，小脳は大脳と連関している（図12参照）．
- 橋には**三叉神経，外転神経，顔面神経，内耳神経**の神経核が存在する（図10，第5章 表4参照）．

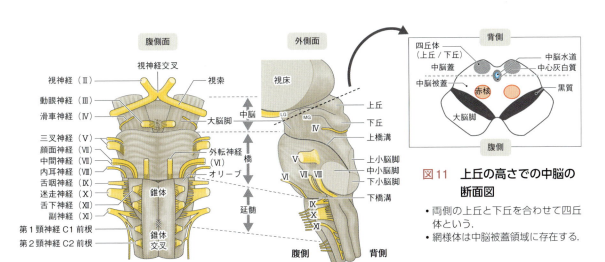

図10 脳幹の概観と脳神経

嗅神経以外の脳神経の中継核は脳幹から出入りしている（第5章表4参照）．LG：外側膝状体，MG：内側膝状体．

図11 上丘の高さでの中脳の断面図

- 両側の上丘と下丘を合わせて四丘体という．
- 網様体は中脳被蓋領域に存在する．

- 橋には，**眼球運動**，**瞬き運動**，**咀嚼運動**やからだが傾いた時や回転した時に視線を保つ**前庭動眼反射**や**姿勢反射**など運動機能に関与する中枢機能がある．
- さらに，**排尿中枢**，**呼吸調節中枢**も橋にある．呼吸調節中枢には，延髄の呼吸中枢を調節する役目がある（第5章，第7章参照）．

> **Point** ❸ 呼吸運動は，延髄と橋の連携によって調節されている．

> **コラム** ❻ 脳死（全脳死）と植物状態
> 　脳幹には，呼吸中枢，循環中枢および覚醒にかかわる中枢が存在する．このため，脳幹が障害されると呼吸停止や心停止，および意識喪失が生じる．したがって，脳幹機能の喪失は死に直結する．
> 　大脳および脳幹の機能が不可逆的に停止した状態を全脳死（脳死）といい，臓器移植法では死と定義されている．一方，大半の大脳機能は消失し意思疎通はできないが，脳幹機能（自発呼吸など）を維持している状態を植物状態とよぶ．

❸ 中脳の構造と機能

- 中脳は脳幹のなかで最も頭側にあり間脳の下に位置する．尾側は**上小脳脚**を介して小脳と連絡する（図12）．
- 中脳は中脳水道より背側の**中脳蓋**，腹側の**中脳被蓋**，および**大脳脚**の3つに大別される（図11）．
- 中脳蓋には神経核を有する2対の**上丘**と**下丘**とよばれる隆起部がある．
- 上丘は視蓋ともよばれ，視覚情報の処理と眼球運動の調節に寄与している（第5章 図15参照）．下丘には聴覚の中継核が存在し，周波数の識別や音源の位置の把握などさまざまな聴覚機能に関与している．
- 中脳被蓋と大脳脚の境には，メラニン色素をもった神経細胞で構成される**黒質**が存在する．黒質は**大脳基底核**と連携して**運動の調節**を行っている（図11，図21参照）．
- 黒質よりさらに背側には鉄分が豊富で赤く見える**赤核**が存在する．赤核は**大脳皮質運動野**から脊髄へ下行する線維の中継核として，また小脳核から下オリーブ核への中継核として，運動の調節にかかわっている（図12）．
- 大脳脚には大脳皮質運動野から脊髄に下行する錐体路の神経線維と，さまざまな大脳皮質領域から下行し橋核に入力する神経線維が含まれる．
- 中脳には**動眼神経**と**滑車神経**の神経核が存在する（図10，第5章 表4参照）．

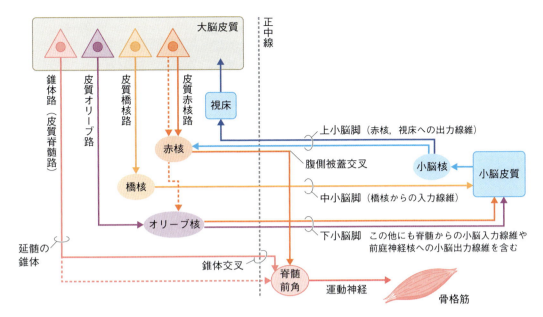

図12　脳幹を通過する下行路の概要

大脳皮質から出力される下行路は，錐体路と錐体外路に分けられる．錐体路が随意的な運動を支配しているのに対し，錐体外路は視床，大脳基底核，小脳，下オリーブ核，橋核，黒質，赤核などを経由し，筋群の協調運動を無意識的に実行する．

> **Point ▶ ❹** 中脳は上小脳脚，橋は中小脳脚，延髄は下小脳脚とつながっている．上小脳脚には主に小脳からの出力線維を，中・下小脳脚には主に小脳への入力線維が存在する．

3）小脳の構造と機能

- 小脳は脳幹の背側，小脳テントの下側に位置し，上・中・下小脳脚によって脳幹とつながっている．脳幹と小脳に挟まれた空間には**第四脳室**が存在する（図13）．
- 小脳には横行する多数の溝があり，この溝によって小脳回が区切られる．特に深い溝を裂とよぶ．
- 小脳は裂によって，前葉，後葉，片葉小節葉の3つに大別される．あるいは，正中線にそって縦に，虫部，傍虫部，小脳半球に分けられる．
- 小脳は表層に皮質（灰白質）があり，深層に髄質（白質）がある．髄質の深部には4対の**小脳核**が存在する．
- 小脳の皮質は3層構造（表層から分子層，プルキンエ細胞層，顆粒細胞層）からなる．小脳への入力信号は，小脳皮質に伝達され，そこで統合・処理される．小脳皮質で処理された信号は，小脳核から視床，赤核，前庭神経核に出力される（図12）．
- 小脳の皮質部位は入・出力の部位によって，それぞれ異なった機能をもつ．この入・出力の違いによって小脳皮質は，**前庭小脳**，**脊髄小脳**，**大脳小脳**（橋小脳）の3つに大きく区分される（図14）．

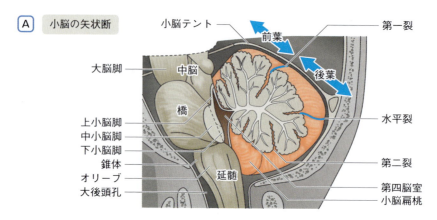

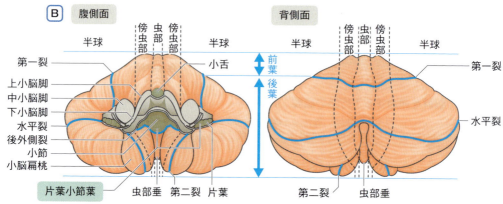

図13 小脳の構造

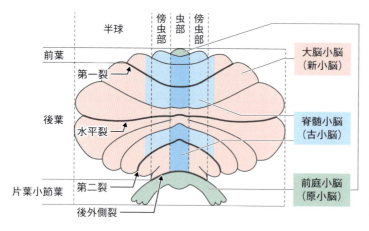

図14 小脳の機能的区分

- 小脳は発生的に古い順に原小脳，古小脳，新小脳に区分され，それぞれ片葉小節葉，虫部・傍虫部，小脳半球外側部と一致する．
- 前庭小脳，脊髄小脳，橋小脳の領域は，原小脳，古小脳，新小脳の領域とおおむね一致する．

「病気がみえる vol.7 脳・神経」（尾上尚志，他/監），p49，メディックメディア，2017[2]）をもとに作成．

- 前庭小脳（主に片葉小節葉）は内耳の前庭器からの頭部の傾きや位置などの平衡覚，視覚情報の入力を受けることで，頭部の位置や傾きに応じた眼球運動の調節や身体の平衡に関与する．
- 脊髄小脳（虫部および傍虫部）には脊髄を上行してきた深部感覚や触圧感覚の信号が伝達され，四肢や体幹の運動を調節する．
- 小脳半球外側部からなる大脳小脳（橋小脳）には，大脳皮質のさまざまな領域からの信号

が橋核を介して伝達され，ここで処理された信号は上小脳脚を通って対側の視床に入り，大脳皮質へ出力される．大脳小脳は四肢の巧緻運動や発話にかかわる筋の協調運動に関与し，円滑な運動や話し方に重要な役目を果たしている（図12）．

- 小脳は**運動学習**において重要な働きを担っている．例えば，楽器の演奏やスポーツをはじめた時，最初のうちは意識しながら指や，手・足を動かすが，練習を重ねていくうちに意識しなくても複雑な指やからだの動きを行うことができるようになる．このような学習は「手続き記憶」（図24参照）ともよばれ，小脳の関与が大きい．
- 小脳は大脳から出力された運動指令と，身体内部や外部からの感覚情報の入力を受けるため，実際に実行された運動と大脳の運動指令との誤差を感知することができる．小脳は，その誤差を最小化するように運動学習を行い，運動指令を最適化すると考えられている（図21参照）．
- 小脳は運動だけでなく，認知機能や情動にも関与することが知られている．
- 小脳の損傷は，運動の協調性を乱し，円滑な運動を困難にする．さらに筋緊張の低下や，筋収縮の開始が遅れるなどの症状も伴う．このような障害を**小脳性運動失調**とよぶ（図15）．
- 小脳性運動失調では，大脳皮質運動野の障害でみられる運動麻痺や大脳基底核の障害でみられる不随意運動はみられない．
- 小脳性運動失調では，図15の指鼻試験での異常の他に，反復回内・回外運動の異常を生じる変換運動障害もみられる．また，平衡調節機能に異常が生じるため，よろめき歩行のような起立・歩行障害が生じる．さらに，眼振や構音障害も生じる．

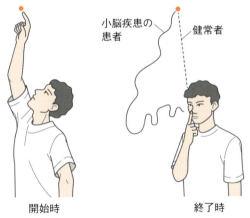

図15　小脳障害の典型的な症状

小脳性運動失調症を発症すると，適正なタイミングや速度，また適切な運動の大きさの調節が困難になる．このため，赤い点から，自分の鼻を指さす運動を行った時，小脳疾患患者では，指の動きが大きく軌道を離れ（測定障害），肩と肘の動きが協調できず（運動の分解），指先は前後左右に大きくずれながら鼻の近くまでくる．特に，指先を鼻に近づけようとするとより大きな震え（振戦）が生じる．このように動作を行おうとしたときに生じる振戦を**企図振戦**とよぶ．左図の赤い点は実際には，医師や検査者の指先を用いることが多く，そのためこの検査は「指鼻試験」とよばれる．
「カンデル神経科学　第2版」（宮下保司/日本語版監修，岡野栄之，他/監訳），p922，メディカル・サイエンス・インターナショナル，2022[6]をもとに作成．

4）間脳（視床，視床上部，視床下部）の構造と機能（図16）

- 間脳は大脳半球の深部に位置し，左右で第三脳室をはさみ込むように存在する灰白質の塊である．
- 間脳は，視床上部，視床，視床下部の3領域から構成される．

❶ 視床
- 視床は間脳の4/5を占める，中枢神経系で最大の神経核である．
- 視床は大脳とそれ以外の脳領域間の情報の中継核を担っている．

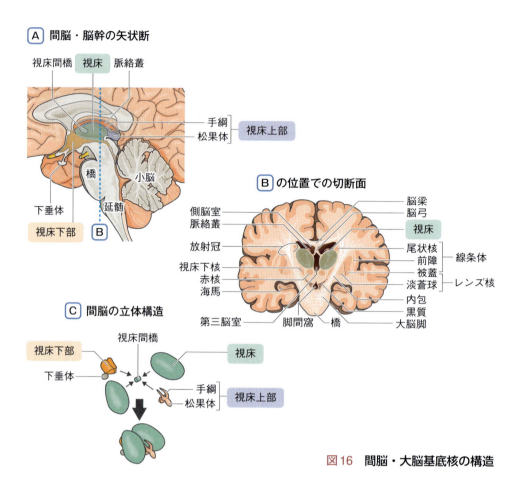

図16　間脳・大脳基底核の構造

- 視床には嗅覚を除くすべての感覚情報が集められ，この情報は大脳に出力される（**視床皮質路**）．
- 視床には小脳や大脳基底核からの情報も入力し，大脳皮質運動野に出力して運動の調節にもかかわる．
- 視床には本能や情動，記憶にかかわる中継核も存在する．

> Point ⑤ 聴覚情報は下丘を経由して視床の内側膝状体に入力する．
> 視覚情報は網膜から視神経を介して視床の外側膝状体に入力する．

❷ 視床上部

- 視床上部は視床の後方に位置し，**松果体**と手綱から構成される．
- 松果体はグリア細胞と松果体細胞からなり，松果体細胞はメラトニンを合成し血中に放出する．
- 眼から入る光刺激が多いとメラトニンの合成が増加し，光刺激が少ないと減少する．そのため，メラトニン濃度には日内変動がみられ，睡眠や覚醒のリズム調節をする．このような昼夜で生じる変動を**概日リズム**（**サーカディアンリズム**）という．松果体はサーカディアンリズムを調節する中枢といえる．

- また，メラトニンは下垂体から分泌される性腺刺激ホルモンの分泌抑制作用がある．
- 手綱核は，大脳辺縁系と嗅覚系の情報を中脳に連絡する中継核を担う．

3 視床下部（図17）

- 視床下部は視床の前方下に位置する小さな脳領域だが，多くの神経核が存在し，内分泌や自律神経機能を調節する中枢として働いている．
- 視床下部の神経核のうち，室傍核と視索上核の神経細胞はその軸索を下垂体後葉に伸ばし，それぞれバソプレシンとプロラクチンを血液中に放出する．
- 弓状核（漏斗核）の神経細胞は数種類の**視床下部ホルモン**を産生し，これらのホルモンを下垂体前葉とつながる下垂体門脈中に放出する．視床下部ホルモンは下垂体前葉細胞に働き，さまざまな下垂体前葉ホルモンの産生量を調節する．視床下部ホルモンや下垂体ホルモンの種類と機能は第13章内分泌器で解説する．
- 視床下部は，**体温調節中枢**，**体液の浸透圧調節中枢**，**体液のpH調節中枢**として体内の恒常性の維持に寄与している．さらに，摂食・飲水の調節，性行動の制御，睡眠や覚醒の生体リズムの調節，本能的行動や情動の発現，そして脳幹を上位から調節することで生命活動に重要な役割を担っている．

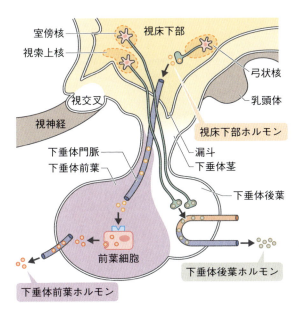

図17　視床下部-下垂体

「病気がみえる　vol.7　脳・神経」（尾上尚志，他/監），p45，メディックメディア，2017[2]）をもとに作成．

5）大脳の構造と機能

1 大脳の構造の概要（図18）

- 大脳は間脳や中脳を覆い，脳の大部分を占める．大脳は**大脳縦裂**によって左右の大脳半球に分けられる．
- 大脳表面にある溝を**脳溝**，脳溝と脳溝の間の盛り上がり部分を**脳回**という．大脳皮質の約2/3は脳溝の中に存在する．
- 大脳は灰白質で構成される**大脳皮質**，その下の白質で構成される**大脳髄質**，深部の白質部にある神経核（**大脳基底核**）で構成される．

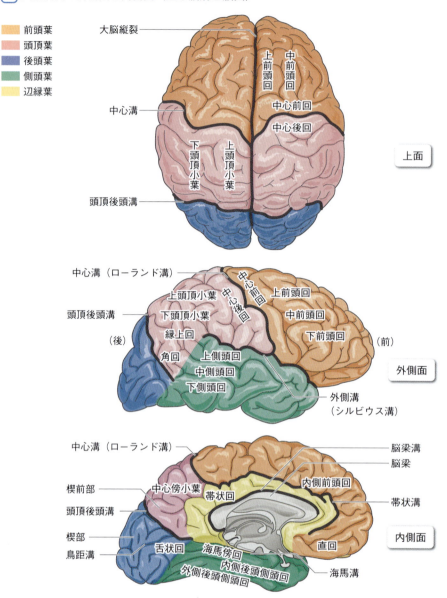
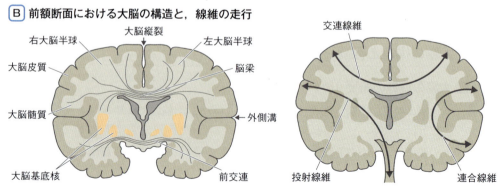

図18 大脳の外側と内側の構造

Bは「管理栄養士のためのイラスト解剖生理学」(開道貴信/著)，pp280-282，講談社，2021[4] をもとに作成．

- 左右の大脳皮質は，**中心溝（ローランド溝）**，**外側溝（シルビウス溝）**と頭頂後頭溝によって，**前頭葉**，**頭頂葉**，**側頭葉**，**後頭葉**に分けられる．
- 大脳髄質には，左右の大脳皮質間を連絡する**交連線維**（脳梁，前交連），同側の大脳皮質内で異なる領域間を連絡する**連合線維**，大脳皮質と他の中枢領域（大脳基底核，内包，小脳，脳幹，脊髄など）を連絡する**投射線維**がある．

> **Point ▶ 6** 投射線維には後述する錐体路や脊髄視床路などが含まれる．

- 大脳皮質は層構造をなす（図19）．大脳皮質のうち，6層構造を有する領域を**等皮質**という．等皮質は発生学的に新しいことから**新皮質**ともいい，特にヒトで発達している．
- 第Ⅰ層（分子層）は，主に下層の錐体細胞の樹状突起やそれに入力する線維からなる**線維層**で，連合線維や交連線維が走行する．
- 第Ⅱ層（外顆粒細胞層），第Ⅲ層（外錐体細胞層）の神経細胞は，同側の大脳皮質には連合線維を，対側の大脳皮質には交連線維を出し，**皮質間の連絡**を担う．第Ⅳ層（内顆粒細胞層）は，視床からの入力層である．
- 第Ⅴ層（内錐体細胞層）は大型の錐体細胞からなる層であり，**大脳皮質の出力層**である．錐体細胞の軸索は，**皮質下核**（橋核，赤核，線条体など）や**脊髄**に投射する．
- 第Ⅵ層（多形層）は主に紡錘形細胞からなり，その軸索は視床に投射する．
- ブロードマンは，6層構造における各層の厚みの違いや細胞密度の違いから，大脳皮質を1～52番の領野に分けた（**ブロードマン脳地図**，ただし，48～51野は欠番）．その後の研究で，これら領野の機能的違いも明らかになった．

❷ 大脳基底核（図20）

- 大脳基底核は大脳半球の深部にあり，間脳を囲むように位置する灰白質である．
- 大脳基底核は**尾状核**，**淡蒼球**，**被殻**，**前障**，**扁桃体**から構成される．尾状核と被殻を合わせて**線条体**という．また淡蒼球と被殻を合わせて**レンズ核**という（図16，図20）．

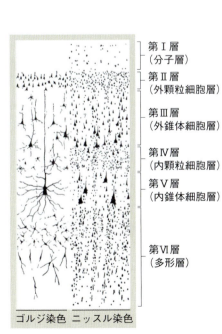

図19　大脳新皮質の細胞構築

6層構造をとらずに3～5層構造をとる皮質を不等皮質（旧皮質）といい，大脳半球内側の大脳辺縁系（帯状回，海馬傍回，海馬）がこれにあたる．
画像は「Vergleichende Lokalisationslehre der Grosshirnrinde in ihren Prinzipien dargestellt auf Grund des Zellenbaues」(Brodmann, K), J.A. Barth, 1909[7]より引用．

- 大脳基底核は，大脳皮質から入力した（運動）情報を調整し（適度にブレーキをかける），適切な運動の出力を行い，小脳とともに随意運動を調節している（図21）．
- 線条体の細胞が死滅するハンチントン舞踏病では，ブレーキ機能が障害され，顔や全身に不随意運動が生じる．
- 線条体の働きを制御している黒質の障害では，ブレーキ機能が亢進(こうしん)するため，運動の減少による無動や，姿勢反射障害を起こすパーキンソン病を生じる．パーキンソン病では安静時振戦が生じる（コラム7）．

> **コラム7 パーキンソン病**
> 大脳基底核の線条体は，**黒質**からの**ドパミン**入力の作用によってスムーズな随意運動を調節している．黒質の変性によるドパミン産生の低下は線条体の働きを阻害し，安静時の振戦（手足のふるえ），無動，姿勢保持障害，筋固縮などを発症する．

> **Point 7** パーキンソン病で生じる振戦は安静時，動作時ともに起きる．一方，小脳障害で生じる振戦は動作時に発現し，運動の最後に強くなる傾向があり，安静時には生じない（企図振戦）．

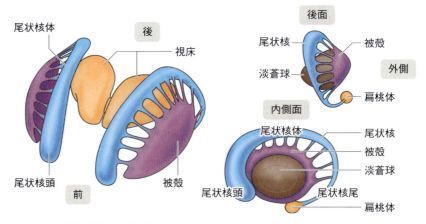

図20 大脳基底核の立体構造

- 間脳の視床下核と，中脳の黒質は，それぞれ淡蒼球と線条体と機能的に深く結びつき，運動の調節を担っている．このため，視床下核と黒質を大脳基底核の一部として扱うことが多い．
- 大脳基底核の運動調節機能にのみ着目した場合，本能や情動行動に関与している扁桃体や，精神活動と関連している前障は大脳基底核から除外して扱われることもある．

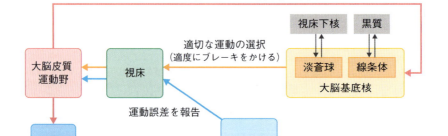

図21 大脳基底核と小脳による随意運動の調節

3 大脳新皮質（図22-1〜図22-3）

- 大脳皮質のうち，感覚信号が直接入力する領域を**一次感覚野**とよび，**一次体性感覚野**，**一次視覚野**，**一次聴覚野**，**一次味覚野**がある．また，随意運動の指令を直接出力する領域を**一次運動野**とよぶ（図22-2）．
- 特に中心後回に位置する一次体性感覚野と，中心前回に位置する一次運動野は，ペンフィールドによって体部位局在（体部位局所配列）が明らかにされている（図22-1）．
- 運動野と一次感覚野を除いた領域を**連合野**といい，**前頭連合野**，**頭頂連合野**，**後頭連合野**，**側頭連合野**がある．
- 高次運動野は連続した運動の計画を行い，一次運動野にその指令を送る．
- 連合野は，感覚野で処理されたさまざまな情報を統合し，判断，情動，記憶，言語，行動の計画などの**高次機能**を担う．特に前頭連合野はヒトで最も発達しており，さまざまな情報を統合しヒトの高度な認知機能を担っている（図22-3）．
- 運動や感覚にかかわる皮質領域は，反対側の身体部位を支配することは重要な点である．
- 左右の大脳半球の機能に大きな差はない．ただし，言語や，理論的思考は主に左脳が，視空間認知は主に右脳が担当しているとされる．左半球は，言語や論理的思考および，多くの人にとっての利き手の支配を担うため，**優位半球**とよばれることがある．

> **コラム 8 脳の機能障害によって生じる言語障害**
>
> 自発的な発語や，見えている文字や聞こえている言葉の理解，また記述が困難な状態を失語という．発語にかかわる筋群の損傷や，それらを支配する末梢神経や聴力などに障害はない．失語の代表的な例として，言語野であるブローカ野の障害による運動性失語や，ウェルニッケ野の障害による感覚性失語がある．
> - 運動性失語：言語は理解できるが発語が困難な状態（非流暢失語）．
> - 感覚性失語：言語の理解ができない．ただし，意味を成さないが発語はできる（流暢失語）．

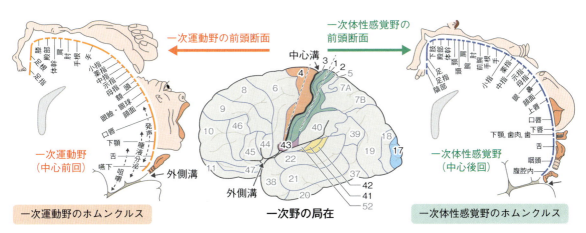

図22-1 一次運動野と一次体性感覚野とその体部位局在性

運動野：4野，体性感覚野：3,2,1,野，味覚野：43野，聴覚野：41,42野，視覚野：17野，番号はブロードマン脳地図に対応する．ペンフィールドは，一次野の運動野と感覚野を電気刺激することで，刺激部位に対応したからだの動きを調べ，体部位局在を明らかにした．体部位局在をもとに，各身体部位の大きさと脳地図の大きさとを対応させて描かれたこびと（ホムンクルス）をホムンクルスの脳地図という．

葉	主な機能的部位 （ブロードマン脳領野番号）		主な機能
前頭葉	一次運動野（4）		対側の運動の実行（出力）
	高次運動野（6） （外側：運動前野，内側：補足運動野）		運動の計画
	前頭連合野	前頭前野（8〜11）	精神活動（意思決定，作業記憶，遂行機能など）
		ブローカ野（44, 45）	運動性言語中枢（発話，書字）
頭頂葉	一次体性感覚野（1〜3）		対側の体性感覚の処理（入力）
	頭頂連合野	上頭頂連合野（5, 7） 下頭頂連合野（40, 39）	体性感覚，視覚，聴覚の統合と認識（空間知覚，物体識別，読み書き）
後頭葉	一次視覚野（17）		視覚情報から形，色，奥行き，動きを抽出
	後頭連合野（視覚連合野）（18, 19）		一次視覚野からの情報を処理（形態・空間認識，運動視）
側頭葉	一次聴覚野（41, 42）		音の認識
	側頭連合野	ウェルニッケ野（22）	感覚性言語中枢
		下側頭連合野（20, 21）	視覚性弁別，認知

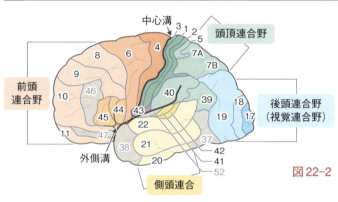

図22-2　運動皮質，感覚皮質および連合野の局在と機能

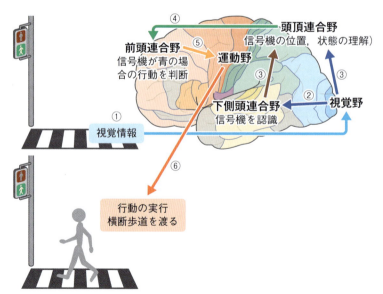

図22-3　大脳皮質での情報の流れ

信号機が青に変わって横断歩道を渡るまでの行動．
① 眼から視覚情報が視覚野に入る．
② 視覚野で分析した情報が下側頭連合野に入る．視覚情報を統合し信号機が認識される．
③ 下側頭連合野と視覚野の情報が頭頂連合野に入る．信号機の位置と状態が把握される．
④ 前頭連合野に頭頂連合野の情報が入る．信号機が青になったらどのような行動をとるのか判断する．
⑤ 一次運動野に前頭連合野からの横断歩道を渡る行動の指令が入る．
⑥ 一次運動野からの指令は錐体路を通って，末梢神経に伝えられ，骨格筋の運動が生じる．

> **Point 8** 感覚野と運動野の障害により，損傷部位の反対側の身体の感覚麻痺や運動麻痺が生じる．例えば，一次運動野の障害は，対側の骨格筋が異常に収縮して動かせなくなる痙性麻痺が生じる．
> 連合野の障害では，視覚や聴覚そのものの異常がなくても，対象物の認知や識別ができなくなる失認や，正しい行動ができなくなる失行，また失語や記憶障害などが生じる．

4 大脳辺縁系 （図23）

- 大脳辺縁系は辺縁葉（帯状回，海馬傍回，海馬）と，辺縁葉と機能的な結合をもつ扁桃体や中隔核などから構成される．
- 辺縁葉は大脳の内側面に位置し，脳梁を取り囲むように存在する．系統発生学的に古い皮質である．
- 大脳辺縁系は，本能行動，情動の発現，また記憶の形成に重要な働きを担っている．
- **海馬**が障害されると新しい記憶の形成ができないことから，記憶の形成には海馬が関与することが知られている．記憶は，海馬で形成され一時的に保存された後に（**短期記憶**），大脳皮質に移動し長期保存されると考えられている（**長期記憶**）．大脳皮質で長期保存されている記憶は，必要な時に想起される（**記憶の再生**）．
- **扁桃体**は視床下部とともに情動の発現や本能行動（逃走，攻撃，接近など）に重要な働きを担う．情動が発現するときは，心拍数や血圧などの自律神経系の変化やホルモンの分泌を伴うことがある．
- 記憶は，時間的な観点，情報の性質やその取得方法などによって分類される（図24）．

> **コラム 9 パペッツ回路**
> 海馬（台）→脳弓→乳頭体→視床前核→帯状回→海馬傍回→海馬（台）からなる閉鎖回路をパペッツ回路（Papez circuit）といい，情動体験と記憶の形成を調整する回路として知られている．

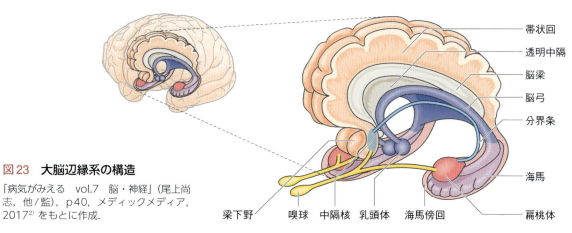

図23 大脳辺縁系の構造
「病気がみえる vol.7 脳・神経」（尾上尚志，他/監），p40，メディックメディア，2017[2)] をもとに作成．

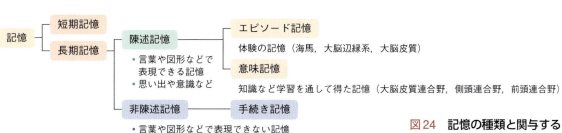

図24 記憶の種類と関与する脳領域

5 脊髄伝導路（図25）

- 末梢にある体性感覚受容器（皮膚などの表在感覚，腱・筋などの深部感覚）からの感覚信号を大脳皮質一次感覚野に伝える求心性の伝導路を脊髄上行路（感覚路）という．
- 大脳皮質一次運動野から出力される随意運動信号を末梢の運動器（骨格筋）に伝える遠心性の伝導路を脊髄下行路（運動路）という．
- 脊髄上行路（感覚路）の伝導路の概略図を図26で示す．
- 脊髄下行路（運動路）の伝導路の概略図を図27で示す．脊髄下行路は延髄前方にある錐体を通るので，**錐体路**ともよばれる．
- 脊髄下行路（運動路）のうち，大脳皮質から脊髄前角までの経路を**皮質脊髄路**といい，頸部から下の運動信号を伝える（図27の赤い伝導路）．

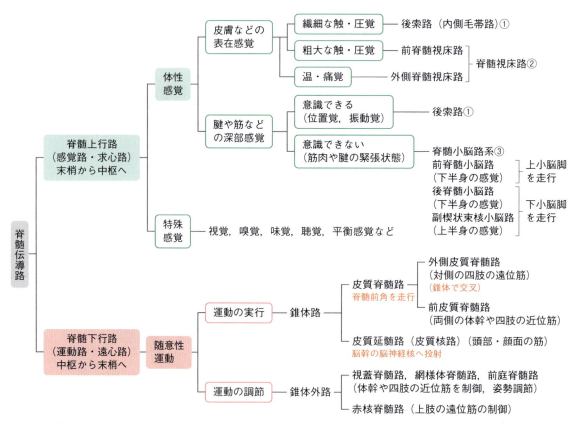

図25　脊髄伝導路の概要

感覚信号は「受容器→脊髄→中枢」，運動信号は「大脳皮質→脊髄→効果器」と伝導する．各伝導路の名前は信号の流れの順につけられている．図中の①〜③は図26と対応．

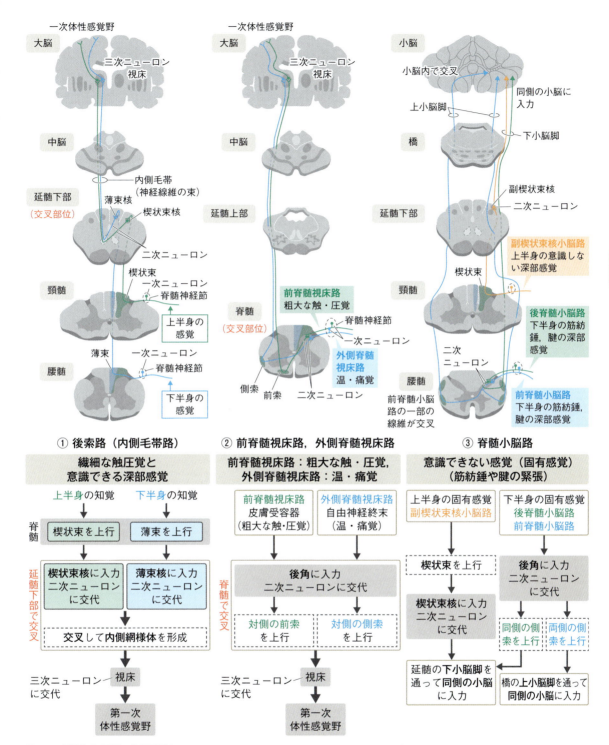

図26 脊髄上行路（感覚路）

- 大脳皮質から脳幹の脳神経核までの経路を**皮質延髄路**（または皮質核路）といい，頸部から上の頭部や顔面の運動信号を伝える（図27のオレンジの伝導路）．
- 一般的に錐体路は皮質脊髄路を指すが，皮質延髄路も皮質脊髄路と同じく下位の運動ニューロンに終止することから広義の錐体路に含まれる．

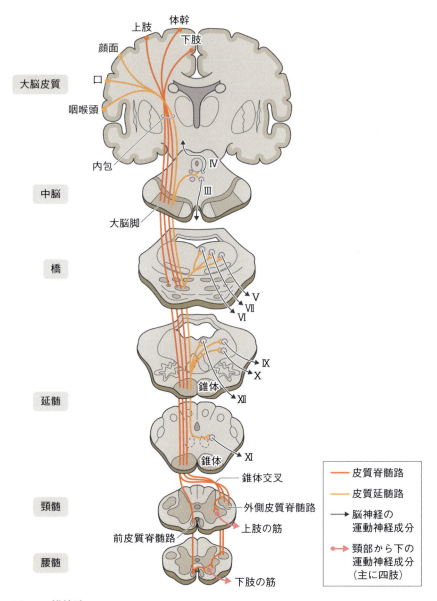

図27 錐体路
「カラー図解 人体の正常構造と機能【全10巻縮刷版】改訂第4版」（坂井建雄，河原克雅／編），日本医事新報社，2021[3]）をもとに作成．

- 皮質脊髄路のうち錐体で交叉し（錐体交叉），**脊髄側索**を通り，対側の主に四肢の運動を支配する経路を**外側皮質脊髄路**といい，皮質脊髄路の約90％はこの経路を通る．
- 皮質脊髄路のうち約10％は錐体を交叉せずに通過し，**脊髄前索**を通り，各レベルの脊髄で交叉し，主に体幹，首，肩の筋肉の動きに関与する．この伝導路を**前皮質脊髄路**という．
- 錐体路はヒトで最も発達しており，特に外側皮質脊髄路は，臨床的に重要な伝導路である．
- 大脳皮質から脊髄前角まで軸索を投射しシナプスを形成するニューロンを上位運動ニューロンという．上位運動ニューロンから受けた信号を末梢の効果器に伝えるニューロンを下位運動ニューロンという．

- 錐体路の障害は，随意運動が正常に機能しなくなる**運動麻痺**を起こす．
- 錐体路のうち上位運動ニューロン障害は，下位運動ニューロンの異常興奮を起こし，**筋トーヌス亢進**による筋萎縮や**痙性麻痺**を発症する．
- 下位運動ニューロン障害では，効果器への信号伝達が減弱するため**筋トーヌス低下**や，腱反射喪失など，**弛緩性麻痺**が発症する．
- 大脳皮質から出力される運動信号の伝達経路のうち，錐体路以外の経路を**錐体外路**といい，この経路には視床，大脳基底核，小脳，下オリーブ核，橋核，黒質，赤核などが含まれる．
- 錐体外路は筋群の協調運動を調節しているため，その障害は筋硬直や振戦，筋緊張低下などを生じさせ，円滑な運動を妨げる．
- 大脳基底核の障害によって発症する**パーキンソン病**や**ハンチントン舞踏病**などでは，**錐体外路症状**が生じる．

■ 文献

1) 「PT・OTビジュアルテキスト専門基礎　解剖学　第2版」（坂井建雄/監，町田志樹/著），羊土社，2023
2) 「病気がみえる　vol.7　脳・神経」（尾上尚志，他/監），メディックメディア，2017
3) 「カラー図解　人体の正常構造と機能【全10巻縮刷版】改訂第4版」（坂井建雄，河原克雅/編），日本医事新報社，2021
4) 「管理栄養士のためのイラスト解剖生理学」（開道貴信/著），講談社，2021
5) 「カラー図解　神経解剖学講義ノート」（寺島俊雄/著），金芳堂，2011
6) 「カンデル神経科学　第2版」（宮下保司/日本語版監修，岡野栄之，他/監訳），p922，メディカル・サイエンス・インターナショナル，2022
7) 「Vergleichende Lokalisationslehre der Grosshirnrinde in ihren Prinzipien dargestellt auf Grund des Zellenbaues」（Brodmann, K），J.A. Barth，1909

練習問題

問1 脳構造について正しいものを**2つ選べ**．[2021年PM第56回を改変]

❶ 小脳テントは脳底槽にある．

❷ 大脳鎌はシルビウス裂内に位置する．

❸ くも膜と軟膜の間がくも膜下腔である．

❹ 脈絡叢は第三脳室と第四脳室の脳室内にある．

問2 脳循環の特徴で正しい記述を**2つ選べ**．

❶ 脳動脈は環状構造をなす．

❷ 血圧に比例して脳血流量は増減する．

❸ 二酸化炭素分圧の上昇は脳動脈を収縮させる．

❹ 血液脳関門は有害物質の侵入を抑制している．

問3 灰白質で構成されているものを**2つ選べ**．

❶ 脊髄前角　❷ 内包　❸ 大脳脚　❹ 脳梁　❺ 視床

問4 脊髄について正しい記述はどれか．**2つ選べ**．

❶ 脊髄の白質は外側にある．
❷ 脊髄後角には運動神経の細胞体が存在する．
❸ 脊髄には3つの膨大部がある．
❹ 伸張反射は単シナプス回路である．

問5 脳幹で心臓の拍動や呼吸運動を制御している領域はどこか（Ⅰ）．
また，視覚反射や眼球運動の中枢はどこか（Ⅱ）．

❶ 延髄　❷ 橋　❸ 中脳　❹ 小脳

問6 次のうち小脳の主な機能はどれか．

❶ 情動の処理　❷ 呼吸運動の制御　❸ 運動の調節　❹ 言語の生成

問7 次の感覚信号のうち，視床に入力しないのはどれか．

❶ 聴覚　❷ 視覚　❸ 味覚　❹ 嗅覚　❺ 体性感覚

問8 線条体に投射し，ドパミンを放出する神経細胞が存在する神経核はどれか．

❶ 赤核　❷ 扁桃体　❸ 黒質　❹ 後角　❺ 下オリーブ核

問9 左右の大脳皮質を連絡している線維はどれか．

❶ 後索路　❷ 脳梁　❸ 連合線維　❹ 錐体路　❺ 内包

問10 ブロードマンにより決定された皮質領域野4野に相当するのはどれか．

❶ 一次運動野　❷ ブローカ野　❸ 一次視覚野　❹ ウェルニッケ野

問11 手続き記憶に特に関与している中枢部位はどこか．**2つ選べ**．

❶ 扁桃体　❷ 大脳基底核　❸ 海馬　❹ 小脳　❺ 延髄

問12 皮質脊髄路が交叉する部位はどこか．

① 大脳脚　② 後角　③ 錐体　④ 橋　⑤ 薄束核

解答

問1 ③④　問2 ①④　問3 ①⑤　問4 ①④　問5 （Ⅰ）①，（Ⅱ）③　問6 ③　問7 ④　問8 ③　問9 ②　問10 ①
問11 ②④　問12 ③

第7章 からだのバランスを保つ（自律神経系）

学習のポイント
- 自律神経系と体性神経系の違いを説明できる
- 交感神経と副交感神経の構造と機能の特徴を説明できる
- 自律神経の神経伝達物質と受容体について説明できる

　自律神経系は，平滑筋，心筋，分泌腺を支配し，循環，呼吸，消化や体温調節など生命維持に必要な機能を調節している**遠心性神経系**と，内臓から情報を伝達する**求心性神経系**との2つの系からなる末梢神経である．

　体性神経の遠心路（運動神経）が意識的（随意的）に制御されるのに対し，自律神経の遠心路は，無意識的（不随意的）で反射的に制御される．

　自律神経系の特徴は，ニューロンの交代，拮抗的二重支配，不随意的（自律的）支配，緊張性支配である．本章ではこの4点について解説する．

1 ニューロンの交代（図1）

- 中枢神経を出た自律神経は，中枢神経の外でシナプス（**自律神経節**）を形成し，ニューロンを交代して内臓などの効果器を支配する．
- 一方，中枢神経を出た運動神経は，効果器である骨格筋に直接接合し，シナプスを形成する（**神経筋接合部**）．

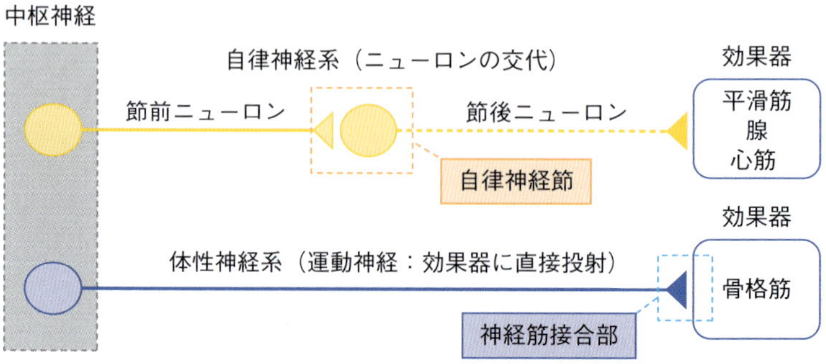

図1　ニューロンの交代
自律神経系の遠心性線維は自律神経節でシナプスを形成し，ニューロンを交代して効果器を支配する．

- 脊髄または脳幹に細胞体をもつニューロンを**節前ニューロン**，自律神経節内に細胞体があり，内臓などの効果器を支配しているニューロンを**節後ニューロン**とよぶ．
- 節前ニューロンの終末は複数の節後ニューロンとシナプスを形成することから，情報が発散的に伝達される．このため，自律神経の活動は複数の臓器に影響を与える（図3参照）．

2 拮抗的二重支配（表1）

1）自律神経による生体機能の調節

- 自律神経には**交感神経**と**副交感神経**があり，多くの臓器は交感神経と副交感神経の二重支配を受け，その作用は拮抗的である．
- 交感神経と副交感神経の作用は，一方の作用が亢進しているときは他方の作用は抑制される傾向にある（**相反支配**）．
- **交感神経**は覚醒時の身体活動やエネルギーの消費を促進させる．特に精神的な興奮や，ストレスを受けた時にその活動は亢進する．
  - ▶ 交感神経の活動亢進によって，心拍数は増加し，心筋の収縮力も増大し心機能が亢進する．また，主な血管は収縮するため血圧は上昇する．気管支平滑筋は弛緩し，換気が促進される．瞳孔は散大する．胃・腸の働きは抑制されるが，グリコーゲンや脂肪の分解（**異化作用**）は促進する（表2参照）．
- **副交感神経**は，安静時や睡眠時に活動が亢進する．
  - ▶ 副交感神経の活動が優位になると，心拍数の減少，気管支平滑筋の収縮，瞳孔の縮小が生じる．また，胃・腸の運動は亢進し消化・吸収は促進される．グリコーゲンの合成は促進され，エネルギー源の蓄積が亢進する（表3参照）．

> **Point 1** 交感神経と副交感神経の優位性は臓器により異なる場合がある．例えば，同じ平滑筋層を有する血管と消化管において，血管では交感神経の働きが圧倒的に優位であり，消化管では副交感神経の働きが優位に働いている．

表1 効果器に対する自律神経の作用

		交感神経	副交感神経
瞳孔		散大（散大筋）	縮小（括約筋）
心拍数		増加	減少
血圧		上昇	低下
気管支		拡張	収縮
肝臓		グリコーゲン分解	グリコーゲン合成
胃・腸	運動性	抑制	亢進
	腺	分泌抑制	分泌亢進
膀胱	排尿筋	弛緩	収縮
	括約筋	収縮	弛緩

二重支配の例外

交感神経のみの支配を受ける器官
血管平滑筋，汗腺（発汗），立毛筋（収縮），脂肪組織，瞳孔散大筋，副腎髄質（カテコールアミン分泌）

副交感神経のみの支配を受ける器官
瞳孔括約筋

二重支配を受けるが，それぞれが拮抗的に働かない器官
唾液腺　交感神経の活動が亢進した緊張状態では，粘度の高い唾液を少量分泌し，消化の際は副交感神経の働きで，多量の酵素を含む粘度の低い唾液を分泌する．

交感神経と副交感神経の拮抗的二重支配．

2) 自律神経の神経伝達物質と受容体（図2）

1 神経伝達物質

- 交感神経および副交感神経の節前ニューロン終末と，副交感神経の節後ニューロン終末からは**アセチルコリン**が放出される．また，体性運動神経終末からもアセチルコリンが放出される．
- 交感神経の節後ニューロン終末からは主に**ノルアドレナリン**が放出される．ただし汗腺に投射する節後ニューロン終末からはアセチルコリンが放出される．
- 副腎髄質には交感神経の節前ニューロンが直接投射し，終末からはアセチルコリンが放出され，副腎髄質からはアドレナリンが血中に分泌される．
- アセチルコリンを放出するニューロンを**コリン作動性ニューロン**，ノルアドレナリンを放出するニューロンを**アドレナリン作動性ニューロン**とよぶ．

2 アドレナリン受容体

- アドレナリン，ノルアドレナリンによって活性化する受容体を**アドレナリン受容体**とよび，α受容体とβ受容体に分けられる．
- α受容体とβ受容体はさらにα_1，α_2，β_1，β_2，β_3のサブタイプに分けられ，それぞれ分布する部位は異なり，作用も異なる（表2）．
- 血管平滑筋では，α_1受容体とβ_2受容体のどちらが優位に発現しているかによって，その部位での血管応答が異なる（Point 2）．

> **Point 2** 血管平滑筋でのアドレナリン受容体の発現分布の違いは，状況に応じた血流分布の変化を生じる．例えば，運動時や興奮時など交感神経活動が亢進している状態では，α_1受容体を主に発現している消化管，皮膚，粘膜の血管は収縮し血流量が減少する．これに対して，β_2受容体を主に発現している心臓，肺，骨格筋に分布している血管は，拡張し血流量が増加する．

- 交感神経節後ニューロン終末に発現しているα_2受容体は，その終末から放出されたノルアドレナリンが結合することによって，終末からのノルアドレナリンの放出を抑える（**ネガティブフィードバック**）．

3 アセチルコリン受容体

- アセチルコリンによって活性化するアセチルコリン受容体はコリン作動性受容体ともよばれる．アセチルコリン受容体には，**ムスカリン受容体**と**ニコチン受容体**の2種類がある（表3）．どちらの受容体にもアセチルコリンが作用するが，ムスカリン受容体はムスカリンによって，またニコチン受容体はニコチンによってその作用が選択的に促進されることからこの名前がある．
- **ムスカリン受容体**は，副交感神経の節後ニューロンが投射している効果器，および交感神経の節後ニューロンが投射している汗腺に発現している．
- **ニコチン受容体**は，自律神経節内の節後ニューロンの細胞体および副腎髄質，また体性運動神経終末が投射している神経筋接合部内の骨格筋に発現している．

Point ❸ 血管平滑筋には副交感神経の直接支配はない．しかし，血管内皮細胞にはムスカリン受容体が発現しており，アセチルコリンの作用によって一酸化窒素（NO）が産生される．産生されたNOは隣接している血管平滑筋に作用して平滑筋を弛緩させる．

コラム ❶ 臓器（効果器）に発現している自律神経に対する受容体の特性を活かした薬物治療の例

【アドレナリン作動薬】
　Ⅰ型過敏性のアレルギー反応であるアナフィラキシーショックは，ヒスタミンなどの作用による気管支収縮を伴う呼吸困難や，血管拡張による急激な血圧低下を起こす．このため，治療薬には気管支拡張と血管収縮による血圧上昇が期待できるアドレナリン注射（商品名：エピペン等）が使用される．

【抗コリン（アセチルコリン）作動薬】
　胃腸の過活動による胃痛や腹痛，または乗り物酔いの治療薬には，消化器運動を抑制する抗コリン作動薬（抗アセチルコリン作動薬）であるブチルスコポラミン臭化物（商品名：ブスコパン等）などが使用される．

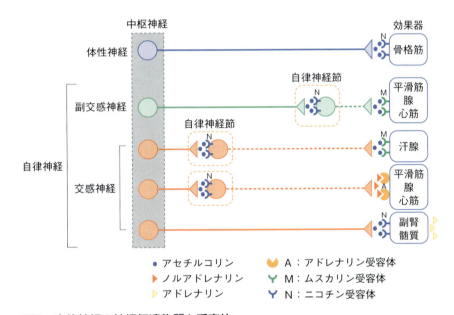

図2　自律神経の神経伝達物質と受容体

表2　アドレナリン受容体の種類とその作用

受容体		発現部位	作用
α受容体	$α_1$	血管平滑筋（消化管，皮膚，粘膜など）	収縮
	$α_2$	交感神経節後ニューロン終末（および中枢神経）	神経伝達物質分泌抑制
β受容体	$β_1$	心臓	心機能亢進
	$β_2$	血管平滑筋（心臓，肺，骨格筋など），気管支平滑筋	拡張
		肝臓	グリコーゲン分解
	$β_3$	脂肪細胞	脂肪分解促進

表3 アセチルコリン受容体の種類とその作用

受容体	発現部位	作用
ムスカリン受容体	副交感神経支配の効果器 中枢神経系	縮瞳，心拍数の抑制，消化管運動の亢進
ニコチン受容体	自律神経節 神経筋接合部 中枢神経系	節後ニューロンの興奮伝達 体性運動神経からの興奮伝達

3）交感神経系の構造（図3）

- 交感神経の節前ニューロンの細胞体は，第1胸髄から第3腰髄の側角に存在する．
- 副交感神経がいくつかの脳神経に含まれるのとは対照的に，交感神経は脳神経には含まれない．
- 交感神経の節前ニューロンの軸索（節前線維）は前根を通り，運動神経とともにいったん脊髄神経に入る．その後，節前線維は前根から白交通枝を通って交感神経幹に入る．

> Point 4　白交通枝は，有髄線維である節前ニューロンの軸索が通るため白く見える．また，無髄線維である節後ニューロンの軸索が通る灰白交通枝は灰白色に見える．
> 交感神経節は，脊柱の両側にあることから椎傍神経節ともいわれる．また，腹腔神経節，上・下腸管膜動脈神経節は脊柱の前側にあるため，椎前神経節といわれる．

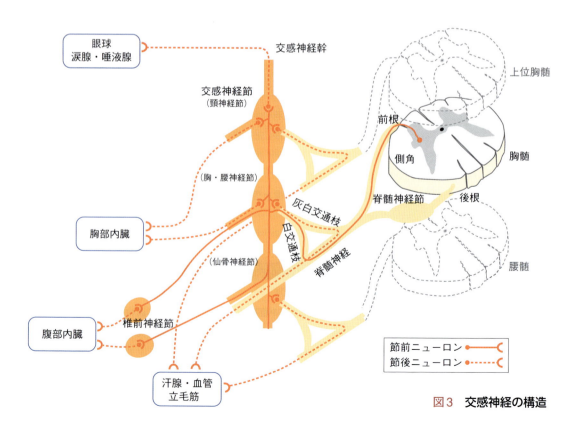

図3　交感神経の構造

- 交感神経幹は，脊柱の両側に交感神経節が数珠状に連なり，上下に連絡している．
- 多くの交感神経系は交感神経節で節後ニューロンとシナプス結合し，節後ニューロンの軸索（節後線維）は灰白交通枝を通り，効果器に投射する．その他の交感神経系（主に腹部内臓に投射する交感神経）は，交感神経節でシナプスを形成せず通過し，大動脈周囲にある椎前神経節（腹腔神経節，上・下腸間膜動脈神経節）で節後ニューロンとシナプス結合し，節後線維が標的臓器に投射する（図5参照）．

> **コラム❷ ホルネル症候群（Horner's syndrome）**
> 頸部交感神経は散瞳，眼瞼挙上，発汗に関与している．したがって，頸部交感神経の障害は，障害部位と同側での縮瞳，眼瞼下垂，顔面の発汗の減少が生じる．この一連の諸症状をホルネル症候群という．
>
>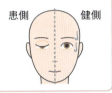
> 図　ホルネル症候群の症状

4）副交感神経系の構造（図4，図5）

- 副交感神経の節前ニューロンの細胞体は，脳幹（中脳，延髄），および仙髄に存在する．
- 副交感神経の節前線維は，中脳では動眼神経（Ⅲ）を，延髄では顔面神経（Ⅶ），舌咽神経（Ⅳ），迷走神経（Ⅹ）を介して脳幹を出る．
- 頭部の効果器を支配している動眼神経（Ⅲ），顔面神経（Ⅶ），舌咽神経（Ⅳ）は，走行中に脳神経節を形成しニューロンを交代する．
- 迷走神経（Ⅹ）は，頸部および胸・腹部の効果器に広く分布し，これらの周辺でニューロンを交代する．
- 仙髄を出る節前線維は，前枝を走行し脊髄を出て，骨盤内臓神経を走行し，効果器の近傍の神経節もしくは効果器内（壁内神経節）でニューロンを交代する（図4）．

以上から，副交感神経の節後線維は，交感神経の節後線維より短い．

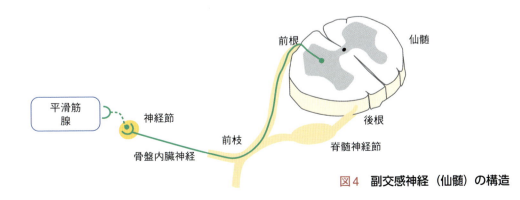
図4　副交感神経（仙髄）の構造

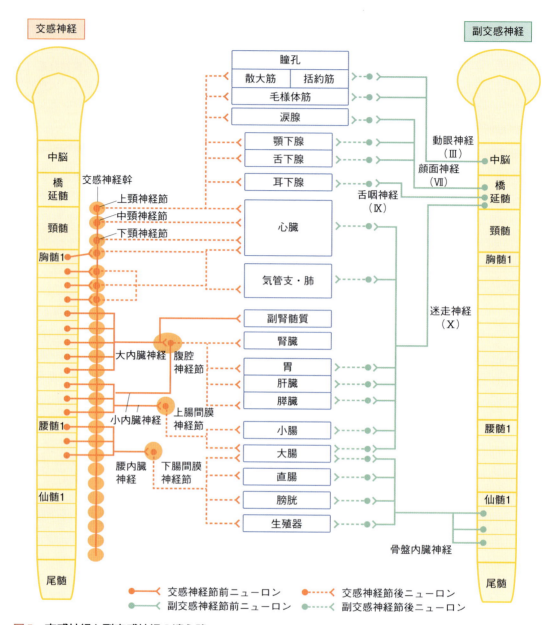

図5 交感神経と副交感神経の遠心路
この図では省略しているが，遠心路の交感神経系には脊髄神経を介して皮膚の血管，立毛筋，汗腺に投射する経路も含まれる（図3参照）．

3 不随意的（自律的）支配

- 自律神経の中枢は脊髄，脳幹または視床にあり，通常は大脳が関与しない反射によって効果器の機能を調節している（**自律神経反射**）．
- 自律神経反射には，求心路と遠心路がともに自律神経である**内臓－内臓反射**〔例：血圧を調節する圧受容器反射と化学受容器反射（図6），嘔吐反射，嚥下反射など〕と，求心路が体性神経で遠心路が自律神経である**体性－内臓反射**（例：光刺激によって縮瞳を生じる対光反射，体温調節など）と，求心路が自律神経で遠心路が体性神経である**内臓－体性反射**〔例：呼吸運動を調節する化学受容器反射（図6）と肺伸展受容器反射など〕がある．
- 複数の自律神経反射が連動して生じることで，外界や体内の環境の変化に対応し，生体の恒常性の維持に貢献している．

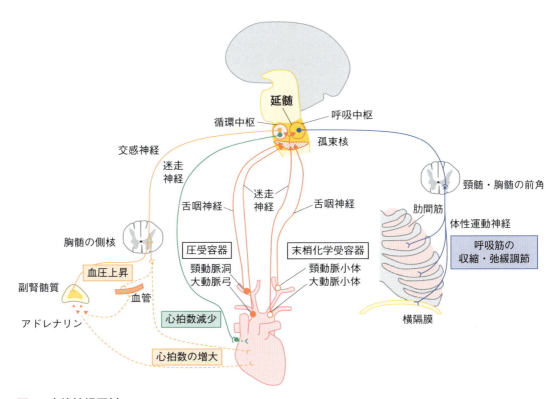

図6　自律神経反射

内臓－内臓反射（圧受容器反射による血圧調節）と，内臓－体性反射（末梢化学受容器反射による呼吸調節）が連動して生じている例．

> **Point 5** 血圧の変動は頸動脈洞と大動脈弓に存在する圧受容器によって感知され，血中の酸素分圧の低下やpHの変動は末梢化学受容器で感知され，ともに舌咽神経と迷走神経を介して延髄の孤束核に入力される．孤束核に入力された圧受容器と化学受容器からの情報は，ともに循環中枢と呼吸中枢に伝達されるため，血圧の変動と呼吸運動は連動する．

コラム 3　自律神経反射による血圧調節機能が関連する症状など

1) 起立性低血圧症

　血圧は重力の影響を受けるため，臥位または座位の状態から立位に体位を変換した場合は，頭部の血圧は急激に低下する．血圧の低下は圧受容器によって感知され，交感神経の活動亢進が引き起こされる．その結果，心機能亢進と血管収縮が促進され，血圧が上昇することで頭部の血流量が維持される．これを**圧受容器反射**という．
　起立性低血圧症では圧受容器反射が正常に機能しないことで，体位変化による血圧の低下が改善されず，めまいや立ちくらみ，または失神を生じる．高齢者や思春期の女性にみられることが多い．

2) 血管迷走神経反射

　長時間の起立やストレス，精神的なショック，強い疼痛，または排泄などの刺激が，求心性の迷走神経を活性化することで，脳幹および視床下部が反応して，遠心性の迷走神経活動の亢進と，交感神経活動の抑制が起こり，急激な心拍数と血圧の低下が生じる症状で，失神を伴う場合もある．

3) 頸動脈洞反射

　頸動脈洞を体表から圧迫することで，機械的に圧受容器が刺激され，結果的に交感神経活動が抑制され，遠心路の迷走神経活動が活性化し，心拍数と血圧の低下が生じる反射．格闘技など，首絞めによる一時的な失神は，頸動脈の閉塞による一時的な脳虚血も考えられるが，頸動脈洞反射による急激な心拍数と血圧の低下も考えられる．

4　緊張性支配（図7）

- 自律神経は常に一定頻度で興奮が生じて効果器を持続的に支配している（**緊張性支配**）．このような持続的活動（または緊張性作用）を**トーヌス**とよび，興奮の頻度の増減によって，効果器に対する作用の促進および抑制が調節される．

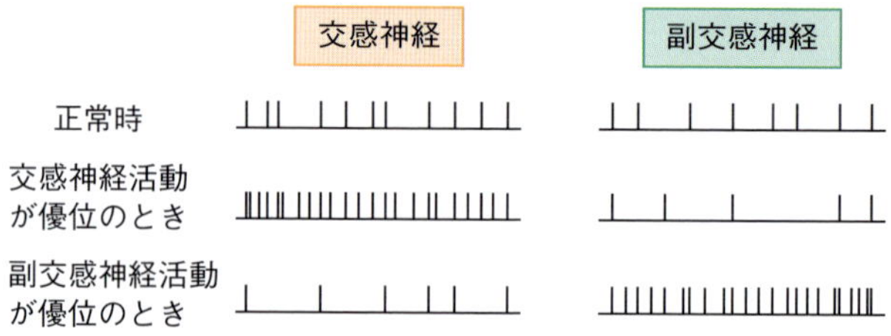

図7　自律神経のトーヌスの例

練習問題

問1 副交感神経が支配していない器官はどこか.
① 心筋　② 唾液腺　③ 血管　④ 肺　⑤ 腸管

問2 交感神経の作用で正しいのはどれか. **2つ選べ**.
① 気管支の収縮　② 排尿筋の収縮　③ 瞳孔の収縮　④ 血管の収縮　⑤ 立毛筋収縮

問3 副交感神経線維を含まないのはどれか. **2つ選べ**.
① 嗅神経　② 視神経　③ 動眼神経　④ 舌咽神経　⑤ 迷走神経

問4 頸動脈洞反射で正しいのはどれか. [2019年第54回PMより改変]
① 頻脈が起こる　② 血圧が上昇する　③ 求心路は舌下神経を介する
④ 呼吸数が上昇する　⑤ 遠心路は迷走神経を介する

問5 交感神経節後線維から分泌される神経伝達物質はどれか.
① セロトニン　② オキシトシン　③ ノルアドレナリン　④ メラトニン　⑤ ヒスタミン

問6 圧受容器からの求心路を担う神経はどれか.
① 迷走神経　② 三叉神経　③ 顔面神経　④ 動眼神経　⑤ 副神経

問7 自律神経の二重支配を受けていない器官はどれか.
① 副腎髄質　② 肝臓　③ 膵臓　④ 唾液腺　⑤ 膀胱

問8 抗原の曝露により急激な血圧の低下と気道の閉塞を起こすアナフィラキシーの際に有効な自律神経作動薬はどれか.
① アセチルコリン　② ニコチン　③ アドレナリン　④ バソプレシン　⑤ ヒスタミン

解答

問1 ③　問2 ④⑤　問3 ①②　問4 ⑤　問5 ③　問6 ①　問7 ①　問8 ③

第8章 からだに酸素を取り込む（呼吸器）

学習のポイント

- 呼吸のしくみを説明できる
- 呼吸にかかわる器官について説明できる
- 呼吸の調節機構を説明できる
- 呼吸の病態生理を説明できる

生体が生命活動を維持する（細胞が働き続ける）ためにはエネルギーを必要とする．エネルギーを得るためには生体に**酸素**（O_2）を取り込み，糖質・脂質・タンパク質などの栄養素を分解してエネルギーを取り出し，産生された**二酸化炭素**（CO_2）を放出する必要がある．O_2とCO_2のガス交換を効率よく行うために発達したのが呼吸器である．

1 呼吸のしくみ

1）呼吸の概要

- 成人の呼吸数は**約12〜20回/分**である．成人では男性よりも女性の方がやや多い．呼吸数が9回/分以下を**徐呼吸**，25回/分以上を**頻呼吸**とよぶ．
- 新生児で約40〜50回/分，1歳児で約30〜35回/分，5歳児で約20〜25回/分であり，成長とともに減少する．老齢となっても呼吸数はほとんど変化しない．
- 呼吸数増加の原因は酸素消費の増加（運動・発熱・甲状腺機能亢進など），酸素摂取の低下（呼吸不全など），酸素輸送の低下（貧血，心不全など）などがある．
- 1回の呼吸で入れ替わる空気の量（1回換気量）は**500 mL**程度である．
- 外気から酸素を取り込み，体内で発生した二酸化炭素を体外へ排出するガス交換を**外呼吸**という．一般に使われている呼吸という言葉はこの外呼吸のことをさす．
- 末梢組織において酸素が血液中から末梢組織に取り込まれ，細胞の代謝により生じた二酸化炭素が組織から血液中に移動するガス交換を**内呼吸**という．

2）吸気・呼気・血液のガス分圧（表1）

- 空気（大気）の中には窒素が最も多く（78％），次いで酸素（21％）が多い．
- 吸気（息を吸うこと）のガス分圧は大気と同じである．
- 標準大気圧（760 mmHg）のうち大気に含まれるガス成分の割合に応じた分圧がかかっている（例：大気中の酸素分圧：760 mmHg × 0.21 ≒ 160 mmHg）．
- 吸気は肺胞に達するまでに気道内の湿気（水蒸気）のために酸素分圧は100 mmHgまで低下する．

表1　ガス分圧（mmHg）

	吸気	呼気	肺胞気	動脈血	静脈血
酸素（O_2）	158	116	100	96	40
二酸化炭素（CO_2）	0.3	32	40	40	46
窒素（N_2）	596	565	573	573	573
水蒸気	5.7	47	47		
合計	760	760	760		

> **コラム ❶ 分圧とは**
>
> 　空気の中には，いろいろな気体が混じり合っている．これを混合気体とよぶ．混合気体において，その混合気体で占めている全容積をそれぞれの成分気体だけで占めるときに示す圧力をその成分気体の「分圧」という．
>
> **【体内での酸素分圧，二酸化炭素分圧の表記方法〔Pはpressure（分圧）を示す〕】**
> 動脈血（<u>a</u>rtery）中の酸素／二酸化炭素分圧：PaO_2／$PaCO_2$
> 静脈血（<u>v</u>enous）中の酸素／二酸化炭素分圧：PvO_2／$PvCO_2$
> 吸気（<u>i</u>nspiratory）中の酸素／二酸化炭素分圧：PiO_2／$PiCO_2$
> 肺胞（<u>a</u>lveolus）内の酸素／二酸化炭素分圧：PAO_2／$PACO_2$
> 肺胞気‐動脈血酸素分圧較差（<u>a</u>lveolar-<u>a</u>rterial <u>d</u>ifference of <u>o</u>xygen）：$A-aDO_2$
> 動脈血（<u>a</u>rtery）は小文字a，肺胞（<u>a</u>lveolus）は大文字Aで表記する（Aは小さく表記される場合もある）．

3）肺におけるガス交換

- 気体は濃度の濃い方から薄い方へと自然に移動する．この濃度差（**分圧差**）による気体の移動現象を**拡散**という．われわれの生体内ではこの拡散により酸素と二酸化炭素が組織間を移動してガス交換が行われている．
- 酸素や二酸化炭素などの呼吸ガスは脂溶性のため脂質からなる肺胞や毛細血管の細胞膜を貫通することができる．
- 肺胞内のサーファクタント（界面活性物質：表面張力を低下させる物質）の被膜から肺毛細血管壁を間にはさんで，赤血球細胞膜までの距離は0.5〜0.8 mm程度である（図1）．
- **酸素の移動**：肺胞気の酸素分圧100 mmHgと静脈血の酸素分圧40 mmHgとの差，60 mmHgの分圧差により酸素は肺胞から毛細血管内へと移動する．
- **二酸化炭素の移動**：肺胞気の二酸化炭素分圧40 mmHgと静脈血の二酸化炭素分圧46 mmHgとの差，6 mmHgの分圧差により二酸化炭素は毛細血管から肺胞内へと移動する．

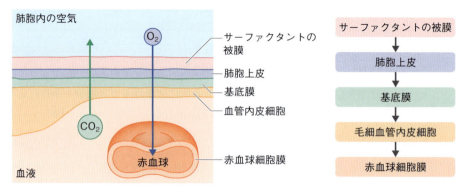

図1 肺でのガス交換

「系統看護学講座 専門基礎分野人体の構造と機能1 解剖生理学 第11版」(坂井建雄, 他/著), 医学書院, 2022[1]) をもとに作成.

- 二酸化炭素の分圧差（= 6 mmHg）は酸素の分圧差（= 60 mmHg）より1/10 も小さいにもかかわらず, 血液中から肺胞へすみやかに移動することができるのは, 二酸化炭素は酸素よりも細胞膜を通過しやすい性質があるためである. このような性質を拡散能が高いという.
- 1回のガス交換に要する時間は0.3〜0.5秒程度である.

4) 呼吸ガスの運搬

1 酸素の運搬 (図2)

- 拡散により, 血漿(けっしょう)中に移動した酸素は赤血球内に入り**ヘモグロビン**（Hb）と結合する.
- 動脈中のヘモグロビンの酸素飽和度は健康成人では96〜99％となる.

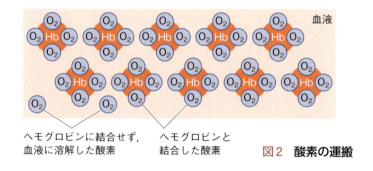

図2 酸素の運搬

> **コラム 2　パルスオキシメーターの原理**
> - 酸素と結びついたヘモグロビン（HbO₂）は鮮赤色をしているが，これは赤い色だけを通すためである．一方，酸素と結合していないヘモグロビンは黒っぽい色になる．これは，光をよく吸収するためである．
> - 爪側から赤色を当てるとHbO₂が多くあるために多くの光が指を通り抜け，指の腹側のセンサーが受け取る光の量が多くなる．赤外光はヘモグロビンと酸素の結合の有無にかかわらず，血液を通り抜ける．
> - HbO₂が多くなるとセンサーが受け取る赤色光（R）は多くなり，HbO₂が少なくなれば赤色光（R）は少なくなる一方で，赤外光（IR）はどんな状況でも変化しない．すなわち，センサーが受け取るR/IRの比率がわかれば，HbO₂とHbの比率＝酸素飽和度がわかる．

2　二酸化炭素の運搬

- 末梢組織では細胞の代謝により発生した二酸化炭素のうち，5％は血漿に溶解，5％はヘモグロビンなどのタンパク質に結合，90％は赤血球内で**重炭酸イオン（HCO₃⁻）**になる．HCO₃⁻の2/3は血漿に溶解し，残り1/3は赤血球内に留まる（図3）．
- 肺胞では二酸化炭素濃度が低いため，末梢組織とは逆の反応が進み，HCO₃⁻から二酸化炭素を生じる．二酸化炭素は単なる不要な老廃物ではなく，血液のpHを調節するうえで重要である（図4）．

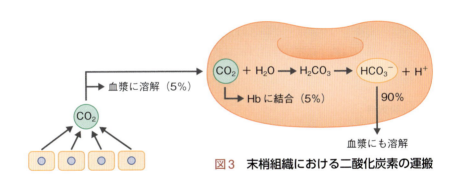

図3　末梢組織における二酸化炭素の運搬

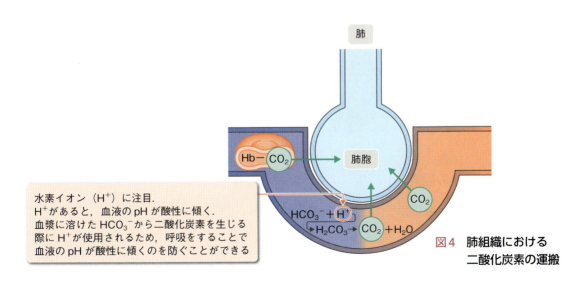

水素イオン（H⁺）に注目．
H⁺があると，血液のpHが酸性に傾く．
血漿に溶けたHCO₃⁻から二酸化炭素を生じる際にH⁺が使用されるため，呼吸をすることで血液のpHが酸性に傾くのを防ぐことができる

図4　肺組織における二酸化炭素の運搬

2 呼吸に必要な器官の構造と機能

呼吸に関係している器官を総称して**呼吸器系**といい，機能面から空気の通り道となる**気道**と実際にガス交換が行われる**肺胞**とに分けることができる．

1) 気道

- 上気道：鼻腔から喉頭まで．
- 下気道：気管から気管支，細気管支を経て終末の肺胞まで．

2) 吸気時と嚥下時の上気道の動き

① 吸気時（図5A）
- 軟口蓋：下に垂れている．
- 喉頭蓋：上を向いている．

喉頭蓋の弁が開いているので，空気が喉頭から気管へ入る．

② 嚥下時（図5B）
- 舌根：もち上がっている．
- 軟口蓋：もち上がっている．
- 喉頭蓋：下に垂れている．

喉頭蓋の弁が閉じているので，気管に食塊が落ちない一方で，飲食物は咽頭から食道に入る（口腔，鼻腔，喉頭口がふさがれているので，呼吸運動は一時停止する）．

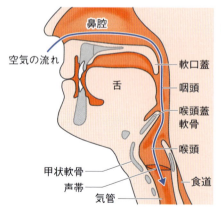
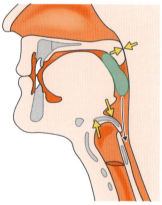

図5 吸気時・嚥下時の上気道の動き

3) 気道の機能

① 加温作用
- 吸い込まれた空気を体温近くにまで温め，冷たい空気により受ける刺激を緩和する．

2 加湿作用

- 吸い込まれた空気が気道を通過する間に加湿される．
- 吸気の水蒸気圧は5.7 mmHg程度だが，肺胞到達時には47 mmHgに達する．
- 細気管支から肺胞にかけての部分が乾燥するのを防ぐ．

3 防御作用 (図6)

- 吸い込まれた空気中の塵埃(じんあい)や細菌などが肺胞に達することを防ぐ．
- 細菌や塵埃などは，杯(さかずき)細胞から分泌される粘膜にとらえられる．気道粘膜の細胞の線毛により，粘液にとらえられた異物は咽頭に送られ嚥下される．

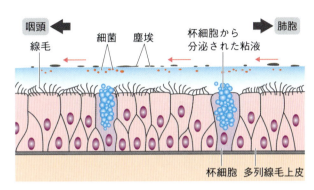

図6 気道の防御作用

「系統看護学講座 専門基礎分野 人体の構造と機能1 解剖生理学 第10版」(坂井建雄，岡田隆夫/著)，医学書院，2018[2] と「標準理学療法学・作業療法学 専門基礎分野 解剖学 第5版」(奈良 勲，鎌倉矩子/シリーズ監修，野村 嶬/編)，医学書院，2020[3] をもとに作成．

4) 下気道の名称と分岐 (図7)

- 喉頭から肺に向かう気道のうち左右に分岐するまでを**気管**という．
- 肺の中でいくつにも枝分かれする部分を**気管支**という．
- 気管支は肺に入るといくつか分岐をくり返して葉気管支，区域気管支，亜区域気管支に分かれる．
- 内径2 mm以下で軟骨がなくなり，**細気管支**になる．
- 細気管支の壁には平滑筋や弾性線維が発達している．

5) 気管支の構造 (図8)

- 右気管支は左気管支よりも太く，短い．
- 右気管支は傾斜角度も小さいため，誤飲した異物が右気管支に落ちやすい．
  - ▶嚥下性肺炎（誤嚥性肺炎）が右肺で生じやすい原因となる．

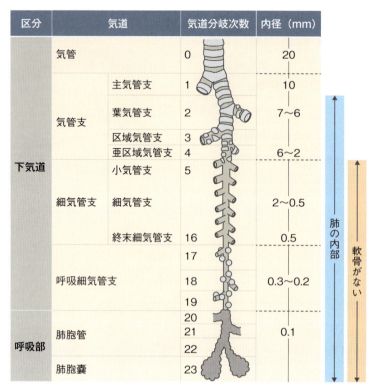

図7 　下気道の名称と分岐

「病気がみえる　vol.4　呼吸器」（滝澤　始，他/監）メディックメディア，2010[4)] をもとに作成．

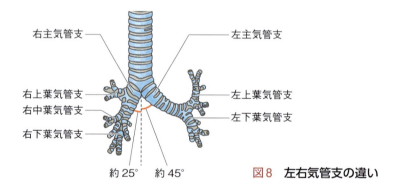

図8 　左右気管支の違い

6）肺胞の構造（図9）

- 肺胞には2種類の肺胞上皮細胞がある．
  - ▶ Ⅰ型肺胞上皮細胞：肺胞表面の9割以上を占める．
  - ▶ Ⅱ型肺胞上皮細胞：肺胞表面の表面張力を低減させる界面活性物質（サーファクタント）を分泌する．

> **コラム❸ 肺胞における表面張力の調節**
> - 表面張力とは表面をできるだけ小さくしようと働く力で，肺胞には表面張力により常に縮もうとする力が作用している．
> - 肺胞に働く表面張力を下げるようにしないと，肺胞が縮んでしまい，ガス交換が十分にできなくなってしまう．
> - 未熟児ではサーファクタント産生能力が低く，肺胞が十分に広げられないことが原因で呼吸障害（新生児呼吸窮迫症候群）をきたす場合がある．

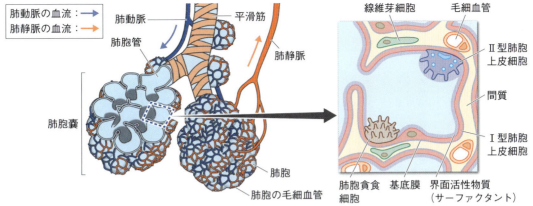

図9 肺胞の構造
「新体系看護学全書 人体の構造と機能① 解剖生理学 第4版」（橋本尚詞，鯉淵典之/編著 田中美智子/著），メヂカルフレンド社，2020[5]）をもとに作成．

3 肺気量分画と気流速度

- 肺内に含まれる空気の量を**肺気量**とよぶ．
- 肺気量のうち呼吸に伴って吸い込まれたり吐き出されたりする空気の量は**スパイロメーター**を用いて**肺気量分画**として測定することができる．
  ▶ スパイロメーターで測定できるのは各肺気量分画（図10）と**気流速度**（フローボリューム，図11）である．
- 正常値は年齢・性別・身長によって異なるため，**年齢・性別・身長**（体重は使用しない）を考慮した計算式から予測値を求める．臨床的には予測値で除した％予測値で表される．

1）肺気量分画（図10）

1 1回換気量・死腔・肺胞換気量

- **1回換気量**（成人：500 mL，妊娠末期：750 mL）は1回の呼吸で吸い込まれる/吐き出される空気の量である．
- 吸い込まれた空気のうち肺胞まで達することなく，鼻腔・気管・気管支にとどまり，血液とのガス交換に関与しない空気の量を**死腔量**（成人：150 mL）という．
- 肺胞まで達し，血液とのガス交換に関与する空気量を**肺胞換気量**（成人：350 mL）という．

> 肺胞換気量 ＝ 1回換気量 － 死腔量
> 毎分肺胞換気量＝肺胞換気量 × 呼吸数

2 予備吸気量・予備呼気量

- **予備吸気量**は通常の吸息位からあとどの程度空気を吸入できるかを示している．
- 通常の呼息位からあとどの程度空気を呼出できるかが**予備呼気量**．

> 予備吸気量 ＝ 最大限の吸息位 － 通常の吸息位
> 予備呼気量 ＝ 最大限の呼息位 － 通常の呼息位

第8章 からだに酸素を取り込む

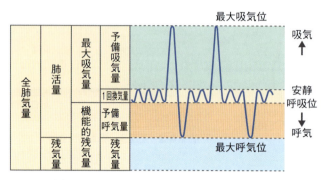

図10 肺気量分画
「栄養科学イラストレイテッド 解剖生理学 人体の構造と機能 第3版」（志村二三夫，他／編），羊土社，2020[6] より引用．

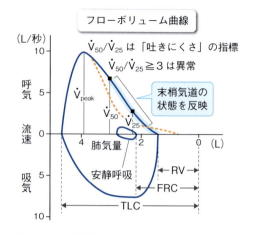

図11 気流速度（フローボリューム曲線）
TLC：全肺気量，FRC：機能的残気量，RV：残気量．
「呼吸機能検査ハンドブック」（日本呼吸器学会 肺生理専門委員会 呼吸機能検査ハンドブック作成委員会／編），日本呼吸器学会，2021[7] をもとに作成．

- 気管支喘息など気道の狭窄（閉塞性換気障害）があると呼息がしにくくなるため，肺内に空気がとどまり，予備呼気量が増大する．

3 肺活量

- 最大限の吸息から最大限の呼息を行った際に呼出される空気の量を**肺活量**（男性：3〜4 L，女性：2〜3 L）という．

$$肺活量 ＝ 予備吸気量 ＋ 1回換気量 ＋ 予備呼気量$$

- 肺活量は胸郭の大きさや肺・胸郭などの伸展性によって決まるため，個人差が大きい．
- 肺線維症のように肺の伸展性が低下したり，重症筋無力症のように筋力の低下により胸郭の伸展性が低下（**拘束性換気障害**）したりすると肺活量は低下する．
- 計測された肺活量が年齢・性別・身長から推測された予測値の何％かで表したものを**％肺活量**といい，％肺活量は80％以上が正常である．

4 残気量

- 最大限の呼息を行っても，肺内からすべての空気が呼出されることはない．残存している空気の量を**残気量**（成人：約1 L）という．
- 肺活量と残気量の合計が全肺気量となる．

$$全肺気量 ＝ 肺活量 ＋ 残気量$$

- 残気量と予備呼気量を合計したものを**機能的残気量**といい，通常の呼吸をしている時にもまだ肺内に残っている空気の量を指す．
- **閉塞性換気障害**があると，残気量，予備呼気量ともに増大するため，機能的残気量は大きく増加する．
- 残気量はスパイロメーターでは測定することができない．

> **Point 1** 残気量はヘリウムを用いることで測定することができる
> 血液に不要のヘリウムを一定濃度含む混合ガスを一定量スパイロメーター内にとり，最大呼息後，スパイロメーター内のガスをくり返し呼吸してヘリウムガス濃度が一定になったところで，その時のヘリウムガス濃度を測定して残気量を求めることができる．

2）気流速度

- スパイロメーターでもう1つ得られる曲線が**フローボリューム曲線**である（図11）．これは横軸に肺気量（L），縦軸に気流速度（L/秒）を示したもので，肺の広がりやすさや縮みやすさを示すことができる．
- 最大限の吸息位から最大速度で最大限の呼息を行ったときの呼出される空気の量を**努力性肺活量**という．
- 最大限の吸息位から最大速度で最大限の呼息を行った最初の1秒間に呼出される空気量を**1秒量**といい，1秒量の努力性肺活量に対する割合を**1秒率**という（図12）．
- 1秒率は気道に狭窄があると呼息しにくくなるために低下する．1秒率は70％以上が正常である．

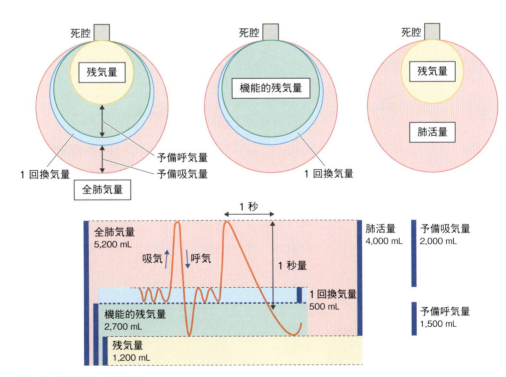

図12　肺気量と1秒率
「カラー図解　人体の正常構造と機能【全10巻縮刷版】改訂第4版」（坂井建雄，河原克雅／編），日本医事新報社，2021[8]）をもとに作成．

4 呼吸運動のしくみ

肺は自力では拡張・収縮することができない．肺の伸展は胸郭の変形と横隔膜の動きにより受動的に行われる．

1）胸郭（図13）

- 肺は**胸郭**内にある．
- 胸郭は**骨性胸郭**（胸骨，肋骨，肋軟骨，胸椎）と**呼吸筋**（横隔膜，肋間筋）で構成される．
- 骨性胸郭と呼吸筋に囲まれた胸郭内のスペースを**胸腔**という．
- 換気（肺への空気の出し入れ）は，肺が能動的に膨張，収縮するのではなく，胸腔の拡大と復元に連動して受動的に膨張・収縮することで可能となる（図14）．

2）呼吸筋

- 主な呼吸筋は**横隔膜**と**外肋間筋**であり，これらは骨格筋である．
- 通常の呼吸（特に吸息）には横隔膜と外肋間筋のみが使用される．

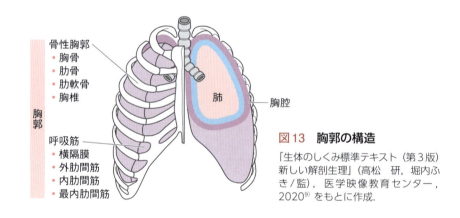

図13　胸郭の構造
「生体のしくみ標準テキスト（第3版）新しい解剖生理」（高松　研，堀内ふき/監），医学映像教育センター，2020[9]）をもとに作成.

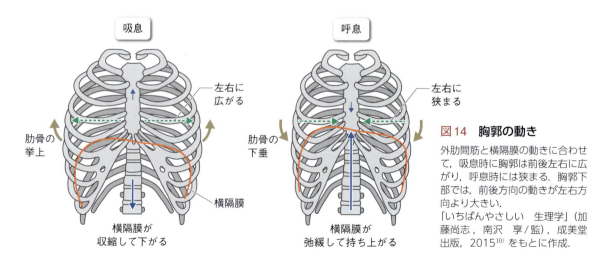

図14　胸郭の動き
外肋間筋と横隔膜の動きに合わせて，吸息時に胸郭は前後左右に広がり，呼息時には狭まる．胸郭下部では，前後方向の動きが左右方向より大きい．
「いちばんやさしい　生理学」（加藤尚志，南沢　享/監），成美堂出版，2015[10]）をもとに作成.

- 呼吸困難時などに起こる努力性呼吸の際には横隔膜，外肋間筋だけでなく，内肋間筋や背筋，腹筋，大胸筋などさまざまな筋を使用することで胸腔をより大きく広げる．これらの筋を**補助呼吸筋**とよぶ．

3）呼吸運動

- 胸腔内は密閉された空間のため，胸腔内圧は大気圧より常に低く陰圧である．
- 呼吸運動と胸腔内圧の関係を図15に示す．

❶ 吸息相：横隔膜と外肋間筋が収縮し，胸郭が拡張して前上方向にもち上がると胸腔内の容積が増大し，胸腔内圧がより**陰圧**になるため空気が取り込まれ，肺が広がる．これが**吸息**となる（図16）．

❷ 呼息相：外肋間筋が弛緩すると胸郭は収縮し，横隔膜も弛緩してもち上がると胸腔内の容積が減少する．胸腔が狭まることで弾力性をもつ肺胞（**肺弾性収縮力**）により空気が押し出され呼息となる（図17）．

吸息運動と呼息運動を合わせて**呼吸運動**という．

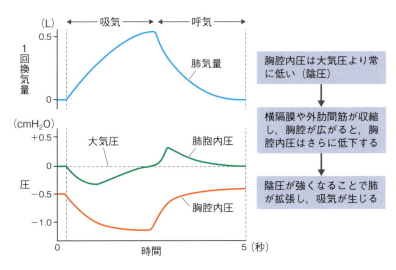

図15　呼吸運動と胸腔内圧
「新体系看護学全書　人体の構造と機能① 解剖生理学　第4版」（橋本尚詞，鯉淵典之/編著　田中美智子/著），メヂカルフレンド社，2020[5]）をもとに作成．

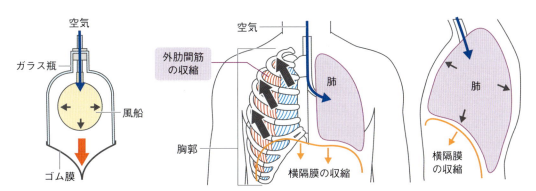

図16　吸気時の横隔膜と肺の動き
肺の構造を左のガラス瓶で例えると，肺は風船，胸郭はガラス瓶，ゴム膜が横隔膜の役割を担う．
「標準理学療法学・作業療法学 専門基礎分野　生理学　第6版」（岡田隆夫，他/編），医学書院，2023[11]）をもとに作成．

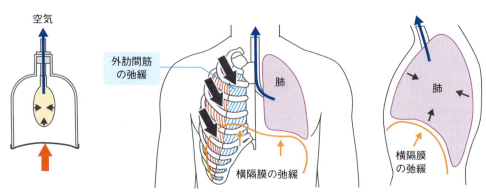

図17　呼息時の横隔膜と肺の動き
「標準理学療法学・作業療法学 専門基礎分野　生理学　第6版」(岡田隆夫, 他／編), 医学書院, 2023[11] をもとに作成.

> **コラム 4　呼吸困難時の体位**
> - 呼吸困難時は胸郭の拡大を容易にさせる姿勢をとると呼吸が楽になる.
> - 横隔膜の収縮方向は立位状態では上下方向, 仰向け状態では横向きとなる.
> - 仰向けでは横隔膜の動きが腹部内臓により妨げられるだけでなく, 収縮方向は重力方向と一致しないため, 呼吸困難感が増強する.
> - 座位や立位になると腹部内臓が重力により下方へ移動し, 横隔膜の収縮方向と重力方向が一致するため, 横隔膜の動きが容易となり, 呼吸困難感が軽減する.
> - さらに, 肩の高さ程度の台に両腕を組んでのせると, 肋骨が上方へ引き上げられやすくなるため, 胸郭の拡大が容易となり, 呼吸困難感はより軽くなる.

5　肺循環

- 心臓から出た血液の経路は, 全身に送られた後に心臓に戻ってくる**体循環**と, 肺へと流れて心臓に戻ってくる**肺循環**に大きく分けられる.
- 肺循環は右心室から拍出された血液が肺動脈から肺毛細血管を通り, 肺静脈を介して左心房に至る循環経路である (図18).

1) 肺の血流と血圧

- 肺に流れる血液量 (右心拍出量) と体全体に流れる血液量 (左心拍出量) は同じである.
- 肺動脈は低圧系で収縮期圧は25 mmHg (11〜29 mmHg), 拡張期圧は8 mmHg (4〜13 mmHg), 平均圧は15 mmHgであり, 右心室の発生圧は左心室圧の1/5程度である (図19).
- 肺循環は比較的低圧であるため, 肺血流量は肺胞内圧の影響を受ける.
- 立位や座位では心臓より上にある肺尖部に行った肺動脈は重力の影響で内圧が低下し, 心室拡張期には肺胞に押されて閉塞し血流が途絶する一方で, 肺底部では血流は多い. 肺胞換気量は肺尖部で低く, 肺底部では高いが, その違いは血流量ほどではない. したがって, 換気血流比は肺尖部では高く, 肺底部では低くなる (図20).

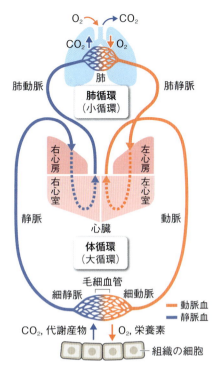

図18 体循環と肺循環
「PT・OTビジュアルテキスト専門基礎 解剖学 第2版」
（坂井建雄/監，町田志樹/著），羊土社，2023[12] より引用．

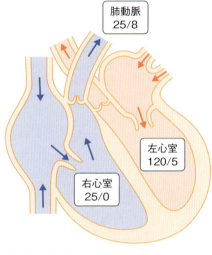

図19 肺動脈と心室の発生圧
数字は収縮期圧/拡張期圧を示す．

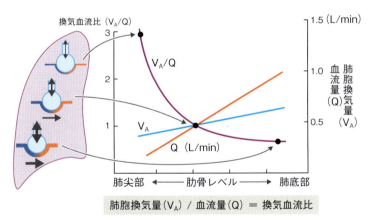

図20 換気血流比の肺内変動
「標準生理学 第9版」（本間研一/監），医学書院，2019[13] をもとに作成．

2）換気血流比不均等の調節

- 通常，換気と血流はちょうどよく均衡をとる必要がある．一方で，換気が十分に行われたとしても，そこに十分な血流がなければ血液の酸素化は不十分になる．逆に十分な血流が

あっても肺胞の換気が不十分であれば血液の酸素化は不十分になる．この均衡がくずれた状態を**換気血流比不均等**という．
- 生体には局所的な換気血流比不均等を是正するメカニズムが備わっている．
- 健常な肺でも血流は重力の影響で下肺に多く分布するので，肺内の換気血流比は一様ではなく，その値は不均等に分布している．
- 換気の悪い肺胞があるとその肺胞気のPO_2が低下する．肺細動脈にはPO_2の低下により収縮する性質が備わっている（低酸素性肺血管収縮）ため，換気の悪い肺胞への血流量は低下し，換気のよい肺胞へと血流を振り分ける（図21）．

> **Point 2 高山病**
> 高い山に登った時などは空気そのもののPO_2が低いため，肺全体で細動脈の収縮が起こり肺高血圧症となる．高山病が重症化すると水分が間質や肺胞に移動して肺水腫を引き起こし，呼吸不全をきたす（高所肺水腫）．

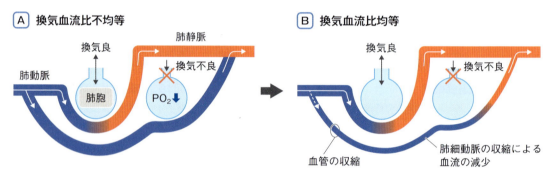

図21　換気血流比不均等の調節
「系統看護学講座　専門基礎分野　人体の構造と機能1　解剖生理学　第11版」（坂井建雄，他/著），医学書院，2022[1]）をもとに作成．

6 呼吸の調節機能

呼吸運動は呼吸中枢（脳幹の**延髄**）によってコントロールされる．血中の酸素濃度，二酸化炭素濃度，pHなどの変化によって無意識のうち（不随意的）に呼吸運動は調節されている．一方，呼吸筋は骨格筋のため，深呼吸などのように意識的（随意的）に呼吸運動を変えることができる．

1）呼吸の中枢

- 呼吸中枢は延髄の腹側部（**腹側呼吸性ニューロン群**）と背側部（**背側呼吸性ニューロン群**）に存在する．
- 延髄上部の**橋**にも呼吸性ニューロン群があり，呼吸のリズムを調節する．
- 呼吸中枢には，肺や気道の伸展性を感知する受容器（**伸展受容器**）からの情報や，血液の

O_2分圧，CO_2分圧，pHなどの情報を**化学受容器**が感知し，求心線維を介して入力され呼吸の速さや深さが不随意的に調節される（図22）.

- 呼吸中枢からは**横隔神経**，**肋間神経**への出力のほか，呼吸に関連して働く喉頭の筋を支配する脳神経（舌咽神経，迷走神経）へも出力される（図23）.

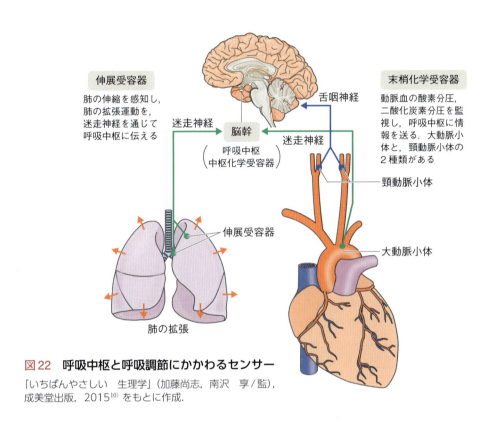

図22　呼吸中枢と呼吸調節にかかわるセンサー
「いちばんやさしい　生理学」（加藤尚志，南沢　享/監），成美堂出版，2015[10] をもとに作成．

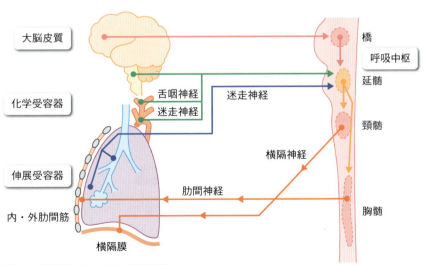

図23　呼吸中枢からの出力経路
「系統看護学講座　専門基礎分野　人体の構造と機能1　解剖生理学　第11版」（坂井建雄，他/著），医学書院，2022[1] をもとに作成．

- 呼吸筋は体性神経系の運動神経の支配を受ける．呼吸中枢からの出力は横隔神経を介して横隔膜へ，肋間神経を介して肋間筋，腹筋へとつながる脊髄性投射と，舌下神経を介して上気道筋を収縮させる延髄性投射がある．

2）化学受容器

血液のO_2分圧，CO_2分圧，pHが変化すると呼吸運動の変化がみられる．血液の化学成分の変化による反射性の呼吸調節を呼吸の化学調節といい，これらの化学成分を受容する受容器には末梢化学受容器と呼吸中枢にある中枢化学受容器がある．

1 末梢化学受容器（図24）

- 末梢化学受容器として働くのは，**頸動脈小体**と**大動脈小体**である．
- 頸動脈小体は**舌咽神経**，大動脈小体は**迷走神経**が支配している．
- これらの化学受容器が血液の**O_2分圧の低下**を感受して求心性神経を介して呼吸中枢に伝え，呼吸を促進するように働く．
- 低酸素による末梢化学受容器の刺激効果はO_2分圧が60 mmHg以下になると顕著に現れる．
- 末梢化学受容器の低酸素感受性は動脈血のpH低下とCO_2分圧の上昇により高くなる．
- 大動脈小体の役割は頸動脈小体よりも小さい．

2 中枢化学受容器

- 中枢化学受容器は**延髄腹側野**に存在する．
- 動脈血のCO_2分圧が上昇すると血液－脳関門を通過したCO_2から生じた水素イオン（H^+）により脳脊髄液のpHが低下する．この**pHの低下を中枢化学受容器が感知する**（図25）．
- 中枢化学受容器が感知した情報は延髄の呼吸中枢を刺激し，呼吸の深さと回数を促進させる．

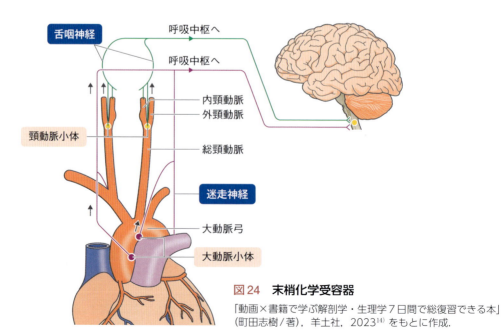

図24 **末梢化学受容器**
「動画×書籍で学ぶ解剖学・生理学7日間で総復習できる本」（町田志樹／著），羊土社，2023[14]）をもとに作成．

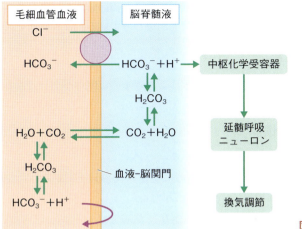

図25 中枢化学受容器

3) 肺の伸展受容器（図22）

- 気管支や細気管支の壁には伸展されると興奮する**伸展受容器**が存在する．
- 吸息により気管支・細気管支が引き伸ばされると伸展受容器が興奮し，その情報は**迷走神経**を介して中枢に伝えられ，吸息が終了し呼息が開始される．
- この応答は反射であり，**ヘーリング-ブロイエル反射**ともよばれる．

4) 呼吸運動は酸塩基平衡を調節する

- 血液中の酸（**二酸化炭素** [CO_2]）と塩基（**重炭酸イオン** [HCO_3^-]）の割合は常に一定に保たれている．この状態を**酸塩基平衡**といい，酸（二酸化炭素）は呼吸器により排出され，塩基は腎臓により排出・再吸収することで調節されている．
  - ▶pH7.4が基準であり，基準値より低値（7.35未満）の場合は**酸性**，高値（7.45以上）の場合は**アルカリ性**である．
- 酸性に傾いた病態を**アシデミア**（酸血症），また，酸の濃度を上げる病態を**アシドーシス**という．
- アルカリ性に傾いた病態を**アルカレミア**（アルカリ血症），塩基の濃度を上げる病態を**アルカローシス**という．
- 酸塩基平衡の異常には，呼吸による酸の排出に原因がある**呼吸性**の場合と，腎臓の塩基の排出に原因がある**代謝性**の場合があり，4つに分類される（表2）．

表2 酸塩基平衡障害の分類

原因		病態	pH値
呼吸性	アシドーシス	二酸化炭素分圧上昇，酸の濃度が上がる	7.35未満
	アルカローシス	二酸化炭素分圧低下，酸の濃度が下がる	7.45以上
代謝性	アシドーシス	重炭酸イオンの減少，酸の濃度が上がる	7.35未満
	アルカローシス	重炭酸イオンの増加，酸の濃度が下がる	7.45以上

- 酸塩基平衡が崩れた場合，肺で酸を出す量を調節したり，腎臓で塩基の排出量を調節したりしてバランスを保とうとする機能が備わっている．この機能を**代償**という．

5) 呼吸運動の異常

呼吸中枢の異常や気道の閉塞などにより呼吸の規則性が失われる場合がある．病的状態の呼吸パターンを図26に示す．

1 睡眠時無呼吸症候群

- 睡眠中に呼吸が一時的にとまる状態．
- 健常な人でも一晩に2〜7回の無呼吸発作（10秒以上）がみられるが，睡眠時無呼吸症候群では1時間の睡眠中に5回以上出現する．
- 睡眠中に喉頭の筋が弛緩して下がり，気道が閉塞してしまうために起こることが多い（図27）．

2 チェーン-ストークス呼吸

- 反復的に1回換気量が無呼吸から徐々に増大し，次に徐々に減少し無呼吸に戻る．
- 呼吸中枢の機能低下や器質的障害により呼吸の周期性が失われることで出現するが原因は脳ばかりではなく，心不全に伴う脳血流低下，腎不全で生じた高アンモニア血症による脳障害など多岐にわたる．
- 無呼吸中に動脈血中の酸素分圧低下と二酸化炭素分圧上昇が生じ，これらを感知した化学受容器からの刺激により呼吸が出現するが，呼吸により酸素分圧，二酸化炭素分圧が回復すると化学受容器からの入力が消失するために無呼吸となる．これをくり返すのが，チェーン-ストークス呼吸である．

3 クスマウル呼吸

- 規則的なリズムの深く，かつ早い呼吸である．
- 糖尿病や尿毒症などの際の代謝性アシドーシス（血液のpHが酸性になる）に対する代償機序としての過換気状態（血液のpHをアルカリ性に戻す）である．

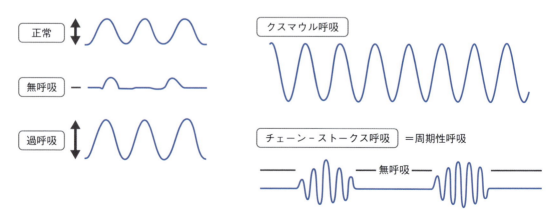

図26 病的状態の呼吸パターン

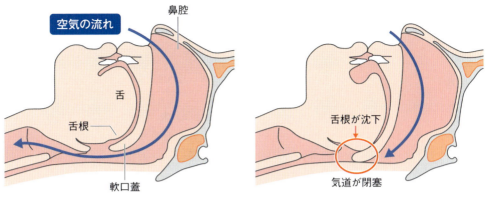

図27　睡眠時無呼吸症候群の発症機序
「標準理学療法学・作業療法学　専門基礎分野　生理学　第6版」（岡田隆夫，他/編），医学書院，2023[11] より引用．

4 過換気症候群

- 1回の換気量や呼吸数が必要以上に増加する過呼吸が発作的に起こり，呼吸困難や重症の場合はしびれや痙攣などの症状が生じる病態である．
- 過換気のため，二酸化炭素が過剰に体外に排出されることで血中二酸化炭素濃度が著明に低下し，**呼吸性アルカローシス**を生じる．
- 過剰な精神的ストレスにより発症することが多いため，ゆっくり腹式呼吸することを意識して気分を落ち着かせれば短時間で過剰な重炭酸イオンが緩衝され，症状は改善する．

7　呼吸の病態生理

呼吸運動により換気が行われ，呼吸ガスは拡散により肺胞と血液の間を移動する．この過程のどこかに異常が生じると動脈血の酸素分圧低下と二酸化炭素分圧の上昇をきたすことになる．このような状態を引き起こすメカニズムは以下の要因があげられる．

1）換気障害

換気障害には大きく分けて**閉塞性換気障害**と**拘束性換気障害**，両者の**混合性換気障害**がある．換気障害の種類はスパイロメーターの測定項目（**肺活量と1秒率**）から分類することができる（図28）．また，**フローボリューム曲線**（図29）により重症度の判断に必要な情報を得ることができる．

1 閉塞性換気障害

- 気道が狭窄・閉塞することによって起こる．
- 1秒量，**1秒率の低下**が特徴である．
- 肺活量は正常である．

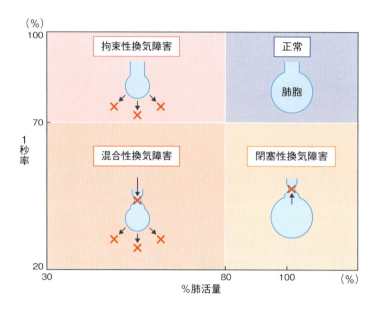

図28 換気障害のパターン

「系統看護学講座 専門基礎分野 人体の構造と機能1 解剖生理学 第11版」(坂井建雄, 他/著), 医学書院, 2022[1] をもとに作成.

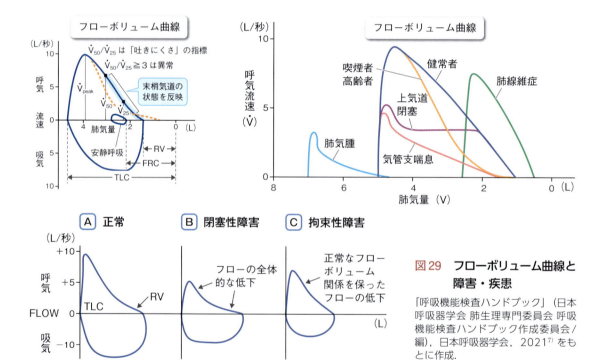

図29 フローボリューム曲線と障害・疾患

「呼吸機能検査ハンドブック」(日本呼吸器学会 肺生理専門委員会 呼吸機能検査ハンドブック作成委員会/編), 日本呼吸器学会, 2021[7] をもとに作成.

- 1秒率が予測値の**70%未満**のときに閉塞性換気障害と診断する.
- 代表的な閉塞性換気障害は**気管支喘息**と**慢性閉塞性肺疾患**(**COPD**)である.
- COPDでは肺胞壁の破壊により終末細気管支から先が拡張し, 十分収縮できなくなるため残気量が上昇し, 1秒率が低下する. 逆に肺活量は上昇する傾向にある.

2 拘束性換気障害

- 肺が十分に拡張できないことによって起こる．
- **肺活量の低下**が特徴である．
- 1秒率は正常である．
- 肺活量が予測値の**80％未満**のとき拘束性換気障害と診断する．
- 代表的な拘束性換気障害は間質の炎症（間質性肺炎）などによる線維性組織の増殖が原因で肺胞の拡張が障害される**肺線維症**と胸郭の拡張が障害される**重症筋無力症**などである．

3 混合性換気障害

- 混合性換気障害には次の3つの場合がある．
    - 閉塞性換気障害と拘束性換気障害を同時にきたす疾患の場合（肺結核後遺症，じん肺など）
    - 閉塞性換気障害と拘束性換気障害をきたす疾患を合併した場合（COPDと間質性肺炎など）
    - みかけ上の拘束性換気障害をきたす疾患の場合（高度に進行したCOPD）

2）呼吸不全

- 呼吸不全は「呼吸機能障害の動脈血ガス（特にO_2とCO_2）が異常値を示し，そのために正常な機能を営むことができない状態」と定義される．
    - 低酸素血症の要因としては①肺胞低換気，②換気血流比不均等，③拡散障害，④右－左シャントがあげられる．

1 肺胞低換気

- 十分なガス交換が行えるだけの肺胞換気量が得られていない状態をいう．
- 呼吸中枢が抑制された場合（薬物，麻薬性鎮痛薬，抗不安薬投与や呼吸中枢に影響を与える脳血管障害など）により発症する．
- 神経筋疾患（重症筋無力症など）でも発症する．
- 肺・胸郭の異常（慢性的な肺疾患，肥満，後側弯症など）でも発症する．

2 換気血流比不均等（図21）

- 肺胞換気量と血流比の均衡が崩れている状態をいう．
- 気道閉塞，間質性肺疾患，肺胞疾患，肺循環障害など気道肺胞系，肺血管系に異常をきたすすべての疾患で発症する可能性がある．

3 拡散障害（図30）

- 肺胞から赤血球までの酸素の拡散過程に何らかの障害が生じることをいう．
- 拡散障害がよほど高度にならない限り，安静時では低酸素血症にならないが，運動時では赤血球が肺胞を通過する時間が短くなるために，低酸素血症の原因となる．
- 以下のような場合などでO_2の拡散が障害され，低酸素血症をきたす．
    - 肺胞壁が破壊される肺気腫や肺組織の外科的手術などにより，ガス交換面積が減少した場合．
    - 間質性肺炎など肺胞壁が肥厚した場合．

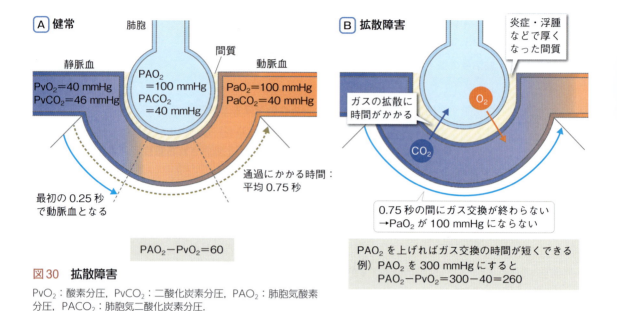

図30 拡散障害

PvO₂：酸素分圧，PvCO₂：二酸化炭素分圧，PAO₂：肺胞気酸素分圧，PACO₂：肺胞気二酸化炭素分圧．

- ▶ 肺水腫のように間質に液体が貯留することにより，肺胞と毛細血管壁の距離が増大した場合．
- CO₂はO₂と比較して拡散速度が速いため，拡散障害の影響をほとんど受けない．

4 右-左シャント

- 換気血流比不均等が極端になると右室から拍出された血液が肺胞気に接触せず，酸素化されずに左室系に流入する病態をいう．
- 高濃度O₂を吸入させても動脈血の酸素分圧は上昇しにくい．
- 肺胞が破れたり，胸膜に孔ができたりすることにより，胸腔陰圧が保てなくなる状態で，肺が虚脱する**気胸**や，さまざまな原因で起こる**無気肺**の際に生じる．

■ 文献

1) 「系統看護学講座 専門基礎分野 人体の構造と機能1 解剖生理学 第11版」（坂井建雄，他/著），医学書院，2022
2) 「系統看護学講座 専門基礎分野 人体の構造と機能1 解剖生理学 第10版」（坂井建雄，岡田隆夫/著），医学書院，2018
3) 「標準理学療法学・作業療法学 専門基礎分野 解剖学 第5版」（奈良 勲，鎌倉矩子/シリーズ監修，野村 嶬/編），医学書院，2020
4) 「病気がみえる vol.4 呼吸器」（滝澤 始，他/監）メディックメディア，2010
5) 「新体系看護学全書 人体の構造と機能① 解剖生理学 第4版」（橋本尚詞，鯉淵典之/編著 田中美智子/著），メヂカルフレンド社，2020
6) 「栄養科学イラストレイテッド 解剖生理学 人体の構造と機能 第3版」（志村二三夫，他/編），羊土社，2020
7) 「呼吸機能検査ハンドブック」（日本呼吸器学会 肺生理専門委員会 呼吸機能検査ハンドブック作成委員会/編），日本呼吸器学会，2021
8) 「カラー図解 人体の正常構造と機能【全10巻縮刷版】改訂第4版」（坂井建雄，河原克雅/編），日本医事新報社，2021
9) 「生体のしくみ標準テキスト（第3版） 新しい解剖生理」（高松 研，堀内ふき/監），医学映像教育センター，2020
10) 「いちばんやさしい 生理学」（加藤尚志，南沢 享/監），成美堂出版，2015
11) 「標準理学療法学・作業療法学 専門基礎分野 生理学 第6版」（岡田隆夫，他/編），医学書院，2023
12) 「PT・OTビジュアルテキスト専門基礎 解剖学 第2版」（坂井建雄/監，町田志樹/著），羊土社，2023
13) 「標準生理学 第9版」（本間研一/監），医学書院，2019
14) 「動画×書籍で学ぶ解剖学・生理学7日間で総復習できる本」（町田志樹/著），羊土社，2023

練習問題

問1 呼吸循環調節系について正しいのはどれか．[2016年第51回PM]
1. 頸動脈小体は血中の酸素分圧の低下を感知する．
2. 頸動脈小体は総頸動脈と鎖骨下動脈の分岐部にある．
3. 大動脈弓の圧受容器からの求心路は舌咽神経である．
4. 頸動脈洞の圧受容器からの求心路は迷走神経である．
5. 血中の酸素分圧の低下は化学受容体を介して脊髄に伝えられる．

問2 スパイロメーターで測定できないのはどれか．
1. 1秒率　2. 予備吸気量　3. 1回換気量　4. 最大吸気量　5. 機能的残気量

問3 安静時の呼吸運動で正しいのはどれか．[2018年第53回PM]
1. 呼気時に腹圧は上昇する．
2. 吸気時に横隔膜は下降する．
3. 呼気時に外肋間筋は収縮する．
4. 吸気時に気道抵抗は上昇する．
5. 胸郭下部は前後方向の動きが左右方向より大きい．

問4 外呼吸と内呼吸の両方に関与するのはどれか．**2つ選べ．**
1. 気管支　2. 肺胞　3. 毛細血管　4. 末梢神経　5. ヘモグロビン

問5 健常成人の呼吸について正しいのはどれか．
1. 安静時の呼吸数は毎分約30回である．
2. 努力呼吸時には残気量はゼロになる．
3. 呼息時には胸腔内圧は外気圧に比べて陽圧である．
4. 呼息と吸息で約500 mLの空気が出入りする．
5. 肺胞内気と血液とのガス交換の仕組みを「浸透」という．

問6 二酸化炭素分圧が最も高いのはどれか．
1. 吸気　2. 呼気　3. 肺胞気　4. 動脈血　5. 静脈血

問7 肺機能測定の結果，1秒率は75％，％肺活量は78％であった．この場合の状態はどれか．

❶ 正常　　❷ 閉塞性換気障害　　❸ 拘束性換気障害　　❹ 混合性換気障害

解答

問1 ❶　　問2 ❺　　問3 ❷　　問4 ❸❺　　問5 ❺　　問6 ❺　　問7 ❸

第9章 からだ中に血液をめぐらせる（循環器）

学習のポイント

- 循環器系を構成する心臓，血管，リンパ管について説明できる
- 心臓のポンプ機能を説明できる
- 心周期を説明できる
- 心臓の電気的興奮と心電図について説明できる
- 冠循環について説明できる
- 各臓器における循環特性について説明できる

1 循環器系の役割

- 循環器系は血液およびリンパ液の循環により，全身の細胞に酸素や栄養素を運搬するシステムである．
- ポンプの役目をする心臓とそこに連なる一連の血管からなる血液系が，血液を循環させる役割を担う．
- 一方，リンパ管やリンパ節からなるリンパ系がリンパ液を循環させる役割を担う．

1）循環器系の構成（図1）

- 血液系の循環は心筋の収縮と拡張によるポンプ作用と血管の弾力性から生じる圧力により血流が生まれることで成り立つ．
- 心臓から出る血液を運ぶ血管を**動脈**，心臓に戻る血液を運ぶ血管を**静脈**という．
- 酸素が多量に含まれる血液を**動脈血**，酸素を失った血液を**静脈血**という．
- 動脈と静脈の間をつなぎ，身体の各部の細胞との間で物質を交換する場となるのは**毛細血管**である．
- 血液循環は心臓から肺へ血液を送る**肺循環**と肺からの血液を全身の細胞に運ぶ**体循環**に大きく分けられる．

> **Point ❶ 動脈・静脈と動脈血・静脈血**
> 体循環では動脈が動脈血を運び，静脈が静脈血を運ぶ．一方で，肺循環ではこの関係が逆転し，肺動脈が静脈血を，肺静脈が動脈血を運ぶ．

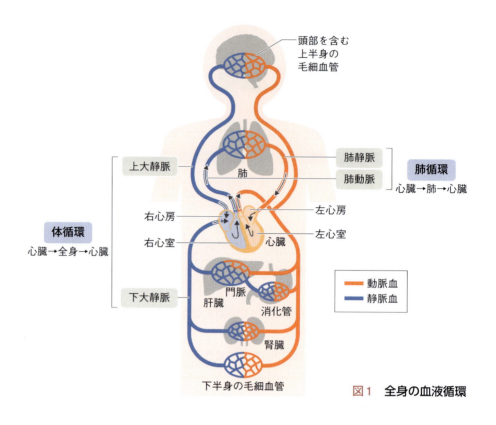

図1 全身の血液循環

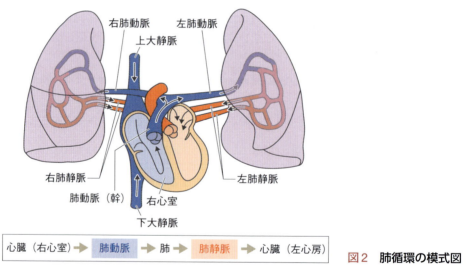

図2 肺循環の模式図

1 肺循環と体循環

① 肺循環（図2）

- 肺で酸素と二酸化炭素の**ガス交換**を行う．
- 体内組織で不要となった二酸化炭素を含む血液が心臓から送り出され，**肺動脈**を通って肺へと進み，肺胞で二酸化炭素が排出される．肺胞でのガス交換によって，換気で取り込んだ酸素を多く含んだ血液が**肺静脈**を通って心臓に戻る．

- 1分間に約5Lの血液が右心室から拍出される．
- 肺循環では体循環と比べて血管抵抗が小さく，低圧系である．

② **体循環**（図1）
- 各臓器に酸素と栄養素を供給する．
- 肺から心臓に戻った酸素を豊富に含んだ動脈血が，**大動脈**によって全身の細胞に送られる．各細胞からはエネルギー代謝の際に産出された二酸化炭素を受け取り，**大静脈**を通り心臓に戻る．
- 体循環系は肺循環系より血管抵抗が大きく高圧系である．
- 拍出量は肺循環と同じく1分間に約5Lの血液が左心室から拍出される．
- 体循環においては，原則的に各臓器の毛細血管は並列に配置される（図3左）．
- 心拍出量の約28％は胃腸や肝臓を流れて静脈血となるが，そこには消化管で吸収された栄養素が豊富に含まれている．
- 心拍出量の約23％は腎臓に向かい静脈血となるが，その静脈血は老廃物が除去されている．
- 内分泌腺を通った静脈血は各種ホルモンが多く含まれている．
- 脳や心臓・骨格筋からの静脈血は，栄養素と酸素を失い，老廃物と二酸化炭素を多く含む．
- これらの並列する臓器から集まった静脈血は混合して右心房に還流する．

2 門脈系
- 循環器系の一部には毛細血管が直列に配置されている場所がいくつかある．
- 胃・腸と肝臓は直列に配置され**門脈**によってつながれている（図3右）．視床下部の毛細血管と下垂体前葉の毛細血管も直列につながれており，**下垂体門脈系**という．
- 門脈の壁は静脈の構造をもち，静脈血を含むが，血管の定義からは静脈とはよべない．

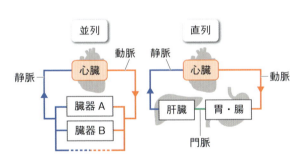

図3 体循環における臓器の配置

3 リンパ系（図4）
- 動脈を通って毛細血管に送り込まれた血液は，ほとんどすべて静脈に戻ってくるが，間質液の一部は，リンパ系に回収される．
- リンパ管は組織の間に開いた毛細リンパ管としてはじまり，しだいに集まって太くなり，いくつものリンパ節を通り抜け，最終的に左右の鎖骨下静脈角に注ぐ．

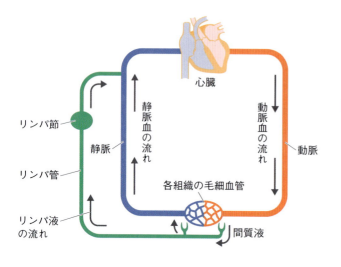

図4 血液循環とリンパ系
- リンパ節：異物や細菌などを濾過するフィルターの役割．
- リンパ管：太いリンパ管には静脈と同じように弁があり，リンパ液が一方向に流れる．
- リンパ液の流れ：1日に2〜4 L流れ，血液循環に取り込まれる．
- 動脈血の流れ：1日に7,200 L流れる．
- 間質液：1日に20 L濾過し，16〜18 L再吸収．

「いちばんやさしい　生理学」（加藤尚志，南沢　享/監），成美堂出版，2015[1]）をもとに作成．

2）血管の構造と機能

1 動脈（図5）
- 内腔側から**内膜**，**中膜**，**外膜**の3層からなる．
- 中膜が最も厚く，動脈壁の本体をなす．
- 中膜には平滑筋細胞がある．
- 中膜では弾性線維という伸び縮みする線維がシート状に集まって**弾性板**をつくっている．
- 内膜は内腔を覆う一層の内皮細胞とその外側の結合組織からなる．
- 外膜は動脈壁を取り巻く結合組織からなる．
- 大動脈のような太い動脈は中膜内に弾性線維が豊富に存在するため，**弾性動脈**とよばれる．
- 器官の中の細い動脈は**筋性動脈**とよばれ，弾性線維が乏しく，平滑筋細胞が豊富である．
- 平滑筋が収縮弛緩することで，血管径を変化させて血流量を調節している．

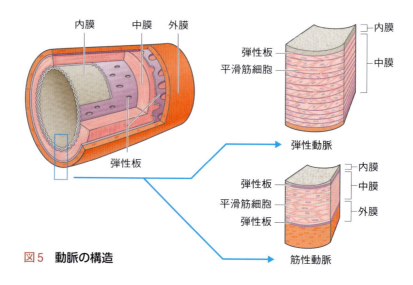

図5　動脈の構造

2 静脈（図6）

- 動脈と同様に3層構造をもつが，壁が薄いので，血液が透けて青くみえる．
- 内圧が高くなると，壁が引き伸ばされ容量が増える．壁の引き伸ばされやすさは，特に細静脈の領域で交感神経の働きにより調節される．
- 交感神経が刺激されると平滑筋が収縮して静脈壁は伸びにくくなり，心臓への静脈還流が増す．
- 直径1mm以上の四肢の静脈には**弁**が備わっており，逆流を防ぎ，血液を心臓に向かってのみ流す．
- 静脈系には動脈における心臓のような強力なポンプがないが次のPoint▶❷で示す筋ポンプ，呼吸ポンプが心臓に血液を戻す駆動力になる．

> **Point▶❷ 静脈還流量増加**
> 筋ポンプ作用：四肢の筋が収縮すると静脈を圧迫し，弁と弁に挟まれた一区間の血液を心臓に向かって送り出す．
> 呼吸ポンプ作用：吸息時には胸腔の内圧が下がり，腹腔の内圧が上がる．そのため，下大静脈の血液は心臓に向かって押される．

3 毛細血管（図7）

- 器官の中に分布する動脈の細い枝は，**毛細血管**を介して静脈の細い枝とつながる．
- 毛細血管の太さは5〜10μm（マイクロメートル）ほどで，赤血球は変形することで通り抜けることができるくらいの径である．
- 毛細血管の壁は1層の内皮細胞とその基底膜からできており，平滑筋を欠く．そのため毛細血管自体は収縮しない．
- 毛細血管への血液量は，**細動脈**と**前毛細血管括約筋**の収縮と弛緩で調節する（図8）．
- 毛細血管と細胞の間の間隙を**間質**とよび，体液で満たされている．この体液を**間質液**とよび，体重の約15%の容量がある．
- 毛細血管と細胞の間では間質を介して酸素・二酸化炭素・栄養素・老廃物などの交換を行う（図9）．
- 毛細血管には小さな穴が開いており，酸素やグルコースなどの小分子が通過できる．
- 毛細血管は物質の透過性の違いにより3種類に分類することができる．
  - ▶ **連続型毛細血管**：透過性が低い（脳や精巣）
  - ▶ **有窓性毛細血管**：透過性が高い（腎臓の糸球体，小腸粘膜など）
  - ▶ **不連続型毛細血管**：透過性がきわめて高い（骨髄，脾臓，肝臓，内分泌臓器など）

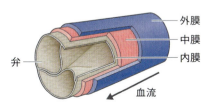

図6　静脈の構造

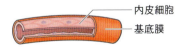

図7　毛細血管の構造

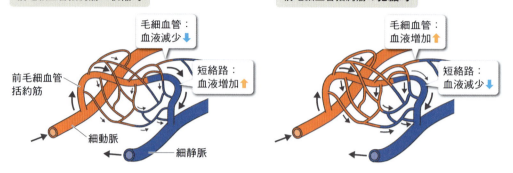

図8　毛細血管網の血流調節

前毛細血管括約筋：細動脈の終末部に輪状に取り巻く平滑筋があり，血流を調整している．
「いちばんやさしい　生理学」（加藤尚志，南沢　享/監），成美堂出版，2015[1]）をもとに作成．

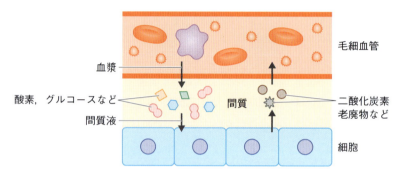

図9　毛細血管と細胞間の物質交換

- 血漿：90％以上が水分．その他，タンパク質，グルコース，脂質，イオンなどが含まれる．
- 間質液：毛細血管と細胞間の間質を満たす液体成分のこと．

3）心臓の構造

１ 心臓の位置と外形（図10）

- 成人の心臓は握り拳の大きさで，重さは200～300 gである．
- 心臓の外形は倒立円錐形であり，その円錐部を**心底**（心基部），先端部を**心尖**という．
- 心臓は後方に倒れて左方に傾いているため，心尖は左前下，心底は右後上にある．心底から太い血管が心臓に出入りする．心臓を前方から見ると，前面の大半は右心室で，左の縁の付近でわずかに左心室がみられるのみである．
- 体表から見ると，全体の2/3が正中線の左側にあり，心尖は第5肋間隙で，左乳頭線のやや内側に位置する．

２ ポンプとしての心臓（図11）

- 心臓は4つの部屋と4つの弁を備え，ポンプ機能を果たす．
- ポンプ機能のうえでは右心系と左心系に分かれる．
- 右心系，左心系それぞれが心房（**右心房・左心房**）と心室（**右心室・左心室**）で構成されている．
- 心房と心室の間および，心室からの出口には血液の逆流を防いで，一方向性の血流を保つための弁が備わる．

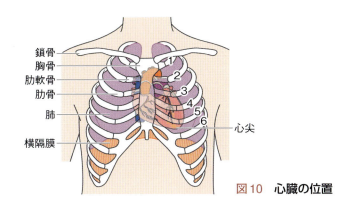

図10 心臓の位置

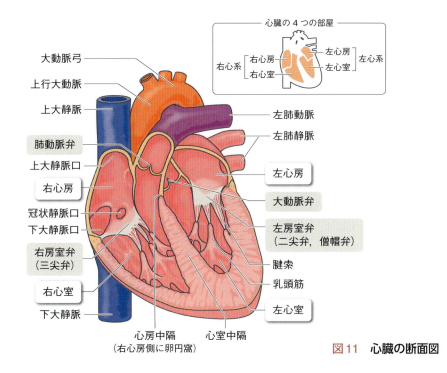

図11 心臓の断面図

- **右心系**：上・下大静脈 ⇒ 右心房 ⇒ 右房室弁（**三尖弁**）⇒ 右心室 ⇒ **肺動脈弁** ⇒ 肺動脈
- **左心系**：肺静脈 ⇒ 左心房 ⇒ 左房室弁（**二尖弁**，**僧帽弁**）⇒ 左心室 ⇒ **大動脈弁** ⇒ 大動脈
- 左心室から出る大動脈は一度上行し（**上行大動脈**），**大動脈弓**を経て**下行大動脈**となり心臓より下の組織へ血液を送る（図12）．
- 大動脈弓からは心臓より上部へ血液を送る3つの血管が出る．心臓に近い側から**腕頭動脈**，**左総頸動脈**，**左鎖骨下動脈**の3つである．

3 構造面からみた心臓

- 心房は**心房中隔**によって左右に分けられ，心室は**心室中隔**によって左右に仕切られる．
- 心房と心室の間にはギャップ結合による心筋細胞同士のつながりはほとんどなく，結合組織によりほぼ完全に隔てられている．
- 心室には肉柱とよばれる多数の棒状の出っ張りがあり凸凹している．

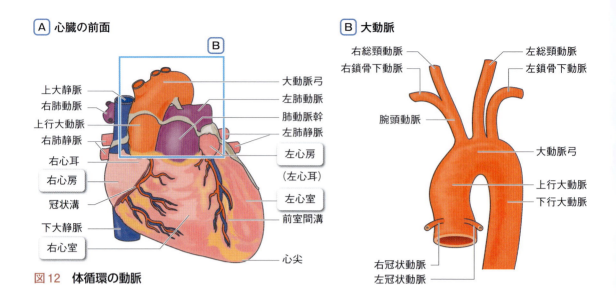

図12 体循環の動脈

> **コラム ❶ 心房中隔と心室中隔の先天異常**
>
> 　心房中隔欠損症は，右心房と左心房を隔てている心房中隔が欠損している疾患であり，心室中隔欠損症は，右心室と左心室を隔てている心室中隔が欠損している疾患である．どちらも，先天性疾患である．また，胎児期の心房中隔にある卵円孔が出生後も開いている場合があり，これは卵円孔開存症とよばれる．
>
> 　心房中隔欠損症や卵円孔開存症の程度の軽いものでは，特に症状もなく，生涯気が付かないこともあるが，程度の重いものや心室中隔欠損症の一部では，左心の血液が右心に流れ込み，そのため右心が拡大し，肺高血圧症を起こすため，乳幼児期に手術する必要がある．

① 右心房
- 右心房は心臓の右側部を占め，上・下大静脈，冠状静脈が流入する．
- 心房中隔の右側面には，浅いくぼみ（卵円窩）があるが，これは胎生期の血液の通路（卵円孔）の痕跡である．
- 内腔は上前方に向かって先細のポケットのように広がっており，この部位は外側から見ると三角形に上行大動脈の起始部を覆い，**右心耳**とよばれる（図12）．
- 右心房と右心室の間は右房室口で，そこには右房室弁の**三尖弁**がある（図11）．

② 右心室
- 右心室の壁は左心室よりも薄く，肉柱が目立つ．
- 内腔は心尖部に向かって細くなっている．
- 右房室口の上方にはもう1つの開口があり，肺動脈へとつながっている．
- 肺動脈は，左心室から出る大動脈の前方やや左側に位置する．
- 肺動脈口には**肺動脈弁**がある（図11）．

③ 左心房
- 左心房は心臓の後上部を占め，左右2本ずつの肺静脈が流入する．
- 左心房も前上方に広がったポケットがあり，外観では左方から肺動脈の起始部に向かう**左心耳**を形成している（図12）．

- 左心房と左心室の間は左房室口で,そこには左房室弁の**二尖弁**がある.この弁は**僧帽弁**ともよばれる(図11).

④ **左心室**
- 左心室壁は右心室壁の3倍の厚さがあり,特に筋層が厚くなっている.これは左心室が全身に向かって高い圧で血液を送り出すためである.
- 左房室口の前内側にはもう1つの開口部があり,上行大動脈につながる.
- 大動脈口にも大動脈弁がある.

⑤ **弁**(図13)
- 心房と心室の間にある弁を房室弁といい,心室が収縮して動脈に血液を送り出す際に心房に逆流しないようにする働きがある.
- 所々に指状の筋肉の塊のような突出があり,その先端はひも状になり,房室弁に伸びている.この突出部を**乳頭筋**,ひも状部は**腱索**とよばれる(図14).
- 心室の心筋が収縮する際に乳頭筋も収縮して房室弁を引っ張って弁を閉じる構造となっている.

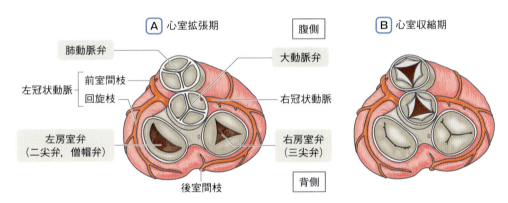

図13 4つの弁のしくみ
- 二尖弁・僧帽弁(左房室弁):左心房と左心室の間にある2枚の弁.
- 三尖弁(右房室弁):右心房と右心室の間にある弁.3枚の弁でできているため三尖弁という.
- 大動脈弁:左心室と大動脈の間にある3枚の半月弁からなる弁.
- 肺動脈弁:右心室と肺動脈の間にある3枚の半月弁からなる弁.
- 心房から心室に血液が流れ込む際には房室弁が開き,動脈からの逆流を防ぐために動脈弁を閉じる.
- 心室が収縮すると,房室弁を閉じて心房への逆流を防ぎ、動脈弁が開いて動脈へ血液が送り出される.

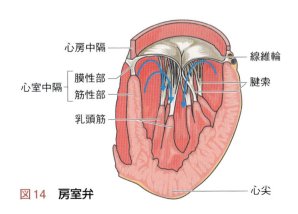

図14 房室弁

第9章 からだ中に血液をめぐらせる

- 心室の出口にある弁は動脈弁（**肺動脈弁**，**大動脈弁**）とよばれ，動脈に送り出した血液が心臓に逆流しないようにする働きがある．
- 3枚の弁尖が心室方向に凸型の構造をとり，心室拡張時に動脈に送り出した血液の圧が心室内の圧よりも高くなった場合，血液が心臓に戻らないように弁を閉じる．
- 心室が収縮して内圧が動脈の血圧よりも高くなると，弁を開いて心室内の血液を大動脈，肺動脈に送り出す．

⑥ 心臓壁（図15）

心臓の壁は**心内膜**・**心筋膜**・**心外膜**の3層からなる．

- 心内膜は心臓の内腔に面する薄い膜で，血管の内膜につながり，内皮細胞と若干の結合組織からなる．
- 心室の心内膜には刺激伝導系も走行する．
- 心筋膜は心臓壁の主体をなす厚い層で，心筋組織からなる．
- 心房と心室の心筋層の間は結合組織によって絶縁されており，刺激伝導系（ヒス束）だけが興奮の伝導路として両者をつないでいる．
- 心外膜は心臓表面を覆う漿膜からなる．臓側板ともよばれ，心臓に分布する血管や神経は心外膜の下で脂肪に埋まっている．

⑦ 心膜（図15）

- 心臓は心膜という二重層の袋で包まれる．
- 袋の内側の層は**臓側板**（**心外膜**）とよばれ，心臓の表面を覆い，外側の層は**壁側板**とよばれる．
- 心臓に出入りする動静脈の周囲で，内側の層と外側の層はつながる．
- 袋の内面は漿膜に覆われ，内腔に少量の漿液が入っており，心拍動の際に心臓と周囲との摩擦を減らして動きやすくしている．

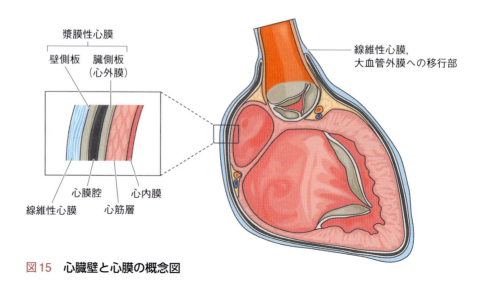

図15　心臓壁と心膜の概念図

2 心臓のポンプ作用と心周期

- 静脈から心房に流入した血液は，心室の拡張による吸引と心房の収縮により心室内に流入する．次いで心室が収縮して，血液は動脈内へと勢いよく拍出される．
- 左心室から大動脈へ拍出された血液は体循環を経て静脈血となって右心房に戻る．よって**左心拍出量＝静脈還流量**である．
- 右心房に流入した血液はそのまま，右心室から肺動脈へ拍出されるため，**静脈還流量＝右心拍出量**である．
- よって**左心拍出量＝右心拍出量**である．

1）血流量

各局所の血流量はそこへ行く動脈の収縮状態によって細かく調節されているが，全体としての血流量は心室から拍出される血液量によって決まる．

■1 1回拍出量

- 左心室または右心室が1回収縮したときに，動脈内に拍出される血液量．
- 安静時で40〜100 mL（約70 mL）．

■2 心拍数

- 1分間に心室が収縮する回数．
- 洞房結節の興奮頻度＝心拍数
- 安静時は60〜90回/分．
- 手首の橈骨動脈や首の頸動脈で触れる脈拍数に一致する．

■3 心拍出量

- 1分間に左心室もしくは右心室から拍出される血液量．
- 心拍出量＝1回心拍出量×心拍数
- 安静時は約5 L/分．
- 体格によって異なるため，体表面積で割って標準化したものを**心係数**という．

2）血圧

- 血管内の血液が示す圧力を**血圧**という．
- 血圧は動脈の血圧，静脈の血圧など場所によって異なるが，通常，血圧といった場合は**動脈血圧**のことを指す．
- 心臓が収縮した時には上昇し，血圧が最も高くなった時の値を**最高血圧（収縮期血圧）**という．
- 心室拡張期に血液の拍出が止まると血圧は低下し，次の収縮開始直前（拡張末期）に最低値となる．これが**最低血圧（拡張期血圧）**である．
- 最高血圧と最低血圧の差，つまり血圧変動の振幅は**脈圧**とよばれる．
- 安静時の健常者の最高血圧と最低血圧の正常値はそれぞれ120 mmHg未満かつ，80 mmHg未満である[2]．

> **Point 3 血圧の正常値**
> 世界保健機関（WHO）ならびに国際高血圧学会（ISH）の分類では安静時血圧が130/85 mmHg未満とされる．数値は左が最高血圧，右が最低血圧を示す．

- 血圧は心拍出量と血管の抵抗との積によって決まる．

$$血圧＝心拍出量×総末梢血管抵抗（肺を除く全身の血管抵抗の総和）$$

- 血圧は高すぎても困るが，ある一定以上ないと困る．理由は以下に示す．
  ⅰ）流れに対する抵抗に打ち勝って，血液を全身に還流させる必要がある．
  ⅱ）重力に逆らって，心臓より上にある脳に血液を送る必要がある．
  ⅲ）腎臓において血液を濾過して尿を生成するためにもある程度の血圧が必要である．
  ⅳ）毛細血管領域における物質交換のためにも，圧力が必要となる．

1 血圧の測定法

- 血圧の測定法には**直接法**と**間接法**の2種類がある．
- 直接法とは，生理食塩水を満たしたカテーテルとよばれる細いチューブを動脈血管内に挿入し，直接血圧を測定するものである．
- 直接法は最も正確な測定法であるが，身体を傷つけなくてはならないため，手術の際や重篤な心臓病の場合に限られ，日常の測定には用いない．
- 間接法では，動脈を圧迫した際に生じる血管音（**コロトコフ音**）を利用して，非侵襲的に血圧を測定する．具体的には，上腕にマンシェット（圧迫帯）を巻き，ゴム球から空気を送り込んで圧迫して上腕動脈を閉塞させる．徐々に空気を抜いていき，血管音が聞こえはじめた時のマンシェット内圧を最高血圧，血管音が消失した時点を最低血圧とする．
- 血圧はさまざまな要因により容易に変動するため，血圧測定に際して，測定者の状態に細心の注意を払う必要がある．血圧が上昇する要因としては以下があげられる．
  ⅰ）精神的緊張
  ⅱ）運動（最低血圧は変化しないが最高血圧は大きく上昇する）
  ⅲ）寒冷刺激（皮膚血管が収縮するため，血圧は上昇する）
  ⅳ）その他，交感神経活動の亢進
- 血圧の左右差に注意する．正常であっても利き腕の方が筋肉が発達しているため，高めに測定される．ただし，左右差があったとしても5～6 mmHg程度で，20 mmHg以上の場合は大動脈に何らかの通過障害があることを示唆する．

> **コラム 2 音で血圧を測定できる理由**
> 　上腕にマンシェットを巻き，圧を最高血圧以上にかけると，上腕動脈は上腕骨に押し付けられて閉塞する．この状態から圧を下げていくと，最高血圧よりもマンシェットの圧が低くなった時点で一瞬閉塞が解除される．この瞬間に血液が流れるが，閉塞していた動脈を押し広げながら血流を生じるため，流れは乱流となり雑音が発生する．この時点が最高血圧である．
> 　その後，さらに圧を下げていくと，動脈内圧がマンシェット圧よりも高くなったときにのみ血流を生じるため，血管音は聞こえ続ける．しかし，動脈内圧がマンシェット圧よりも高くなると閉塞・狭窄はなくなるため，血流は層流となり血管音は聞こえなくなる．この時点が最低血圧である．

2 血圧の調節（図16）

血圧の調節は大きく分けて次の4つによって行われる．①，②は心拍出量の調節により，③，④は末梢血管抵抗の調節により血圧を調節する．

① 心収縮機能の調節

- 延髄には**心臓抑制中枢**と**心臓促進中枢**がある．心臓に対する自律神経の作用の一つに心筋の収縮力に対する作用（**変力作用**）があり，交感神経は陽性変力作用（心筋収縮力増強）を示す．
- 頸動脈洞と大動脈弓付近に存在する**圧受容器**が血圧の上昇を感知するとその情報はそれぞれ**舌咽神経**と**迷走神経**を通る電気信号として中枢に伝わる（頸動脈洞反射）．これにより**交感神経**の緊張が低下し血管が拡張すると同時に**迷走神経**を通る電気信号が心臓に伝わり，緊張が亢進して心拍数の減少・心拍出量の減少が起こる．その逆に圧受容器が血圧の低下を感知すると心拍数の増加・心拍出量の増加が起こる．

② 腎臓における体液量の調節

- 腎臓は尿を生成することにより体液量を調節する．体液量の増減は循環血液量の増減につながり，血圧に大きな影響を与える．
- 腎臓による血圧調節作用は強力かつ長時間持続するため，血圧調節機構として重要である（図17）．
- 腎機能障害があると体液量が増えるために，血圧が上昇して高血圧となる．

③ 自律神経による血管収縮状態の調節

- 血管は大部分が交感神経の単独支配である．血管運動中枢は延髄にあり，ここからの電気信号が増えれば血管は収縮し，減れば拡張する．

④ ホルモンなどの液性因子による血管収縮状態の調節（表1）

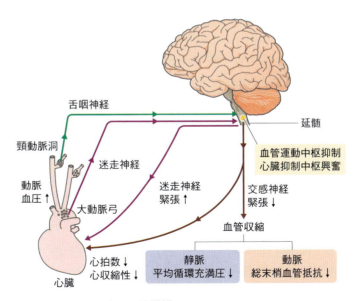

図16 血圧上昇時の調節機構
↑は亢進，増加を，↓は低下，減少をあらわす．
「QUICK 生理学・解剖学 人体の構造と機能・病態生理」（松尾 理/編），羊土社，2022[3]）をもとに作成．

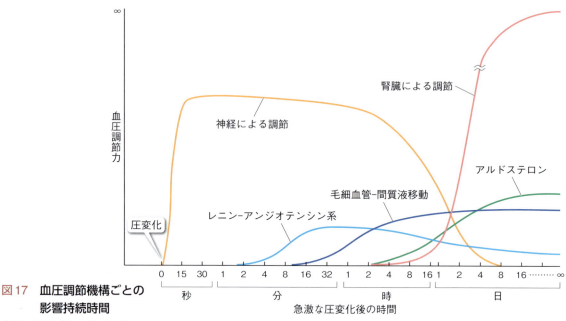

図17 血圧調節機構ごとの影響持続時間

「系統看護学講座 専門基礎分野 人体の構造と機能1 解剖生理学 第11版」（坂井建雄, 他／著）, 医学書院, 2022[4]）をもとに作成.

表1 液性因子による血管収縮状態の調節

血管収縮物質	カテコールアミン	交感神経終末や副腎髄質から放出され α 受容体に結合し, 血管を収縮させる
	レニン-アンジオテンシン-アルドステロン系	・腎臓の血流減少, あるいは腎臓の血圧低下により傍糸球体装置からレニンが分泌される ・レニンは最終的にアンジオテンシンⅡを生成し, 直接血管に作用して血管収縮を促し血圧を上昇させる ・また, アンジオテンシンⅡは副腎に作用し, アルドステロン分泌を促しNa^+と水の再吸収を促進するため循環血液量が増加し, それに伴い血圧上昇が増強する
	トロンボキサンA_2	・血小板から放出され血管収縮を引き起こす ・出血に際し, 出血部の血管を収縮させ止血を促進する
	エンドセリン	・血管内皮細胞から放出され, 強力かつ持続的な血管収縮を引き起こす
血管拡張物質	カテコールアミン	・アドレナリンが血管平滑筋の β 受容体に結合すると平滑筋が弛緩して血管が拡張する ・骨格筋につながる動脈の平滑筋には β 受容体が多いため, アドレナリンにより血管拡張を生じ, 筋血流が増加する
	一酸化窒素（NO）	・アセチルコリンやATPによる刺激に応じて血管内皮細胞から放出され, 血管平滑筋を弛緩する
	ヒスタミン	・組織の損傷により放出され, 炎症反応に関与する ・炎症が起こるとその部分が発赤するのは, ヒスタミンによる血管拡張のためである. また, 血管の透過性を亢進させ, 局所的な浮腫を生じさせる
	プロスタグランジンI_2	・血管内皮細胞から放出され, 血管拡張と血小板凝集作用を示す

3）心臓にかかる負荷

心臓からの1回拍出量を決定する要因は以下の3つである.

■1 心臓自体がもつポンプ機能（心臓の収縮力）

● 収縮力が大きいと1回拍出量は増加する.

2 前負荷

- 収縮を開始する前にかかる負荷をさす．
- 心室に溜まっている血液量が前負荷となる．
- **前負荷が大きいと1回拍出量は増加する．**

3 後負荷

- 心室の収縮時，血液を駆出する際に心室筋に加えられる負荷のことをいう．
- 全身の血管からの抵抗（全身血管抵抗）が後負荷となる．
- 一般的には左心室では大動脈圧，右心室では肺動脈圧が負荷となるため，圧負荷というよび方もある．
- **後負荷が大きいと1回拍出量は減少する．**
  - ▶ 高血圧患者では後負荷が大きくなって，拍出量が減少しやすい．
- 後負荷が増加する原因は，全身血管抵抗の増加，動脈弁の開口が小さくなる，血液の粘稠度が高い，動脈の弾力性の低下などによる．

4）フランク・スターリングの法則

- 心筋は心室内に血液が流入すればするほど，つまり収縮前の心室内にある血液量が多く，前負荷が大きくなるほど，心筋線維がより強く収縮する特性があるため，1回拍出量が増大する．
- 前負荷が大きくなると1回拍出量が増加する特性を，**フランク・スターリングの法則**という．
- 心臓に戻ってくる静脈血量（静脈還流量）に応じて収縮力を調節し，心臓への血液流入量と流出量のバランスを維持している．

5）静脈還流量

- 全身の血液が静脈を介して右心房に戻る血液量のことをいう．
- 安定した心拍出量を維持するには，心拍出量と同量の静脈還流量が必要である．
- 静脈還流量は循環血液量，心臓の拡張による吸引，胸腔内圧，下肢骨格筋のポンプ作用，静脈弁による逆流防止などに影響される．
- 通常，静脈還流量は心室の前負荷と同等にみなされる．

6）中心静脈圧（図18）

- 大静脈での血圧のことで，通常，右心房圧と等しい．
- 中心静脈圧は循環血液量のよい指標となるために，ICUなどで患者の循環動態をモニターする際によく用いられる．
- 中心静脈圧が増加すると，静脈還流量は減少する．

7）心臓の収縮力とカルシウムイオン

- 心室の収縮力とは心筋が収縮して力を発生するために内在する能力のことをいう．
- 心筋の収縮には**カルシウムイオン**が必須であり，心筋細胞内のカルシウムイオン濃度は周期的に変化する（収縮時には高くなり，拡張時には低くなる）．

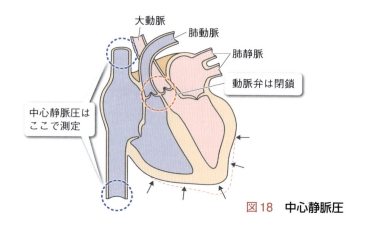

図18　中心静脈圧

- 心筋の収縮力は心筋細胞内のカルシウムイオン濃度に依存する．収縮時の細胞内カルシウムイオン濃度が増加するほど収縮力が増加する．
- 収縮力が落ちている心臓では，収縮時の心筋細胞内のカルシウムイオン濃度が低下している．
- 心臓の収縮力を測定するのには心筋細胞内のカルシウムイオン濃度を測定するのがよいが，臨床の現場ではその測定を行うことはできない．代わりに，臨床では心臓の収縮力測定には心臓超音波検査（心エコー検査）を行う．
- 心エコー検査では，心臓が最も拡張した時の大きさと最も収縮した時の大きさを比べて，ポンプの機能（**左室駆出分画**や**左室内径短縮率**）を計測する（図19）．

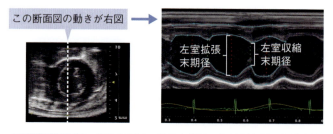

左室駆出分画　拡張末期径・収縮末期径から拡張末期・収縮末期の容積を算出して，計測する

$$左室駆出分画 = \frac{左室拡張末期容積 - 左室収縮末期容積}{左室拡張末期容積} \times 100\,(\%)$$

左室内径短縮率

$$左室内径短縮率 = \frac{左室拡張末期径 - 左室収縮末期径}{左室拡張末期径} \times 100\,(\%)$$

図19　心エコーを用いた心機能測定

8）心周期（図20）

- 心房と心室とは交互に周期的な収縮・拡張をくり返し，血液は心室の収縮によって動脈内へと拍出される．心臓が1回収縮と拡張を行うことを**心周期**という．

▶心周期＝60÷心拍数で求められる．
- 心周期と心臓の動きを図20に，心周期と心内圧・心容積・心音との関係を図21に示す．
  ▶左右の心房または心室はほぼ同時に収縮する．

1 等容性収縮期（図20①）

- 心室が収縮を開始すると圧が上昇し，心室内圧が心房内圧より高くなり，圧差により房室弁が閉鎖する．

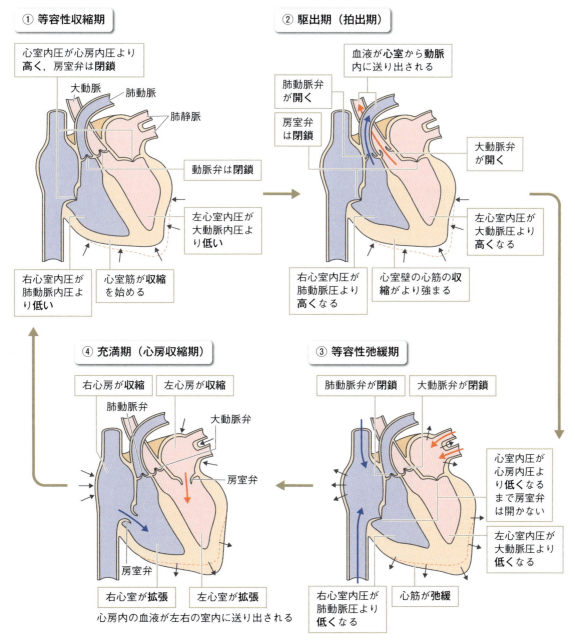

図20　心周期サイクルのしくみ

- この時点では心室内圧は動脈圧より低いため，動脈弁は閉鎖したままである．すなわち，心室の入口と出口が閉鎖したままであるため，心室内容積は一定のまま，心室筋の収縮により内圧が上昇している状態である．この時期が等容性収縮期である．

2 駆出期（図20②）

- 心室内圧が上昇し動脈圧を上回ると，圧差により動脈弁が開き，血液が動脈へと拍出される．この時期が駆出期である．

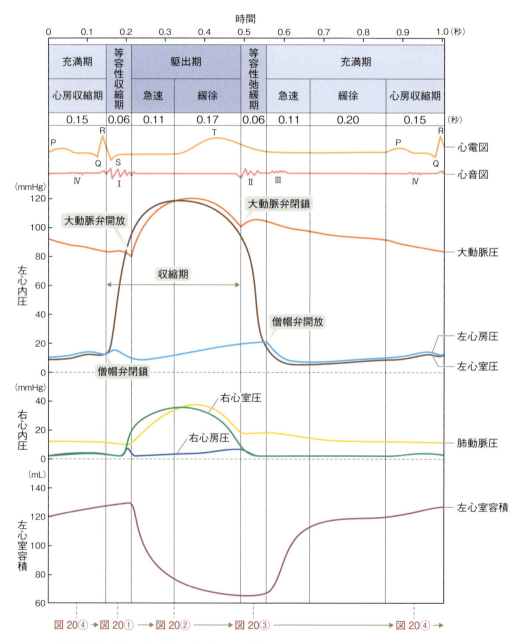

図21 心周期と心内圧・心容積・心音との関係

「系統看護学講座 専門基礎分野 人体の構造と機能1 解剖生理学 第11版」（坂井建雄，他／著），医学書院，2022[4]）をもとに作成．

❸ 等容性弛緩期（図20③）

- 血液の拍出を終えると，心室筋は弛緩を開始する．
- 心室内圧が低下し，動脈圧よりも低くなると動脈弁が閉じる．
- この時点では心室内圧は心房内圧よりも高く，房室弁も閉鎖したままであるため，容積一定のまま心室筋の弛緩により心室内圧が低下する．この時期が等容性弛緩期である．

❹ 充満期（図20④）

- 圧が十分に低下すると房室弁が開く．
- 心室の急激な拡張による血液吸引効果（**急速充満期**）と心房の収縮（**心房収縮期**）により，血液は心房から心室へ流入し，心室に血液が充満する．
- 運動時には心拍数増加に伴い心室拡張期が短縮するため，心房収縮に依存した血液流入が重要となる．

9) 心音（図21）

- 1心周期でⅠ音とⅡ音とよばれる2つの心音が聞こえる．
- Ⅰ音は心室収縮初期に房室弁閉鎖のタイミングで聞こえる．
- Ⅱ音は心室収縮期の終わりに動脈弁閉鎖のタイミングで聞こえる．
- Ⅰ音とⅡ音の間が心室収縮期，Ⅱ音と次のⅠ音の間が心室拡張期である．
- 心音は通常「ドキドキ」と表現されるが，低音の「ド」がⅠ音，高音の「キ」がⅡ音にあたる．
- 健常者ではⅠ音，Ⅱ音以外の音は聞こえない．心音以外に聞こえる雑音を**心雑音**とよぶ．

3 心臓の電気的興奮（図22）

- 全身に効率的に血液を送り出すために，心臓の収縮・拡張を行う**固有心筋**をリズムよく一体となって動かすための電気刺激の発生と伝導を行う**特殊心筋**がある．

1) 固有心筋細胞の興奮と収縮

- 心臓がポンプの働きをするためには固有心筋細胞に電気のスイッチ（興奮）が入ることが必要である．
- 心筋細胞が興奮すると**活動電位**が生じる．

2) 活動電位の発生と心臓の収縮

- 心筋の細胞膜に一定の規則性をもって伝わる刺激は電気的な活動のサイクルによるもので，これを**活動電位**という．
- 活動電位は細胞内外のイオンの移動にともない発生する．
- 細胞膜には，イオンチャネルとよばれるイオンの通り道があり，チャネルが開閉することで特定のイオンが流入する．この機能により，細胞膜電位がマイナスからプラスに変化して活動電位が発生し，心筋が収縮する．

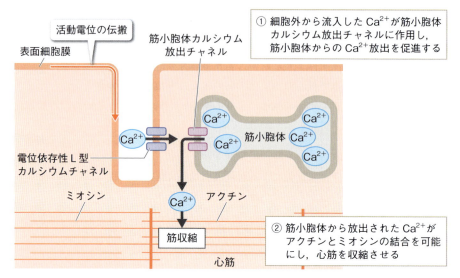

図22 心筋の収縮機構

「系統看護学講座 専門基礎分野 人体の構造と機能1 解剖生理学 第11版」(坂井建雄,他/著),医学書院,2022[4] をもとに作成.

- 心筋の細胞膜における活動電位の変化は5つの相に分けられる(図23).
- **第0相**:ナトリウムイオンチャネルが開口し,ナトリウムイオンが細胞内に流入すると細胞内の電位が一気にマイナスからプラスに転じる.これを**脱分極**という.
- **第1相**:ナトリウムイオンチャネルが閉じて脱分極が終了し,膜電位がやや低下する.

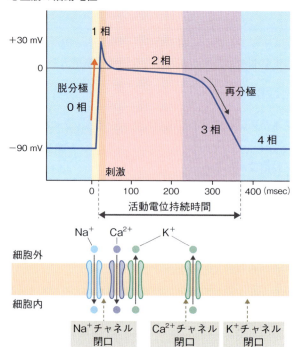

図23 心室筋の活動電位とイオン動態

「いちばんやさしい 生理学」(加藤尚志,南沢享/監),成美堂出版,2015[1] をもとに作成.

188 生理学

- **第2相**：カルシウムイオンとカリウムイオンのチャネルが開き，細胞内にカルシウムイオンが流入，細胞外にカリウムイオンが流出することで電位のバランスを保って興奮が維持される．電位変動はほとんどなく，**プラトー相**ともよばれる．
- **第3相**：カルシウムイオンチャネルが閉じ，カリウムイオンが細胞外へ流出することで細胞膜の電位が静止状態に移行する．これを**再分極**という．
- **第4相**：カリウムイオンチャネルが閉じ，静止状態となる．
- 心室筋が収縮している時間を**活動電位持続時間**といい，0相から3相までであり，心電図ではQT波形となる．心臓の拡張期は第4相にあたる．
- この活動電位が生じることで，心筋細胞に収縮開始の指令（細胞の外から内へのカルシウムイオンの流入）が発される．このカルシウムイオンが**筋小胞体カルシウム放出チャネル（リアノジン受容体）** に作用し，筋小胞体からのカルシウムイオン放出を促進する．
- 筋小胞体から放出されたカルシウムイオンがアクチンとミオシンの結合を可能にし，心筋を収縮させる．

3）心臓の自動性と歩調とり

- 心臓には神経系からの命令がなくても，自発的に一定のリズムで興奮して収縮・拡張をくり返す性質がある．これを心臓の**自動性**とよぶ．
- 自動性の源となっているのは上大静脈が右心房に開口する部位に存在する**洞房結節**とよばれる一群の細胞である．これらの細胞には一定した静止電位がなく，たえず脱分極を続けている．これを**前電位**，あるいは**歩調とり電位**という（図24）．
- 洞房結節の細胞は心臓の収縮・拡張のリズムをつくるため，**歩調とり（ペースメーカー）** とよばれる．

4）興奮の伝搬

- 心臓には電気的興奮を伝えることを主目的として刺激伝導系が備わっている．
- 刺激伝導系には**洞房結節**，**房室結節**，**ヒス束（房室束）** およびその**右脚と左脚**，**プルキンエ線維**があり，これらすべての心筋線維に自発的に刺激を生じる機能がある（図25）．
- 固有心筋細胞同士の結合部位には**ギャップ結合**があり，ギャップ結合は電気抵抗が低く，電解質が容易に通過できるため電気的な興奮が隣の細胞に容易に伝わることで，心臓はあたかも1つの細胞のように機能する（第4章 図19参照）．
- 洞房結節に発した興奮はギャップ結合を介して心房全体に広がり，心房筋の興奮と収縮を引き起こす．

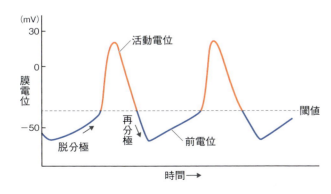

図24 心臓の自動性

膜電位が前電位によって脱分極して，それが閾値を超えると活動電位が発生し，その後に再分極するが，その後，また徐々に脱分極して再び活動電位が発生する．このように，くり返し自動的に活動電位が発生（興奮）し，この興奮が伝搬して心臓全体の興奮と収縮を生じる．

「系統看護学講座 専門基礎分野 人体の構造と機能1 解剖生理学 第11版」（坂井建雄，他/著），医学書院，2022[4]）をもとに作成．

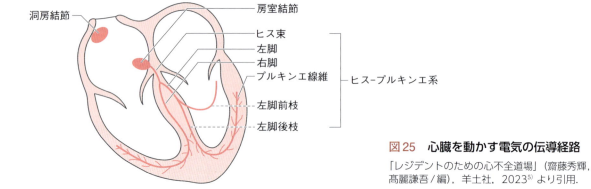

図25 心臓を動かす電気の伝導経路
「レジデントのための心不全道場」（齋藤秀輝，髙麗謙吾／編），羊土社，2023[5]より引用．

- 心房と心室の間は非興奮性の結合組織で区切られているため，心房の興奮は心室には伝わらないが，右心房下部の中隔付近に房室結節とよばれる特殊な心筋細胞群があり，ここからヒス束を通り，興奮が心房から心室へと伝わる．
- 心房の興奮・収縮に遅れて心室が興奮・収縮するため，心臓全体は効率のよいポンプ機能をもつ．
- ヒス束は心室中隔へ入ると右脚と左脚に分かれ，さらにプルキンエ線維となって枝分かれし，心室内膜側を一気に興奮させる．
- その後，心室内膜側から外膜側へギャップ結合を介して心室筋全体に興奮が伝わる．
- 固有心筋は心臓の大部分を占め，収縮して血液を拍出する心臓本来のポンプ機能を担う．
- 心筋細胞の活動電位持続時間は200ミリ秒と長く，活動電位の途中で**プラトー相**とよばれる長く脱分極が続く時間がある．脱分極している間は刺激に反応しない**不応期**であるために，洞房結節の興奮頻度が増えても，心臓は興奮し続けることなく（強縮することはない），収縮と弛緩をくり返すことができる（図26）．

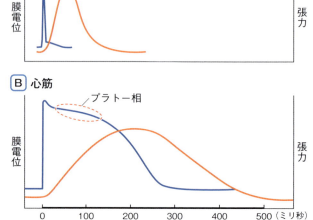

図26 骨格筋・心筋の膜電位と張力の変化

A）骨格筋の活動電位はスパイク状で，持続時間は2ミリ秒程度である．
B）心筋の活動電位は200ミリ秒と長く，活動電位の途中でプラトー相とよばれる長く脱分極が続く時期がある．
「系統看護学講座 専門基礎分野 人体の構造と機能1 解剖生理学 第11版」（坂井建雄，他／著），医学書院，2022[4]をもとに作成．

5）心筋の収縮リズム（心拍数）の変化と潜在的歩調とり

- 洞房結節の興奮頻度は自律神経（交感神経，副交感神経）や各種ホルモン・薬物の作用によって前電位の勾配，または活動電位後の再分極の程度が変わるため変化する．
- 交感神経は心臓のあらゆる場所に分布する一方で，副交感神経の迷走神経は主に洞房結節や房室結節に分布している（図27）．
- 交感神経が興奮すると前電位の勾配が急になり，洞房結節の興奮頻度が増加し，心拍数が増加する（図28A）．
- 迷走神経が興奮すると前電位の勾配が緩やかになり，興奮頻度が減少する（図28B）．
- さらに迷走神経の強い刺激では，再分極が大きくなる．すなわち，過分極することにより興奮頻度はさらに減少することになる．
- 興奮の頻度は上位の中枢ほど高く，下位ほど低い（洞房結節＞房室結節＞ヒス束＞右脚・左脚＞プルキンエ線維）（図29）．

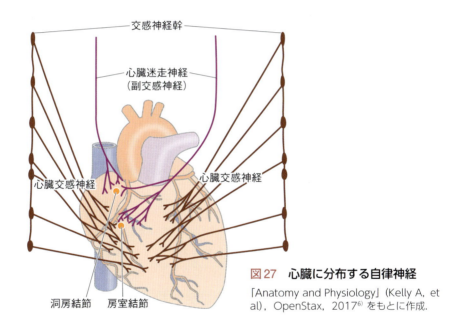

図27　心臓に分布する自律神経
「Anatomy and Physiology」（Kelly A, et al），OpenStax, 2017[6] をもとに作成．

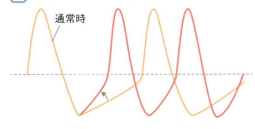

A　興奮頻度の増加（心拍数の増加）

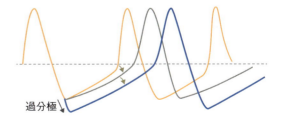

B　興奮頻度の減少（心拍数の減少）

図28　洞房結節の興奮頻度の変化
「系統看護学講座　専門基礎分野　人体の構造と機能1　解剖生理学　第11版」（坂井建雄，他／著），医学書院，2022[4] をもとに作成．

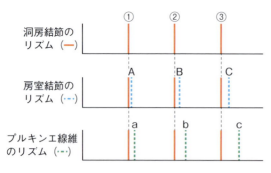

図29 部位による興奮リズムの違い
洞房結節では①〜③で示したリズムで興奮が起こる．房室結節ではA〜C，プルキンエ線維ではa〜cのリズムで興奮が起こるが，どちらも洞房結節よりも遅く，不応期にあたるため無効となる．
「系統看護学講座 専門基礎分野 人体の構造と機能1 解剖生理学 第11版」（坂井建雄，他/著），医学書院，2022[4]）をもとに作成．

- 何らかの原因で洞房結節の興奮が心房に伝わらなくなると**洞房ブロック**という状態になり，房室結節の細胞が代わって歩調とりとなる．さらに，房室結節の興奮が心室に伝わらなくなる**房室ブロック**の状態になるとプルキンエ線維が歩調とりとなる．歩調とりの細胞が代わると興奮頻度が低下するため，収縮リズムも遅くなる．

6) 心電図

心臓を収縮させるための刺激は洞房結節から発生し，刺激伝導系により心房から心室へと電位が伝わり，拍動をつくり出す．この電位のリズム（電気的興奮の心房から心室へと広がっていく様子）を体表面に電極を取り付けて記録したものが**心電図**（electrocardiogram：ECG）である．心電図は，不整脈の診断や心筋梗塞の部位診断などに力を発揮するほか，手術中や重症患者における循環動態のモニターの目的で広く用いられる．

1 心電図の誘導

- 心電図では興奮波が向かってくる場合に陽性，遠ざかる場合に陰性になるようにあらかじめ設定している．
- 診療目的で心電図を記録する場合は，手足の電極から記録される**双極肢誘導**，**単極肢誘導**の6誘導と**胸部誘導**の6誘導の計12誘導が通常，用いられる（図30）．
- 双極肢誘導は第Ⅰ誘導：右手と左手の電位差，第Ⅱ誘導：右手と左足の電位差，第Ⅲ誘導：左手と左足の電位差として記録される（図31）．
- 単極肢誘導は$_aV_R$：右手の電位，$_aV_L$：左手の電位，$_aV_F$：左足の電位として記録される（図31）．
- 双極および単極の肢誘導は前頭面の多方向からの電気的興奮心臓を観察する．
- 胸部誘導（$V_1〜V_6$）では水平面の多方向からの電気的興奮心臓を観察する．

2 心電図で記録される波形とその意味 （図32）

- 心電図ではP波，Q波，R波，S波，T波の波形が記録され，Q波，R波，S波は，**QRS波**として1つにまとめて扱う．
- **P波**：最初にあらわれる比較的小さくなだらかな波であり，心房筋全体の興奮を表す．
- PQまたはPR部分を電位の基準となる基線とする．
- **PQ, PR間隔**：心房の興奮開始から，興奮が房室結節をゆっくり伝導し，心室の興奮が開始するまでの時間．

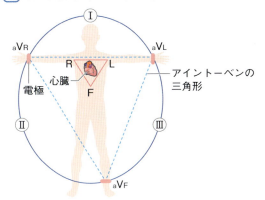

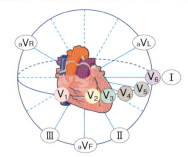

図30 双極肢誘導・単極肢誘導・胸部誘導の誘導位置

「系統看護学講座 専門基礎分野 人体の構造と機能1 解剖生理学 第11版」(坂井建雄, 他/著), 医学書院, 2022[4] をもとに作成.

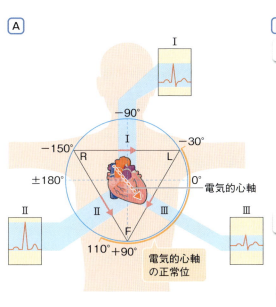

図31 双極肢誘導と誘導される心電図

「系統看護学講座 専門基礎分野 人体の構造と機能1 解剖生理学 第11版」(坂井建雄, 他/著), 医学書院, 2022[4] をもとに作成.

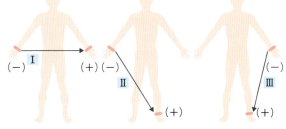

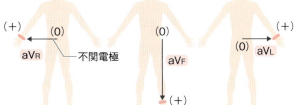

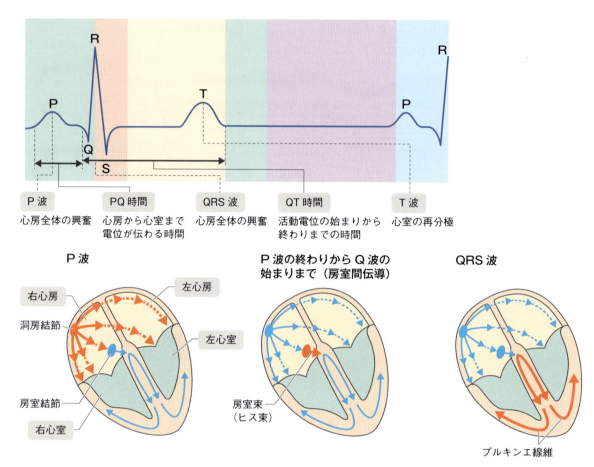

図32 刺激伝導系による興奮の伝わり方

- PR間隔は房室間に興奮伝導障害（房室ブロック）があると延長する．また，心房と心室との間に異常な興奮伝導路（WPW症候群）があると短縮することがある．
- QRS波：上下に鋭く振れる波であり，心室全体への興奮の広がりを意味し，プルキンエ線維を伝わって興奮が心室全体に広がる時期．S波はR波のあとに出現する下向きの波であるが，どの誘導でも3つそろって出現するわけではない．
- QRS波は右脚・左脚を含む心室内に伝導障害があると持続時間が長くなる．また，心室壁に肥厚がある場合にもQRS時間は延長する．
- RR間隔（時間）から心拍数を求めることができる．

心拍数 ＝ 60 ÷ RR間隔（時間）

- QT間隔：心室全体の活動電位持続時間を表す．
- ST部分は基線上にあるのが原則．この部分が上昇もしくは下降している場合は，狭心症や心筋梗塞が疑われる．
- T波：心室の再分極を表し，心室筋が拡張して次の興奮に備える際に生じる．

コラム ❸ WPW（ウォルフ-パーキンソン-ホワイト）症候群

　心房と心室の間の電気刺激を伝える余分な伝導路が生まれつきあることで，発生する病気である．心拍数が高くなる頻脈がみられることが多い．

---

❹ 房室ブロック

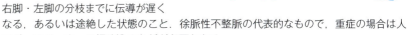

　刺激伝導系のうち，房室結節から右脚・左脚の分枝までに伝導が遅くなる，あるいは途絶した状態のこと．徐脈性不整脈の代表的なもので，重症の場合は人工ペースメーカーの埋め込みなどが必要となる．

　図に示した心電図では正常な波形の後1つ抜け，再度正常な波形が出現する．しかし，抜けているところでもP波は出現しているため，心房が興奮していてもその興奮が心室に伝導していないことがわかる．

---

❺ 心室性期外収縮

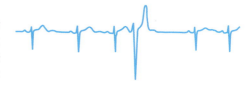

　心室内のどこかで発生した興奮が心室全体に広がり，心房よりも先に心室が収縮する．つまり，興奮の伝導順序が正常の場合とは異なるため，血液はほとんど拍出されない．

　図に示した心電図では正常な波形が3つ出た後，大きな波が出ている．これは，心室で発生した興奮が刺激伝導系を通らないため時間がかかり，大きな波となるためである．この不整脈は特段の治療は不要であるが，3回以上連続した心室性期外収縮は心室頻拍といい，危険な不整脈として扱われる．

---

❻ 心房細動

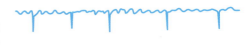

　心房内で不規則な電気信号が出現し，心房全体が細かく震えることを心房細動という．心房筋の興奮—収縮の同期性が失われてばらばらに興奮—収縮するため，心房全体の収縮は起こらなくなる．一方で，心室への血液流入は心室が勢いよく拡張することで血液を吸引するために保たれるため，急な治療は要さない場合が多い．しかし，高齢者などでは心不全を起こす要因となることや，心房内にうっ滞した血液が血栓となり，それが流出して脳梗塞を引き起こす可能性もある．

---

❼ 心室細動

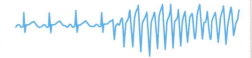

　図に示した心電図では正常な波形が4つ出た後，波が上下に大きく揺れている．心室筋の興奮—収縮の同期性が損なわれた状態である．心停止とみなされる状態の1つで，緊急の胸骨圧迫（心臓マッサージ）とAEDによる除細動が必要である．

4　心臓の循環（冠循環）

　心臓は全身に酸素や栄養を送り届けるために絶え間なく，収縮をくり返しているが，心臓自身にも心筋を動かすためのエネルギーが必要である．心臓に血液を供給し，心筋の働きを支えている血管を**冠状動脈（冠動脈）**という．

1）冠状血管系

- 冠状動脈は**右冠状動脈**と**左冠状動脈**の2本があり，大動脈弁のすぐ上の上行大動脈の壁から，大動脈の最初の枝として分かれる．
- 左冠状動脈はすぐに2本に分かれ，心室の前壁に向かう**前下行枝**と，左心房と左心室の間をめぐる**回旋枝**となる（図33A）．
- 右冠状動脈は，右心房と右心室の間をめぐり，心室後部に血液を送る．
- 心臓壁の静脈の太い血管は，冠状静脈洞に集まって右心房に注ぐ．
- 静脈血の30％ほどは，細い静脈から直接，主に右心房の内腔に開く（図33B）．

2）冠状循環

- 心筋は絶えず収縮をくり返しているため，その仕事量は非常に大きく，冠状動脈はその仕事量に応じた酸素と栄養分を心筋に送っている．この冠状動脈による心臓独自の血液循環システムを**冠状循環**という．
- 冠状循環には安静時の心拍出量の5％が流れるが，この血液量は心臓の代謝量（酸素消費量）と比較してきわめて少ない．
- 心臓以外の組織では動脈血中酸素の30％程度を利用しているにすぎないが，心臓では約70％を利用している．
- 冠状循環の血流量（冠血流量）は心臓が血液を拍出する仕事量に比例して増加する．激しい運動時に心拍出量が増加すると，冠状動脈が十分に拡張して，冠血流量も増加する．
- 心臓には，収縮期に高い内圧がかかるため，冠状動脈にも高い圧力がかかり，血液が流れにくい一方で，冠状動脈は心臓の拡張している間に血液量が増加する（他の臓器では収縮期の方が多くの血液が流れるのとは逆の現象が起きる．図34）．
- 心臓の機能が低下すると，心臓に血液が停滞して拡張期の圧が正常よりも高くなり，冠血流量が減少し，心筋への血液量不足になるため，さらに心機能が増悪する．

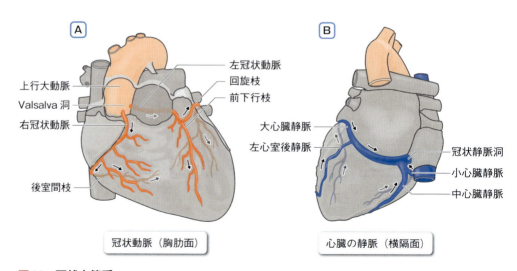

図33　冠状血管系

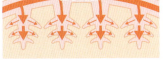

図34 左冠状動脈と心筋の内部イメージ
「生体のしくみ標準テキスト（第3版）新しい解剖生理」（高松 研，堀内ふき/監），医学映像教育センター，2020[7]）をもとに作成.

> **コラム 8 狭心症と心筋梗塞**
> 　狭心症とは動脈硬化などにより冠状動脈が狭窄して血流不足になった状態であり，心筋の酸素不足から胸痛発作を起こす．また，心筋梗塞は血栓などにより冠状動脈が閉鎖してその流域の心筋組織に酸素が供給されなくなり，心筋が壊死を起こす．
> 　冠状動脈を拡張させる最大の刺激は酸素分圧低下であるが，一酸化窒素（NO）やプロスタグランジンI_2（PGI_2），アデノシンなどにもよく反応する．冠状動脈を拡張させる薬剤としてはニトログリセリンがよく用いられるが，ニトログリセリンは細胞内で分解されるとNOを産生するからである．

3）心臓の機能不全（図35）

- 心臓のポンプ作用はさまざまな要因で機能低下をきたすが，最も多い原因は冠状動脈に病変がある狭心症や心筋梗塞などの虚血性心疾患によるものである．
- 心臓のポンプ作用に異常が生じると，全身にスムーズに血液を送り届けることができなくなるため，さまざまな障害が起こる．この心臓の機能不全状態を**心不全**という．
- 左心機能に異常が生じると左心不全，右心機能に異常が起こると右心不全となる．
- **左心不全**ではポンプ機能の異常により動脈に十分な血液を拍出できなくなる．また，肺循環に血液がうっ滞することもある．
- 血液を十分に拍出できず，心拍出量が低下すると，各組織が酸素不足状態となり，脳では意識障害，腎臓では尿量減少，骨格筋では疲労感，皮膚では浮腫（むくみ），チアノーゼなどが出現する．
- 肺に血液がうっ滞すると血管壁から肺胞に水分が漏出して**肺水腫**を招く．
- **右心不全**では右心室の異常により右心室のうっ血や，上下大静脈への逆流，肺動脈への拍出量低下などが起こる．血液のうっ滞による頸静脈の怒張，消化管の浮腫や肝腫大による消化器症状，脚の浮腫，腹水などの症状が出現する．

> **Point 4 浮腫**
> - 浮腫とは組織間隙に正常以上に水が貯留した（間質液が増加した）状態のこと．一般的にいう「むくみ」である．
> - 血管からの濾出の増加（毛細血管圧の上昇や膠質浸透圧の低下），リンパ管への流出減少または毛細血管圧の浸透圧低下により血管内に間質液を戻すことができないために生じる．
> - 全身性浮腫と局所性浮腫に分類される．

全身性浮腫：心疾患，腎不全，肝硬変，がんなどの全身性疾患により全身に現れることが多い．
局所性浮腫：下肢静脈瘤，リンパ浮腫といった静脈およびリンパ管の閉塞によるものや，火傷や打撲などの局所の炎症により毛細血管の透過性が高まり，血管内から間質への体液進行が促進されることで起こる．

- 浮腫の治療として，疾患の治療が最優先となるが，食塩や水分の摂取制限も改善効果がある．また，利尿薬などを使用して食塩を尿中に排泄することも浮腫の改善には有効である．

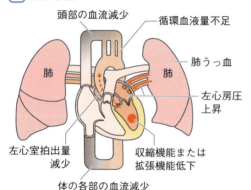
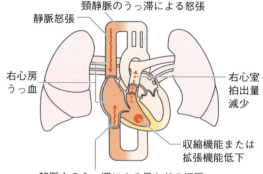

図35　左心不全と右心不全

「循環器疾患ビジュアルブック　第2版」（落合慈之/監，山﨑正雄，柴田　講/編），Gakkenメディカル出版社事業部，2017[8]）をもとに作成．

5 各臓器における循環の特性

1）脳循環

- 脳に血液を供給する循環器系を**脳循環**という．脳は体重に占める割合が2％であるのに対し，安静時の心拍出量の15％が脳循環に供給されている．このことは，脳ではエネルギー代謝がさかんであることを示している．
- 脳にはエネルギー代謝に必要なグルコースなどの備蓄がほとんどない．また，脳はグルコース以外の基質をエネルギー産生に利用できないため，重要な器官である脳を恒常的に維持するためには常に酸素やグルコースを含む大量の血液が必要である．
- そのため，脳循環には血圧変動に左右されずに血流を一定に保つための調節機構が備わっている．
- 脳の下面には六角形の輪状に脳底部を取り囲む血管群があり，**ウィリス動脈輪（大脳動脈輪）**とよばれる（図36）．
- ウィリス動脈輪は仮に1箇所が詰まっても，他の血管から脳に血液が供給されるようにするシステムで，脳の血液循環を保つための安全装置の役割を担っている．

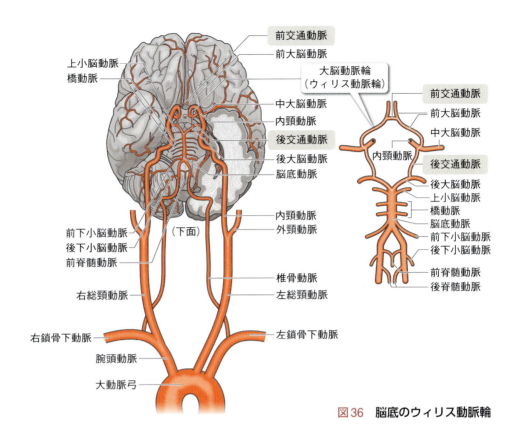

図36 脳底のウィリス動脈輪

- 脳の血管は体内の他の血管と比較して二酸化炭素分圧の変化に敏感で，二酸化炭素が少しでも増加すると脳血管が拡張して脳血流が増加する．逆に少しでも減少すると脳血管が収縮して脳血流量は減少する．

2) 内臓循環（図37）

- 胃，肝臓，脾臓，膵臓，小腸，大腸に血液を供給する循環路が**内臓循環**である．安静時でも心拍出量の20～30％が循環する体内最大の血液循環路である．
- 消化器への動脈は腹腔動脈，上腸間膜動脈，下腸間膜動脈の3本である．いずれも大動脈の前面から出ており，左右対にならない無対性動脈である．
- **腹腔動脈**は最も太く，胃と十二指腸の上半分，脾臓，膵臓の一部に血液を送る．また，腹腔動脈の分枝の**固有肝動脈**は肝臓，胆嚢へ血液を送る．
- **上腸間膜動脈**は十二指腸の下半分より下部の小腸と横行結腸左1/3あたりまでの大腸，膵臓の一部に血液を送る．
- **下腸間膜動脈**は横行結腸左1/3より下流の大腸へ血液を送る．
- **門脈**は腹部の消化管と付属器官，および脾臓からの静脈血をすべて集めて肝臓に運ぶ血管である．
- 脾静脈および上・下腸間膜静脈が合流して門脈となり，肝臓に入る．したがって肝臓には腸管で吸収された栄養素が門脈を通して直接集まる．

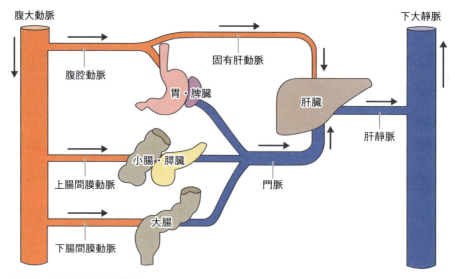

図37 内臓循環（門脈系）
「系統看護学講座 専門基礎分野 人体の構造と機能1 解剖生理学 第10版」（坂井建雄，岡田隆夫/著），医学書院，2018[9]）をもとに作成．

3）肺循環

第8章「**5 肺循環**」を参照．

4）骨格筋循環

- 骨格筋循環では運動時に血流量を増加させるための機能が備わっている．
- 運動時に交感神経が興奮すると骨格筋以外の血管平滑筋は収縮して血流が減少する一方，骨格筋内の血管は拡張し，安静時では血流が少なかった毛細血管にも血液が流れるように調節され，骨格筋に血流が集中するようになる（図38）．

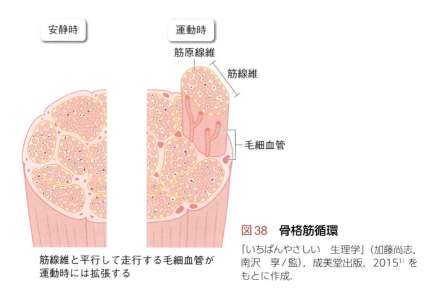

図38 骨格筋循環
「いちばんやさしい 生理学」（加藤尚志，南沢 享/監），成美堂出版，2015[1]）をもとに作成．

筋線維と平行して走行する毛細血管が運動時には拡張する

- 骨格筋を支配する交感神経は興奮すると骨格筋外の動脈の平滑筋収縮を促進して血圧を上昇させる一方，骨格筋内の動脈の平滑筋収縮を抑制し血管を拡張させ，骨格筋への血流を増やすように働く．
- これは骨格筋の血管には血管拡張性コリン作動性交感神経線維が分布しているためである．
- さらに運動によって産生される代謝産物（乳酸，アデノシンなど）によっても局所の血管が拡張する．

■ 文献

1)「いちばんやさしい 生理学」（加藤尚志，南沢 享/監），成美堂出版，2015
2)「高血圧治療ガイドライン2019」（日本高血圧学会高血圧治療ガイドライン作成委員会/編），ライフサイエンス出版，2019
3)「QUICK 生理学・解剖学 人体の構造と機能・病態生理」（松尾 理/編），羊土社，2022
4)「系統看護学講座 専門基礎分野 人体の構造と機能1 解剖生理学 第11版」（坂井建雄，他/著），医学書院，2022
5)「レジデントのための心不全道場」（齋藤秀輝，髙麗謙吾/編），羊土社，2023
6)「Anatomy and Physiology」（Kelly A, et al），OpenStax，2017
7)「生体のしくみ標準テキスト（第3版）新しい解剖生理」（高松 研，堀内ふき/監），医学映像教育センター，2020
8)「循環器疾患ビジュアルブック 第2版」（落合慈之/監，山﨑正雄，柴田 講/編），Gakkenメディカル出版社事業部，2017
9)「系統看護学講座 専門基礎分野 人体の構造と機能1 解剖生理学 第10版」（坂井建雄，岡田隆夫/著），医学書院，2018

練習問題

問1 頸動脈洞反射で**誤っている**のはどれか．[2012年第47回PM]

❶ 徐脈になる．　❷ 血圧が低下する．　❸ 化学的刺激によって生じる．
❹ 求心路は舌咽神経を介する．　❺ 遠心路は迷走神経を介する．

問2 心臓で正しいのはどれか．

❶ 収縮期に冠血流量は増加する．
❷ 心筋は伸長されると収縮力が低下する．
❸ 心室と心房は同時に収縮が開始される．
❹ 交感神経が活性化すると心筋収縮力が増加する．
❺ 心筋の収縮は主にカリウムイオンの細胞内流入によって生じる．

問3 心筋の性質で正しいのはどれか．

❶ 強縮しない．　❷ 活動電位の不応期が骨格筋より短い．
❸ 伸展されるほど大きな収縮力を発生する．　❹ ギャップ結合がない．　❺ 自動能がない．

問4 運動負荷によって起こる生体反応で**誤っている**のはどれか．
① 冠血流は増加する．　② 肝血流は増加する．　③ 脳血流は減少する．
④ 皮膚血流は増加する．　⑤ 筋血流は増加する．

問5 冠状動脈を拡張するのはどれか．
① レニン　② アデノシン　③ アドレナリン　④ 酸素分圧の上昇　⑤ エンドセリン

問6 心臓の興奮伝達について正しいのはどれか．
① 歩調とり細胞の再分極が過分極すると心拍数は増加する．
② プルキンエ線維が歩調とり細胞となる場合，心拍数は増加する．
③ 歩調とり電位の脱分極の勾配が緩やかになると心拍数は増加する．
④ 房室結節の歩調とりリズムは洞房結節よりも遅い．
⑤ 副交感神経の興奮により脱分極電位変化の勾配が急峻になる．

問7 心電図からわかることはどれか．**2つ選べ**．
① 最低血圧　② 心拍出量　③ 心室の収縮力　④ 房室伝導時間　⑤ 心拍数

問8 心周期について正しいのはどれか．
① 等容性収縮期には動脈弁は閉鎖している．
② 駆出期には動脈弁は閉鎖している．
③ 等容性弛緩期には房室弁は開いている．
④ 充満期には心室から血液が流出する．
⑤ 等容性収縮期に心室から血液が流出する．

問9 心電図波形と心周期の関係について正しいのはどれか．**2つ選べ**．
① P波は心室の興奮に対応する．
② QRS波は駆出期に現れる．
③ PQ時間は房室間興奮伝導時間を表す．
④ ST部分は心室全体に興奮が広がる時間である．
⑤ T波は心室の再分極を表す．

解答
問1 ③　問2 ④　問3 ①　問4 ②　問5 ②　問6 ④　問7 ④⑤　問8 ①　問9 ③⑤

第10章 からだ中をめぐって、からだを守る（血液）

学習のポイント
- 血液の成分と働きを説明できる
- 血液がつくられるしくみを説明できる
- 赤血球，白血球，血小板の働きを説明できる

1 血液の組成と機能

- 血液は細胞外液の一種であり，血管の中を流れて全身を循環して物質の運搬と熱の配分を行っている．
- すべての組織・器官の活動状態は血液の供給に依存している．
- 血液は**液体成分**と**細胞成分**に分けられる（図1）．

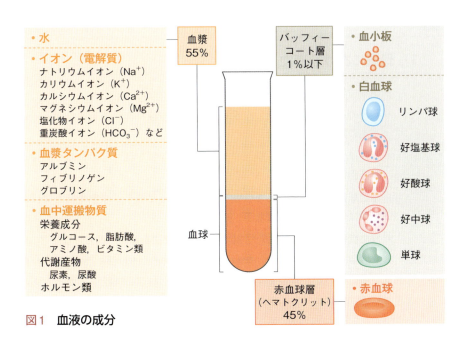

図1 血液の成分

1）血漿

- 血液の液体成分を**血漿**という．血液の容積の55〜60％を占める．
- 血漿成分の約9割は水である．
- 残り1割は**アルブミン**，フィブリノゲン，グロブリンなどの**タンパク質**，コレステロールなどの**脂質**，グルコースなどの**糖質**である．これ以外に各種の微量元素やホルモンなども含まれる．
- 液体成分は各臓器の機能の影響を受けて成分濃度が変化する．その各臓器が正常に機能しているかを判定するための重要な情報を得ることができる．
- 血液は，全身を循環することによって物質の輸送を担っている．グルコースや電解質などは単体で運ばれるが，鉄や性ホルモンなどは血漿タンパク質に結合し，コレステロールはリポタンパク質に結合して複合体として輸送される．

2）細胞成分

- 血液の細胞成分（血球）は**赤血球・白血球・血小板**からなる．
- 血液の容積の40〜45％を占め，その大部分が赤血球である．
- 血液の細胞成分である赤血球，白血球，血小板はすべて**造血幹細胞**から発したものであるが，その機能は互いに関係をもたないほど分化している．
- **赤血球**は酸素と二酸化炭素を運搬する役割を担う．
- **白血球**は体内に侵入した細菌やウイルスなどの異物を排除してからだを守る．さらに老化した細胞や異常な細胞を排除するという役割も担う．
- **血小板**は止血の役割を担う．

2 造血のしくみ

1）骨髄における造血

- 血液の細胞成分を産生することを**造血**という．
- 胎児の初期には卵黄嚢，中期には肝臓や脾臓において造血器がみられる．出生後は骨髄が造血の場となる（**骨髄造血**）．
- 骨髄は骨の内部にある髄腔や海綿骨のすき間を満たしているやわらかい組織であり，**造血幹細胞**が存在している（図2）．
- 赤血球の造血がさかんな骨髄は赤い色をしており，**赤色骨髄**とよばれる．造血機能がない骨髄は黄色骨髄とよばれる．
- 造血機能をもつ骨髄は乳幼児ではほぼ全身にあるが，成人では主として椎骨，胸骨，肋骨・骨盤などの比較的大きくからだの中心にある骨の骨髄で造血がみられる（図3）．
- 脾臓には古くなり役割を終えた赤血球や白血球を破壊する働きがある．さらに大量出血の際には骨髄とともに血球成分をつくる働きがある．

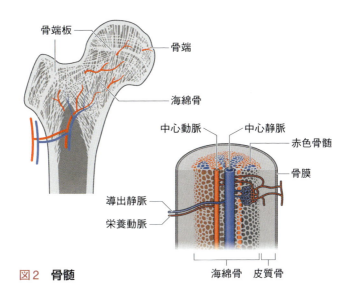

図2　骨髄

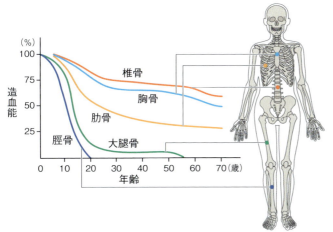

図3　骨髄における造血能の経年的変化

成人では，赤血球は骨髄で産生される．各骨髄における造血能は年齢とともに低下していくが，骨によって低下のしかたは異なる．
「系統看護学講座　専門基礎分野　人体の構造と機能1　解剖生理学　第11版」（坂井建雄，他/著），医学書院，2022[1]）をもとに作成．

2）造血幹細胞から血球への分化（図4）

- 赤血球は毎日2,000億個ほどが寿命を終え，それを補うために同じ量がつくられる．同様に，白血球の好中球は毎日500億〜700億個，血小板は1,000億個〜2,000億個がつくられる．これらの血液細胞の源となるのが**造血幹細胞**である．
- 造血幹細胞は自分を複製する能力（**自己複製能**）と赤血球，白血球，血小板のいずれかに分化する能力（**多分化能**）をもつ．
- 造血幹細胞はまず，**骨髄系幹細胞**と**リンパ系幹細胞**に分化する．
- 骨髄系幹細胞は赤血球，血小板，単球，顆粒球（好中球，好酸球，好塩基球）の前駆細胞となる．
- リンパ系幹細胞はリンパ球（T細胞，B細胞，NK細胞など）の前駆細胞となる．B細胞とNK細胞は骨髄で成熟するが，T細胞の前駆細胞は骨髄を出て胸腺で成熟する．
- 血小板は造血幹細胞から分化した巨核球が崩壊してできた細胞のかけらである．

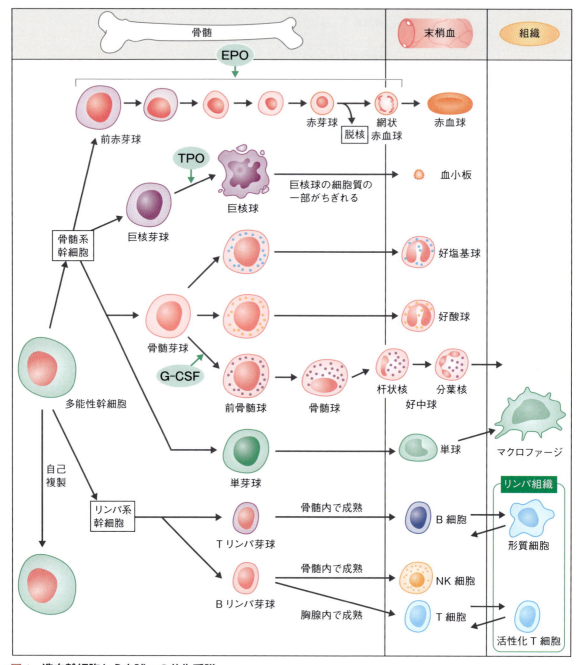

図4 造血幹細胞から血球への分化系譜

「系統看護学講座 専門基礎分野 人体の構造と機能1 解剖生理学 第11版」（坂井建雄，他／著），医学書院，2022[1]）ならびに「いちばんやさしい 生理学」（加藤尚志，南沢 享／監），成美堂出版，2015[2]）をもとに作成.

3）赤血球の新生

- 骨髄において造血幹細胞から赤血球が産生されることを**新生**という．
- 赤血球は骨髄における成熟過程で核を失った（**脱核**）状態で血液中に放出される．
- 骨髄から放出された未成熟な赤血球は中心部に網目状の模様があることから**網状赤血球**とよばれる．

- 網状赤血球は1～2日で成熟赤血球となる．成熟赤血球の寿命は120日であるのに対し，網状赤血球の状態は短いため，網状赤血球は全赤血球の1％を占める程度である．
- 大出血の後など，赤血球の新生が亢進したときには網状赤血球の割合が増加する．
- 赤血球を新生する際に特に必要とされるものは，**鉄**および**ビタミンB_{12}**や**葉酸**などのビタミンである．
- 鉄はヘモグロビン合成のための素材として必須である．このため，鉄が不足するとヘモグロビンが合成できず，結果的に赤血球の新生が障害される．
- ビタミンB_{12}や葉酸はDNA合成を促進する．前赤芽球はさかんに増殖・分裂をくり返し，その際にDNA合成が必要である．ビタミンB_{12}や葉酸の不足によって，前赤芽球の細胞分裂が低下し貧血をきたす．
- 赤血球新生の調節因子は腎臓から分泌されるホルモンの**エリスロポエチン（EPO）**である．EPOは赤芽球系前駆細胞や前赤芽球の増殖・分化を促進することで赤血球の産生を促す．
- 赤血球は出生直後に多く，3カ月くらいまで低下する．女子では3カ月以降，赤血球数に大きな変動はないが，男子では10代後半からその数が急激に増加する．

> **コラム ❶ 高地トレーニングとエリスロポエチン（EPO）**
>
> 高山など酸素濃度が低い環境で酸欠（低酸素状態）になると生体ではEPOをつくり出して赤血球を増やし，酸素運搬効率を高める働きが備わっている．この働きを利用して身体能力を高めているのが，スポーツ選手が行っている高地トレーニングである．
> 低酸素下でのEPO産生のカギは体内でEPO産生を促す因子として働くHIF（低酸素誘導因子）というタンパク質である．通常の酸素濃度下ではHIFは産生後すみやかにHIF代謝酵素によって分解されてしまい，作用しないが，低酸素状態ではHIF代謝酵素が働かなくなり，HIFが作用を発揮し，EPOなどの産生が促進される．

4）造血幹細胞の増殖・分化にかかわるサイトカイン

- 造血幹細胞の分化には生理活性物質であるサイトカインの一種であるさまざまな造血因子がかかわる（表1）．
- それぞれの系統の血球前駆細胞は特異的な造血因子の作用を受けて最終分化し成熟した血球細胞になる．
- エリスロポエチン（EPO）は赤血球，G-CSFは好中球，トロンボポエチン（TPO）は血小板の特異的な造血因子である（図4）．

3 赤血球

1）赤血球の役割

- 赤血球は体内で最も多い細胞で，血液中の血球成分のほとんどを占める．
- **ヘモグロビン**を多量に含有し，全身に酸素を運搬する重要な役割を担う．したがって，血液の酸素運搬能を評価するためには十分な量のヘモグロビンをもった赤血球が十分な数あるかを調べる必要がある．
- また，二酸化炭素を輸送する役割も担う．

表1 造血にかかわる主なサイトカイン

代表的なサイトカイン		おもな機能
インターロイキン (interleukin：IL)	IL-1	T細胞の活性化，マクロファージ活性化
	IL-2	T細胞の増殖・分化
	IL-3	造血前駆細胞の分化促進
	IL-4	B細胞の活性化
	IL-5	B細胞の増殖・分化，好酸球の増殖・分化
	IL-6	B細胞の増殖・分化
	IL-7	リンパ球系前駆細胞，未熟細胞の分化・成熟
	IL-9	マスト細胞の増殖・分化
	IL-11	造血制御
	IL-15	T細胞の増殖・分化
造血因子 (colony stimulating factor：CSF)	SCF	骨髄系とリンパ系細胞の増殖
	GM-CSF	骨髄系，顆粒球系，単球系細胞の増殖・分化
	G-CSF	好中球の増殖・分化
	M-CSF	マクロファージの増殖・分化
	EPO	赤血球系前駆細胞の増殖・分化
	TPO	巨核球の増殖・分化，血小板の産生調節
インターフェロン (interferon：IFN)	IFN-β	B細胞の増殖・分化（IL-6と同じ作用）
	IFN-γ	マクロファージ・NK細胞の活性化，IL-4に対する拮抗作用

- 赤血球は直径7〜8μmの扁平な円盤状で，中心部が凹んでいるため，容積当たりの表面積が大きい．そのため，ガス拡散の効率が高く，また，変形性に富み，血流速度に応じて容易に変形しやすいので直径が赤血球径と同等の毛細血管も通過できる．
- 赤血球数は1 mm³の血液中の赤血球の数で表される．血液中の赤血球数の基準は男子成人：410万〜530万/mm³，女子成人：380万〜480万/mm³である．
- ヘモグロビン（Hb）濃度は血液100 mL中に含まれるヘモグロビンの重さで表される．Hb濃度の基準は男子成人：14〜18 g/100 mL，女子成人：12〜16 g/100 mLである．
- 血液に占める血球成分の割合をヘマトクリット（Ht）値という（図5）．細胞成分としては赤血球が圧倒的に多いため，白血病などで白血球が異常に増加した場合以外は細胞成分＝赤血球と考えてもかまわない．Ht値の基準は男子成人：40〜48％，女子成人：36〜42％である．

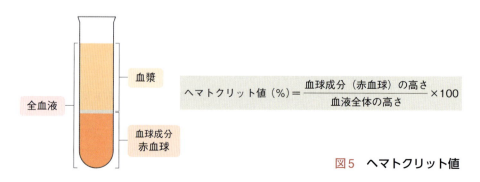

図5 ヘマトクリット値

- 赤血球数，Hb濃度，Ht値は貧血の指標として重要である．これらの値が低下した場合は貧血が疑われる．
- 一方，Hb濃度やHt値が上昇している場合は脱水が原因であることが多い．これは血漿量が減少し，濃縮されるためである．

2) ヘモグロビンの構造と機能（図6）

- ヘモグロビン（Hb）はヘムという鉄（Fe）を含む色素（**ヘム鉄**）と**グロビン**というポリペプチドが結合したものが4個集まって構成され，赤血球に豊富に含まれている．
- ヘムの中心部分にある鉄には1分子の酸素（O_2）が結合する．1つのHbに4つのヘムがあるため，4分子の酸素が結合することができる．
- 血液が赤いのは赤血球のヘム鉄が酸化して，赤色を呈するためである．
- 何%のHbがO_2を結合しているかを**動脈血酸素飽和度**（SaO_2）という．

> **Point 1　デオキシヘモグロビンとオキシヘモグロビン**
> O_2と結合していないHbはデオキシヘモグロビン（脱酸素化ヘモグロビン）とよばれ，暗赤色（静脈血の色）を呈するが，O_2と結合してオキシヘモグロビン（酸素化ヘモグロビン）となると鮮紅色（動脈血の色）に変わる．この色調の変化は赤外線を用いて経皮的に測定することができる．この測定に用いられる医療機器をパルスオキシメーターといい，測定値はSpO_2で表される．

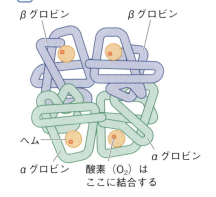
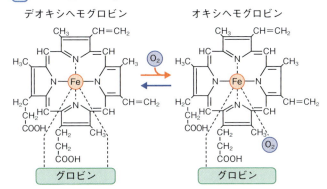

図6　ヘモグロビンの構造
A）ヘム基と結合したグロビンが4つ集まった四量体である．グロビンにはα，βの2種類がある．B）赤血球に取り込まれたO_2は，中心にある鉄と結合する．ヘムはポリペプチド鎖と結合しており，これが4個集まってヘモグロビン（Hb）を構成している．

3) 酸素解離曲線（図7）

- HbとO_2の結合の関係を表したものを**酸素解離曲線**という．酸素解離曲線は酸素分圧が低い所では急峻で，高い所では緩やかな曲線を示す．
  - ▶**酸素飽和度**：血液中に含まれる全ヘモグロビンのうち，酸素と結合している割合．
  - ▶**酸素分圧**：液体や気体のなかで酸素が占める圧力．単位はTorrと表す場合もある．

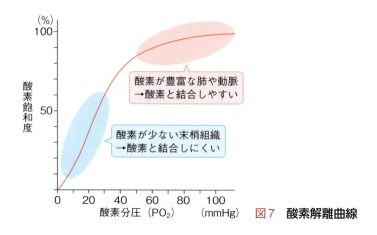

図7　酸素解離曲線

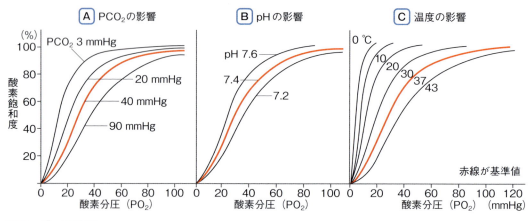

図8　ボーア効果

- HbはCO₂の量に影響を受けやすく，血液中のHbがO₂を結合するか解離するかは，周囲のCO₂分圧により決まる．すなわち，血液中のCO₂濃度が高い環境ではO₂と結合しにくくなる（O₂を解離しやすい）という特徴がある（図8A）．
- CO₂が増加すると水素イオン（H⁺）が増え，血中のpHが低下（酸性に傾く：**アシドーシス**）する．その場合，酸性化を抑制するためにHbはH⁺と結合し，O₂がHbと結合しにくくなる．言い換えれば，O₂との親和性が低下することでHbは結合していたO₂をより解離しやすくなる．これを酸素解離曲線で表すと，曲線全体が右方向にシフトする．これを**ボーア効果**という（図8B）．
- ボーア効果は，体温が上昇したときにもみられる．体温が上昇すると，酸素解離曲線が右方にシフトし，組織に酸素を供給しやすい状態をつくる．組織の代謝が活発で，酸素の必要性が高いことへの対応として，ボーア効果は理にかなった仕組みとなっている（図8C）．

4）赤血球の破壊

❶ 溶血

- 赤血球の破壊は**溶血**とよばれる．
- 老化した赤血球は細胞膜の変形性が低下し，脾臓にある細い毛細血管を通過することができず，破壊される．

- 破壊された赤血球はマクロファージや肝臓のマクロファージである**クッパー細胞**により貪食される．

❷ ビリルビンの腸肝循環（図9）

- 貪食されたヘモグロビンのヘムは鉄を失い，**遊離ビリルビン（間接ビリルビン）**となる．
- ヘムから離れた鉄は血漿タンパク質の一つであるトランスフェリンと結合して骨髄に送られ赤血球新生のためのヘムの合成に再利用されたり，肝臓に送られ貯蔵鉄となる．
- 遊離ビリルビンはアルブミンと結合して肝臓に送られ，肝細胞内のグルクロン酸と結合して**抱合型ビリルビン（直接ビリルビン）**となり，胆汁として腸管内に排泄される．腸管内でビリルビンはウロビリノゲン，**ステルコビリン**となり，糞便とともに排泄される．糞便の黄褐色はこのステルコビリンの色である．
- ウロビリノゲンの一部は再び腸管で吸収される．吸収されたウロビリノゲンの一部は腎臓から尿として排出されるが，一部は再び肝臓から腸管内に排泄される．これを**ビリルビンの腸肝循環**という．
- 血液中のビリルビン濃度が上昇し，皮膚が黄色くなることを**黄疸**という．溶血が亢進した場合，血中の遊離ビリルビン濃度が上昇して黄疸となる．

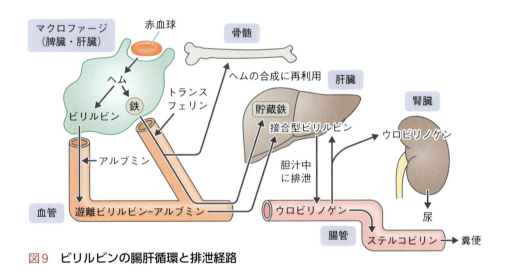

図9 ビリルビンの腸肝循環と排泄経路

5）血液型

いわゆる血液型は一般的に赤血球型のことを指し，人によって赤血球膜の表面の抗原が異なることに由来する．血液型としてはABO式とRh式が有名であり，輸血の際に問題となる．

❶ ABO式血液型（図10）

- A型，B型，AB型，O型の4つに分けられ，赤血球膜表面の抗原（凝集原）によって決まる．膜の抗原がA抗原であればA型，B抗原はB型，AとB両方の抗原であればAB型，どちらの抗原ももたなければO型となる．
- ABO式血液型はA，B，Oの対立遺伝子（アレル）を両親から1つずつ受け取り，3つの遺伝子の組合せでメンデルの法則にしたがって規則的に遺伝する．AとBの間に優劣はなく，AとBはOに対して顕性（優性）遺伝をする．

- したがって，AA，AO，BB，BO，ABとOOの6パターンが認められる．
- A型の人の血漿には抗B抗体，B型には抗A抗体，O型には両方の抗体が存在する．一方，AB型の人の血漿には抗A，抗B両方の抗体が存在しない．
- A型の人にB型の血液を輸血すると，A型の抗B抗体により輸血されたB型の赤血球が**凝集**する．
- 凝集した赤血球塊が微小血管を閉塞したり，溶血により赤血球から溶出したヘモグロビンが腎臓で濾過され，尿細管に詰まり急性腎不全を引き起こしたりする可能性がある．

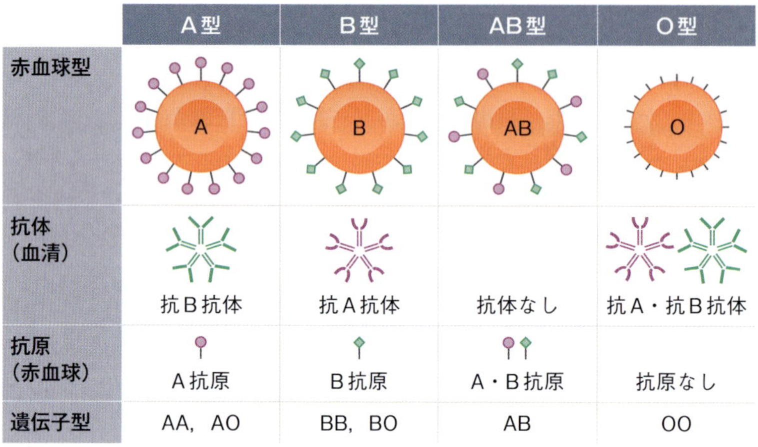

	A型	B型	AB型	O型
赤血球型	A	B	AB	O
抗体（血清）	抗B抗体	抗A抗体	抗体なし	抗A・抗B抗体
抗原（赤血球）	A抗原	B抗原	A・B抗原	抗原なし
遺伝子型	AA, AO	BB, BO	AB	OO

図10　ABO式血液型のタイプ

2 Rh式血液型（図11）

- A抗原，B抗原以外にも赤血球表面にはRh因子とよばれる抗原がある．Rh因子をもつ人はRh（＋），もたない人はRh（－）とよばれる．
- 日本人におけるRh（－）の割合は1％以下であるが，その割合は人種により異なり，白人では15％程度存在する．
- Rh（－）の人はRh因子に対する抗体をあらかじめもっていない．しかし，Rh（－）の人に対してRh（＋）の血液を輸血すると，1週間ほど時間をかけて抗体が産生される．したがって，初回の輸血では問題とならないが，2回目にRh（＋）の血液を輸血するとすでにつくられている抗体と反応し赤血球の凝集が生じる．
- Rh式血液型が重要なのはRh（－）の女性が妊娠した場合である．Rh（＋）はRh（－）に対して顕性（優性）であるため，通常胎児はRh（＋）である．胎児血と母体血は混じることはないが，妊娠末期や分娩時に胎盤が子宮壁からはがれて微量の胎児血が母体に入ることがある．このことで，上述の輸血の場合と同じように母体にRh（＋）の抗体が形成される．第1子は抗体が産生される前に分娩されるために問題となることはないが，第2子以降が問題となる．Rh（＋）に対する抗体はIgG抗体のため胎盤を通過でき，これが胎児に移行して胎児の赤血球を破壊する．これにより，胎児は溶血性貧血を生じ，重度の障害を起こしたり，子宮内死亡を起こしたりすることもある．これを**血液型不適合妊娠**という．

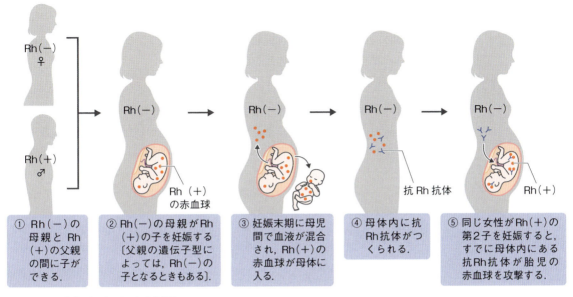

図11　Rh式血液型の不適合妊娠

「系統看護学講座　専門基礎分野　人体の構造と機能1　解剖生理学　第11版」（坂井建雄，他／著），医学書院，2022[1]）をもとに作成．

4 白血球

1）白血球の役割（図12）

- 白血球は血液1 mm^{3}中に5,000〜10,000個存在する．
- 白血球は**顆粒球**，**単球**，**リンパ球**に分類される．
  ▶ 顆粒球はさらに染色性（酸性，中性，アルカリ性のどの色素によく染まるか）により**好酸球**，**好中球**，**好塩基球**の3種に分類される．
  ▶ リンパ球は**T細胞**（Tリンパ球），**NK細胞**，**B細胞**（Bリンパ球）の3種に分類される．
- 白血球は外部から進出した細菌やウイルスなどの異物を取り込んで（**貪食**）殺菌する役割や老化した細胞や奇形の細胞を発見して破壊する役割がある．

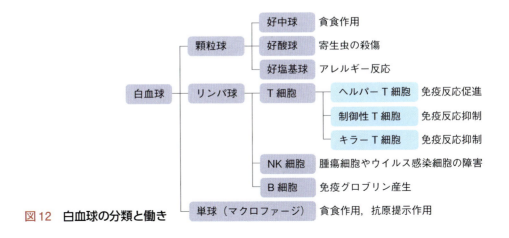

図12　白血球の分類と働き

2) 顆粒球

顆粒球は白血球の約65％を占める．直径10〜15μmの細胞で，細胞質中に種々の殺菌作用のある物質を含んだ顆粒（リソソーム）を多数持っている．

❶ 好中球（図13）

- 顆粒球のなかでは最も多く，その約95％を占める．
- 細菌の毒素や組織の破壊産物などの化学走性源があると，その濃度の高い方向へ偽足とよばれる突起をのばして移動する（**化学走性**）．また，血管壁を通過して組織中へも移動する（**血管外遊走**）．
- 化学走性源があると血管を構成している細胞と細胞のすき間が広がって，好中球の浸潤がみられる．このことを**血管透過性**の亢進という．
- 細菌などの異物や組織破壊産物を細胞内に取り込み，タンパク質分解酵素などの加水分解酵素や，活性酸素によりそれらを消化する（**貪食作用**）．
- 体内に炎症があると，炎症部位から放出される物質により骨髄が刺激され，好中球の産生と放出が増加する．
- また，好中球の放出が促進されるため，より未熟な杆状核好中球の割合が増加する．

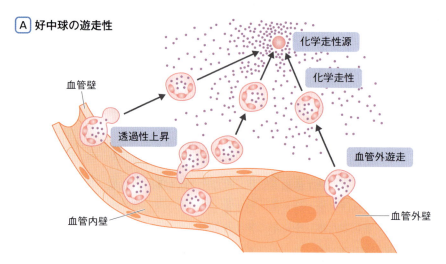

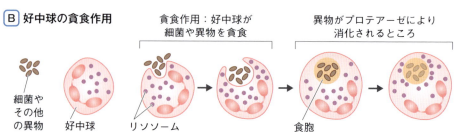

図13　好中球の遊走性と貪食作用

「新体系看護学全書　人体の構造と機能①　解剖生理学　第4版」（橋本尚詞，鯉淵典之／編著，田中美智子／著），メヂカルフレンド社，2020[3]）ならびに「カラーイラストで学ぶ　集中講義　生理学　第3版」（岡田隆夫／編），メジカルビュー社，2022[4]）をもとに作成．

2 好酸球

- 顆粒球の約4％を占める．
- 顆粒中の物質が寄生虫を傷害するほか，ヒスタミンを中和して**抗ヒスタミン作用**を示す．
- **寄生虫症**や**アレルギー性疾患**の際には，好酸球が増加する．

3 好塩基球

- 顆粒球の約1％を占める．
- 顆粒中に**ヒスタミン**と抗凝固作用のある**ヘパリン**を含む．
- 細胞膜表面にIgE受容体を発現し，さまざまなアレルギー反応に関与する．

3) リンパ球

- リンパ球は白血球の約30％を占める．直径6～10μmの細胞で，顆粒は含まない．
- T細胞（Tリンパ球）が70～80％，B細胞（Bリンパ球）が20～30％，NK細胞が10～30％である．
- リンパ球も骨髄で産生されるが，T細胞はその後，胸腺において成熟する．
- リンパ球は脾臓やリンパ節に常在するが，リンパ管を経て循環血液中に流入し，再び脾臓やリンパ節に戻る循環をくり返す．
- リンパ球は，**免疫**を担当する細胞としてきわめて重要である．

> **Point 2 液性免疫**
> ヘルパーT細胞により刺激されたB細胞は，分化して形質細胞になり，抗体を産生する．抗体は特定の抗原に対してのみ効果を発揮する．いったん抗体が産生されるとその情報はメモリーB細胞に記憶され，次に同じ抗原が侵入するとすみやかに抗体産生が開始される．
> このような抗体による生体防御のしくみは液性免疫とよばれ，主にB細胞が担当する．予防接種はこのしくみを利用している．
>
> **Point 3 細胞性免疫**
> ある種の細菌やウイルスなどは，細胞の中に侵入して増殖する．細胞の中に侵入した抗原に対して，抗体は作用できないため，感染した細胞を発見して細胞ごと破壊する．
> このような生体防御機構を細胞性免疫とよび，主にT細胞の一種である細胞傷害性T細胞（キラーT細胞）が担当する．

4) 単球

- 単球は白血球の約5％を占める．顆粒球と同程度もしくは若干大きめな細胞で，偽足を出して運動することができる．
- 血管外へ遊走し，組織に定着し**マクロファージ**となる．
- マクロファージの貪食作用は好中球より強く，食べた抗原に関する情報をリンパ球に伝えること（**抗原提示**）で免疫にも大きく関与する．
- 肝臓のクッパー細胞，皮膚のランゲルハンス細胞，脳の小グリア細胞などもマクロファージであり，生体防御機構の最前線で効果的に働いている．

5 血小板

1) 血小板の役割

- 直径約2～5μmで，核はなく，血液1 mm³中に15万～35万個存在する．
- 血小板のうち，2/3は血液中にあり，1/3は不足したときの備えとして**脾臓**に貯蔵される．血小板の寿命は1～2週間である．
- 各種の血液凝固因子が血小板に作用し，組織の損傷に反応して出血を止める働きをしている．
- 通常状態では血管内の血液が固まることはないが，血管が損傷すると血小板がその部位に集まり（**凝集**），凝固因子も活性化して破れた部分を塞ぐ．止血のために血小板がつくる栓のことを**血栓**という．

2) 止血のメカニズム

- 止血のメカニズムには**一次止血**，**二次止血**という段階がある（図14）．
  ▶ **一次止血**：応急的な止血で，血小板の粘着・凝集である．血管が損傷すると血管外の組織中にあるコラーゲンなどに血小板が粘着し，血小板どうしが凝集して血栓をつくり傷口を塞ぐ．
  ▶ **二次止血**：一次止血だけでは不十分で，血栓が傷口からはがれやすいために血栓をより強固にするしくみが二次止血．二次止血では，血小板の凝固因子が活性化して数種類が反応し合い，**フィブリン**という線維素ができ，一次止血でできた血栓を網目状にとりまいて補強する．

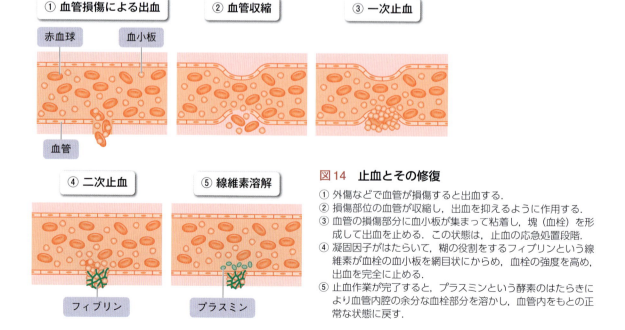

図14 止血とその修復

① 外傷などで血管が損傷すると出血する．
② 損傷部位の血管が収縮し，出血を抑えるように作用する．
③ 血管の損傷部分に血小板が集まって粘着し，塊（血栓）を形成して出血を止める．この状態は，止血の応急処置段階．
④ 凝固因子がはたらいて，糊の役割をするフィブリンという線維素が血栓の血小板を網目状にからめ，血栓の強度を高め，出血を完全に止める．
⑤ 止血作業が完了すると，プラスミンという酵素のはたらきにより血管内腔の余分な血栓部分を溶かし，血管内をもとの正常な状態に戻す．

6 血液凝固と線維素溶解

1) 血餅・血清 （図15）

- 血液を採取して10分ほど放置すると血球成分が固まる．これを**血餅**（けっぺい）という．
- 血漿中のタンパク質の一つであるフィブリノゲンがフィブリンという線維状のタンパク質に変化し，これに血球成分が絡まって血餅ができる．
- この時，分離した透明の液体成分を**血清**という．
  ▶ すなわち，血清とは血漿からフィブリノゲンなどの血液凝固因子を除いたものである．

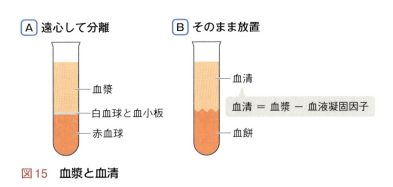

図15 血漿と血清

2) 血液凝固

- 血液の凝固は**カルシウムイオン**（Ca^{2+}）の存在下で血漿タンパク質の一種である血液凝固因子が次々に次の凝固因子を活性化する（**カスケード反応**）ことによって起こる（図16）．
- カスケード反応は血管内の凝固因子からはじまる内因系経路と，損傷した組織由来の成分からはじまる外因系経路がある．
- 最終段階で活性化された第X因子の作用により，**プロトロンビン**が**トロンビン**となり，トロンビンが**フィブリノゲン**に作用して互いを重合させ，線維状の**フィブリン**に変える．
- 最終的には第XIII因子の作用により，線維状のフィブリンが網目状のフィブリンとなる．
- この網目状のフィブリンが血小板を網目に絡めて，血栓の強度を強めるだけでなく，網目に血球成分が引っ掛かり，血液凝固が完了する．

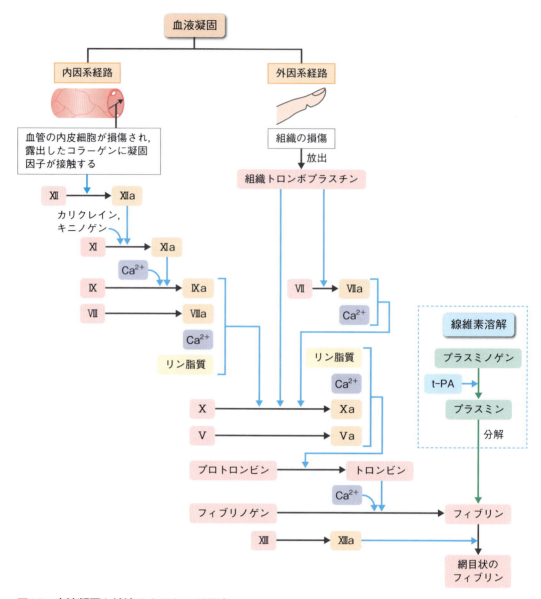

図16 血液凝固と線溶のカスケード反応
「系統看護学講座 専門基礎分野 人体の構造と機能1 解剖生理学 第11版」(坂井建雄, 他/著), 医学書院, 2022[1]) をもとに作成.

3）線維素溶解（線溶）

- 凝固した血液は血管が修復された場合，すみやかに除かれることが必要である．前述のようにこの役割を担っているのは**プラスミン**であり，プラスミンによってフィブリンが分解されることを**線維素溶解（線溶）**という．
- 血液中には**プラスミノゲン**というタンパク質が存在し，これが**組織プラスミノゲン活性化因子**（tissue plasminogen activator：**t-PA**）の作用によりプラスミンとなり，フィブリンを分解する．

> **コラム ❷ 臨床におけるt-PAの利用**
> 心臓の冠状動脈に血栓が詰まって起きる心筋梗塞や，不整脈の一種である心房細動により，心臓から血栓が脳血流に飛んで脳梗塞を引き起こす心原性脳梗塞の場合，発症の初期に血栓の溶解を目的としてt-PAが用いられる．

文献
1) 「系統看護学講座 専門基礎分野 人体の構造と機能1 解剖生理学 第11版」（坂井建雄，他/著），医学書院，2022
2) 「いちばんやさしい 生理学」（加藤尚志，南沢 享/監），成美堂出版，2015
3) 「新体系看護学全書 人体の構造と機能① 解剖生理学 第4版」（橋本尚詞，鯉淵典之/編著，田中美智子/著），メヂカルフレンド社，2020
4) 「カラーイラストで学ぶ 集中講義 生理学 第3版」（岡田隆夫/編），メジカルビュー社，2022

練習問題

問1 血液凝固因子はどれか．

❶ アルブミン　❷ プラスミン　❸ エリスロポエチン　❹ フィブリン　❺ ヘモグロビン

問2 血液中の血小板について**誤っている**はどれか．

❶ 骨髄系幹細胞から生成される．　❷ 血液1 mm^{3}中に15万～35万存在する．
❸ 減少すると出血時間が延長する．　❹ 直径は2～5 μmである．　❺ 寿命は120日程度である．

問3 酸素解離曲線が右に移動するのはどれか．

❶ 体温の低下　❷ 血中二酸化炭素分圧の低下　❸ 血中pHの低下　❹ 血中乳酸濃度の低下

問4 ビリルビン代謝について正しいのはどれか．

① 肝細胞内でグルクロン酸が離れて遊離ビリルビンとなる．
② ヘムから離れた鉄はトランスフェリンと結合して骨髄に運ばれる．
③ 血液中のビリルビン濃度が低下すると黄疸を呈する．
④ ヘムはマクロファージ内で鉄を失い，抱合型ビリルビンとなる．
⑤ ステルコビリンは腸管から吸収されて肝臓に戻る．

問5 健常な成人男子の赤血球で正しいのはどれか．

① 血液 1 mm³ 中に約 300 万個ある．
② 寿命は約 4 カ月である．
③ ヘマトクリット値は約 60％ である．
④ 形状は砲丸状である．
⑤ 肝臓で産生される．

問6 白血球の作用はどれか．

① 酸素運搬　② 止血　③ ホルモン運搬　④ 膠質浸透圧の維持　⑤ 抗体産生

解答

問1 ④　問2 ⑤　問3 ③　問4 ②　問5 ②　問6 ⑤

第11章 からだの液体成分を調節する（泌尿器）

学習のポイント

- 体液の量と組成について説明できる
- 腎臓の主な機能と構造を説明できる
- 水と電解質の分泌と再吸収について説明できる
- 栄養素の再吸収と老廃物の排出について説明できる
- 酸塩基平衡について説明できる
- 腎臓の機能評価について説明できる
- 腎臓の内分泌機能について説明できる
- 排尿のしくみについて説明できる

　私たちのからだを循環する血液は適切な量とその組成が維持されている必要がある．なぜなら人体を構成しているすべての細胞は細胞外液に取り囲まれた環境におかれていて，その量と組成が常に一定の良好な状態に保たれていることによって細胞は正常に働くことができるからである．本章では，体液の量と組成を良好な状態に保つために中心的な役割を担う腎臓について学ぶ．さらに腎臓で生成された尿を体外に排出するしくみを理解する．

1 体液

1）体液の区分

- ヒトのからだに存在する液体成分のことを**体液**とよぶ．体重の約60％は体液であり，体液は細胞の内側に存在している水分（**細胞内液**）と細胞の外側に存在している水分（**細胞外液**）に大別される．その割合は，細胞内液が体液の2/3（体重の約40％），細胞外液が1/3（体重の約20％）と細胞内液の方が約2倍多い（図1）．
- ヒトを構成する約37兆個すべての細胞は細胞外液に取り囲まれた環境で機能を発揮できる．したがって，細胞外液の量と組成はいつも良好な状態に保たれている必要がある．その調節を行うための最も重要な臓器が**腎臓**である．
- 細胞外液の約1/4（体重の約5％）がからだを循環する血液のなかの液体成分（血漿（けっしょう））として血管内に存在し，残りの約3/4（体重の約15％）が細胞間質液として間質に存在している．

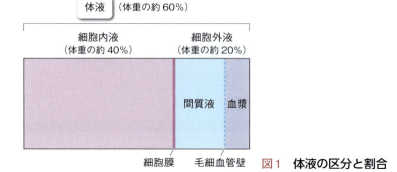

図1　体液の区分と割合

- **体液量**は主に体内のナトリウム量によって決まる．一方，**浸透圧**は主に血液中のナトリウム濃度によって決まる．体液量と浸透圧を決める調節機序はそれぞれ独立しているが，ともにNa^+が関係するため，お互いに密接に連携して体液の恒常性を保っている．

2) からだの水分の出入り

- ヒトがふつうに生活をしている場合にからだから失われる水分量は，年齢や環境などによって異なり，個人差が大きい．最近の研究では1日に失う水分量は成人男性が平均約4.2 L，成人女性が約3.3 Lと報告された[1]．
- そのうち尿が約1.5 Lと多く，皮膚からの不感蒸散とともに多くの割合を占める．残りは便や発汗，または呼吸によって肺から失われる．
- 失われる量と同量の水分を補う必要がある．体内の代謝によって水分が約0.5 Lつくり出される．これを**代謝水**とよぶ．代謝水の量を増やすことは簡単にはできないので，さらに不足する水分は食事や飲水によって補う必要がある．
- 逆に補給される水分量が少ない時には失われる量を少なくする必要がある．収支のバランスをとるためには，尿の量を調節することがからだにとって最も効果的な方法になる．
- 腎臓での尿生成による水分量の調節については，「**3　水や電解質の分泌と再吸収**」で述べる．

3) 浸透圧とは

- ヒトの細胞外液の**浸透圧**の正常値は290 mOsm/L（280〜295 mOsm/L）である．臨床現場では，血液中の赤血球など細胞成分を除いた血漿における浸透圧（**血漿浸透圧**）が常に正常に保たれていることが重要になる．
- **浸透圧**とは，濃度の異なる液体が**半透膜**をはさんで接した場合，濃度を均一にしようとして低濃度の液体の水が高濃度の液体の方に拡散して移動する時に働く圧力のことをいう．半透膜とは，水は通すが，水に溶けている物質は通さない性質をもつ膜のことである．
- ヒトの**細胞膜**や**毛細血管壁**は選択的な半透膜の性質をもつために浸透圧が生じる．
- 図2ではオレンジ色の物質の濃度が薄い液体Aと濃い液体Bが半透膜をはさんで接している．オレンジ色の物質は半透膜の間を移動できないが，水（水色で示す粒）は移動できるため，濃度差をなくすように液体AからBに水が移動して，液体Bの水面hだけ高くなる．この時，水面を押し上げる力が浸透圧に相当する．

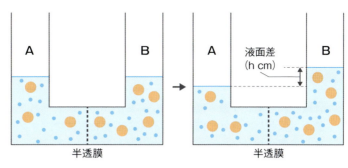

図2　半透膜による浸透圧の発生

4）血漿浸透圧とその調節

- 一般に体液の浸透圧という時には，血漿浸透圧を指すことが多い．血漿浸透圧はイオンなどの低分子などによって働く浸透圧のことであり，似た用語として**血漿膠質浸透圧**があり，この2つは区別して理解する必要がある．
- 血漿中に最も多いイオンはナトリウムイオン（Na^+）と塩化物イオン（Cl^-）であるため，血漿浸透圧に最も影響を与えるのは血漿Na^+濃度である．
- 血漿浸透圧は常に一定に保たれるように調節されている．ヒトでは大脳の**視床下部**にある**浸透圧調節中枢**において体液の浸透圧の変化を**浸透圧受容器**が感知し，その調節をするための指令を出す．
- 血漿浸透圧が増加すると，視床下部がそれを感知して，**バソプレシン**（抗利尿ホルモン，ADH）が産生されて，下垂体後葉から分泌される．
- バソプレシンは腎臓の**集合管**での水分の再吸収を促し，細胞外液量（血漿量）を増加させることによって，血漿Na^+濃度を低下させ，その結果，血漿浸透圧も低下する．
- また，視床下部には**飲水中枢**も存在するため，血漿浸透圧が増加すると飲水行動が促されて，体液量を増やすことによって血漿浸透圧低下を図る．
- バソプレシンは常に一定量が分泌されているが，血漿浸透圧が280 mOsm/L以下になると，分泌が完全に止まってしまう．電解質を含まない水を大量に飲んだ方が，電解質を含む水溶液を飲んだ時よりも，より多くの尿が出るのは，電解質を含まない水では血漿浸透圧が低下しやすく，バソプレシンの分泌がより抑制されるためである．

5）血漿膠質浸透圧とは

- 膠質とは**コロイド**のことで，一定の大きさ以上の分子（高分子）が含まれる液体を指す．
- 血漿中で主な高分子はタンパク質であり，特に多いのが**アルブミン**である．したがって，一般に**血漿膠質浸透圧**は血液中のアルブミン濃度によって決まる．
- 血漿膠質浸透圧は間質から血管内に水分を吸収する力になる．
- 低栄養状態などで血液中のアルブミン量が減少すると，血漿膠質浸透圧が低下する．すると間質から血管内に吸収される水分量が減少するために，間質内に溜まる水分量が増加する．これがひどくなると，**むくみ**（**浮腫**）を生じる．

2 腎臓の機能と構造

1）腎臓の機能的特徴

- 腎臓の最も重要な働きは，体内にある不要物の除去である．血液成分中の不要な物質は腎臓から尿として体外に排泄する．主な不要物質には，タンパク質代謝産物である**窒素化合物**（**尿素**，クレアチニン，アンモニアなど）がある．
- 尿の中にはからだに必要な成分も含まれているため，腎臓にはこれらを尿中から血液中に戻すしくみ（**再吸収**）も備わっている．**尿細管**と**集合管**がその役目を担う（図3）．
- 不要物の除去と同じくらい大切な働きとして，**体液の調節**がある．体液の量と質（内容物）を感知して，血液中の浸透圧，イオン（電解質），pHの調節を行い，体液の恒常性を保つ．
- 内分泌器官として，**レニン**および**エリスロポエチン**を分泌する．
- ビタミンDを活性型に変換する．

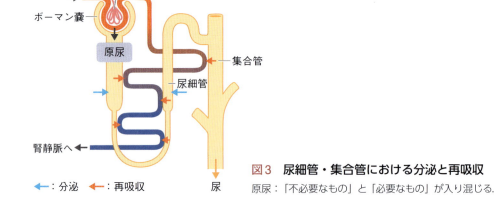

図3　尿細管・集合管における分泌と再吸収
原尿：「不必要なもの」と「必要なもの」が入り混じる．

2）腎臓の解剖学的特徴

- ソラマメのような形をした腎臓は左右1対で，腹膜の後方（背側）の腔（後腹膜腔）に存在する（図4）．右側には肝臓があるため，左側の腎臓よりも低い位置にある．
- 腎臓は肺と同様にきわめて毛細血管の豊富な臓器である．
- 腎臓の働きを考えるうえでは，**ネフロン**（**腎単位**）とよばれる機能上の構造体が重要である．左右の腎臓には，それぞれ約100万個のネフロンが存在する．
- ネフロンは**腎小体**と**尿細管**から構成される．腎小体は**糸球体**と**ボーマン嚢**で構成されている（図5）．
- 糸球体とは，ボーマン嚢内で糸まき状の構造をしている毛細血管のよび名である．糸球体に血液を送り込む細動脈を**輸入細動脈**，糸球体を流れた血液が出て行く細動脈を**輸出細動脈**という．通常，毛細血管を出て行く血液は細静脈に流れるが，腎臓では毛細血管を出た後に細動脈に血液が流れる点が特殊である．
- ボーマン嚢は糸球体をまるごと覆っている膜で，1箇所が開口していて，近位尿細管につながる．

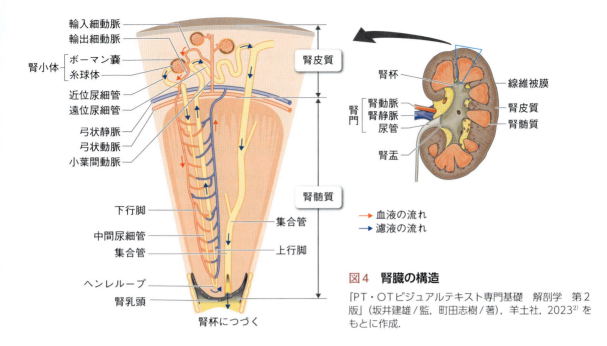

図4 腎臓の構造
「PT・OTビジュアルテキスト専門基礎 解剖学 第2版」(坂井建雄/監, 町田志樹/著), 羊土社, 2023[2] をもとに作成.

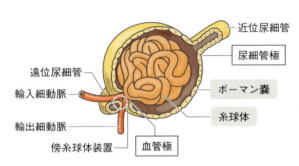

図5 腎小体の構造
「PT・OTビジュアルテキスト専門基礎 解剖学 第2版」(坂井建雄/監, 町田志樹/著), 羊土社, 2023[2] より引用.

- 腎小体はほぼ球状で,地球と同じように2極に分かれる.細動脈が出入りする方を**血管極**,ボーマン嚢が開口し近位尿細管につながる方を**尿細管極**とよぶ.
- **尿細管**はボーマン嚢の尿細管極から,近位尿細管,**ヘンレループ**(下行脚,上行脚),遠位尿細管(結合尿細管)に区分される.
- 腎小体は腎皮質内に存在する.その後,近位尿細管は腎髄質内部に入り込んで,ヘンレループ下行脚となる.下行脚は反転して上行脚となって腎皮質に戻り,遠位尿細管となる.
- 遠位尿細管の構造上,重要な特徴は,起源となる腎小体の輸入細動脈と輸出細動脈の間に入り込んで,糸球体と接している点である.糸球体血管極に存在する,この特徴的な構造は**傍糸球体装置**とよばれる.
- 傍糸球体装置には体液量を監視し,調節する重要な機能がある.その調節のしくみは「8 腎臓の内分泌機能」で詳しく説明する.
- いくつもの遠位尿細管から集められた尿は**集合管**へと排出される.さらにいくつもの集合管の尿は腎杯を経て**腎盂**(腎盤)に集められ,尿管を通って膀胱に尿が蓄積される.腎盂までが解剖学的に腎臓に含まれる.

3）腎小体（糸球体とボーマン嚢）の機能

- 糸球体の毛細血管は**基底膜**とよばれる膜で覆われており，これが一種のフィルターとして働く（図6）．血液中の血球やタンパク質などの高分子（分子量では約6万以上）は基底膜を通過できず，水，イオンやグルコースなどの低分子だけが通過できる．すなわち，分子の大きさで選別をしている．また，基底膜はマイナスに荷電しているため，タンパク質など陰性に荷電している物質は反発して通りにくくなっている．糸球体内の物質は，分子の大きさと電気的な状態によって，基底膜を通り抜けられるかどうかが決められる．
- ナノメートルレベルの非常に小さな分子を分離することを**限外濾過**という（限外は英語のultraの訳語）．糸球体で限外濾過によって血液から移動した液体を**原尿**とよぶ．
- 尿中にアルブミン（タンパク尿）や赤血球（血尿）がみられる場合は，糸球体基底膜に障害が起きている可能性がある．
- 糸球体毛細血管圧は，血管内の物質を基底膜からボーマン嚢へと押し出す力になる．
- 糸球体の毛細血管圧は約50 mmHgと他の組織での毛細血管圧に比べて高いため，多くの水分を濾過することができる．尿細管とは異なり，糸球体では一方向的に濾過されるだけで，原尿から糸球体への再吸収はない．
- 腎臓には1分間に約1 L（心拍出量の約20％）の大量の血液が流れる．このうちの約10％（約100 mL）の水分がボーマン嚢へ濾過される．これを**糸球体濾過量（率）**とよぶ．
- 原尿は一日あたり約150 Lも産出される．一方，一日あたりの尿量は約1.5 Lと原尿量の約1％である．すなわち，原尿中の水分の99％は尿細管や集合管を通過する時に再吸収されて，血液中に戻される．
- したがって，尿生成の第一段階では糸球体を流れる血流量や糸球体での濾過量が非常に重要である．この点については，「**3 水や電解質の分泌と再吸収**」で詳しく説明する．

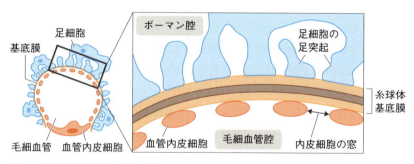

図6 糸球体基底膜の微細構造

4）尿細管と集合管の機能

- 尿細管の重要な機能は，①**物質交換**，②**尿の濃縮**，③**酸塩基平衡の調節**である．

1 物質交換

- 輸出細動脈からの毛細血管が尿細管の周囲を取り囲んで，尿細管液と血液の間で物質交換を行っている．
- 尿細管中の物質を再び血液中に取り戻すことを**再吸収**，血液中の物質が尿細管中に送り出されることを**分泌**とよび，ともに尿細管の重要な機能である（図7）．
- ボーマン囊から流出した原尿中に含まれる，からだに有用な成分（グルコース，アミノ酸，ビタミンなど）や水分，電解質（ナトリウムイオン，重炭酸イオンなど）は，大部分が近位尿細管で血液中へと再吸収される．
- 近位尿細管細胞の管腔側（原尿が流れる側）には，**刷子縁**とよばれる長い微絨毛が密に集まった構造がある．刷子縁によって表面積が大きくなり，大量の再吸収をするのに有利に働く*（図8）．
  *小腸にも同様に刷子縁とよばれる構造がみられる．
- 尿細管細胞の管腔側や血管側（基底膜側）には，物質交換に重要なイオンチャネルや輸送体が存在している．
- 近位尿細管の再吸収は常に一定で，ホルモンなどによって吸収量が調節されることはほとんどない．

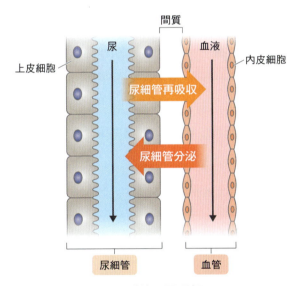

図7 尿細管における分泌と再吸収
「QUICK生理学・解剖学 人体の構造と機能・病態生理」（松尾 理/編），羊土社，2022[3]）より引用．

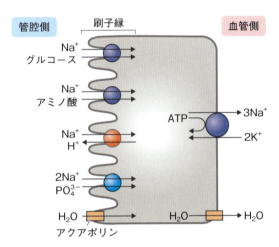

図8 近位尿細管細胞での物質交換
「QUICK生理学・解剖学 人体の構造と機能・病態生理」（松尾 理/編），羊土社，2022[3]）より引用．

2 尿の濃縮，酸塩基平衡の調節

- ヘンレループには尿を濃縮する機構が備わっている．これは**対向流増幅系**とよばれる（図9）．
- ヘンレループ下行脚では水が再吸収されるのみでNa^+，Cl^-は再吸収されないため，腎髄質の深部になればなるほど尿細管中の水分が減少して，相対的にNa^+，Cl^-が増加する．すなわち，尿は濃縮されて**高浸透圧**になる．
- 逆にヘンレループ上行脚では水は移動できず，Na^+，Cl^-が血液中に再吸収されるため，腎皮質に近くなるほどNa^+，Cl^-が減少する．すなわち，尿は希釈されて**低浸透圧**になる．

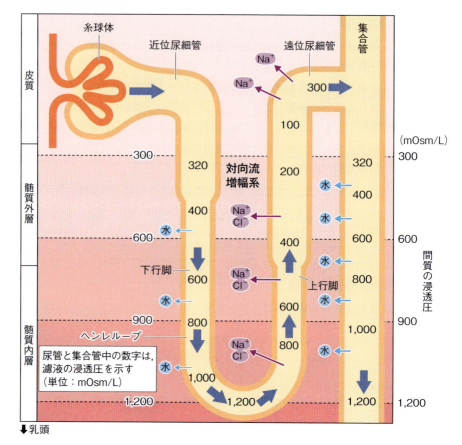

図9 ヘンレループの対向流増幅系
「生理学・生化学につながる ていねいな生物学」（白戸亮吉, 他／著）, 羊土社, 2021[4] をもとに作成.

- 遠位尿細管, 集合管ではさらにNa^+が再吸収されて血液中に戻される. このNa^+の再吸収にはNa^+-K^+ポンプが働く.
- 遠位尿細管では, 近位尿細管と異なり, Na^+が選択的に再吸収されて, 水は再吸収されにくい. したがって, ヘンレループ上行脚で下がった尿の浸透圧は, さらに低下する.
- 集合管の主な役割は, 水分やNa^+などの電解質を調節して, 体液の恒常性を保つことである. そのために集合管には抗利尿ホルモンをはじめ, 各種のホルモンが働き, 体液量や血清電解質を調節する機構が存在する. この点については, 次の項で詳しく説明する.

5）腎盂（腎盤），尿管の機能

- 尿は集合管で最終的に量や電解質濃度を調整された後に, 腎杯を経て, すべて腎盂（腎盤）に集められる（図4）. ここは尿管から膀胱へ尿が送られるまでの一時的な貯留部位となる. 腎盤以降の尿は分泌や再吸収されることなく, 膀胱, 尿道を経て体外に排出される.
- 尿管には平滑筋があり, 腎盤側から膀胱側に向かってミミズが這うような動き（ぜん動運動）が生じて, 膀胱にすみやかに尿を移動させる.

3 水や電解質の分泌と再吸収

1) 水の再吸収

- 前述したように糸球体で濾過された原尿は約150 L/日だが，尿量は約1.5 L/日である．原尿中の水分の99％は尿細管や集合管を通過する時に再吸収されて，血液中に戻される．
- そのうちの70〜80％（115〜130 L）は近位尿細管で，Na^+の再吸収といっしょに血液中に戻される．この再吸収量は常にほぼ一定で，ホルモンなどの影響を受けない．
- 近位尿細管の上皮細胞には，管腔側と血管側の両方に**アクアポリン**という水チャネルが存在しており，水分は尿細管側から再吸収され，血管側を介して間質側から血管に移動する．アクアポリンは浸透圧差を感知して開口する．
- 原尿の残りの30〜45 L（原尿の20〜30％）はヘンレループ下行脚，遠位尿細管，集合管でほとんど（95％以上）が再吸収される．最終的には原尿の1％以下の水分が体外に排出される．
- ヘンレループ下行脚や集合管での水分の再吸収に重要なのが，腎臓内での皮質から髄質にかけて深部に行くほど間質（細胞外）液の浸透圧が高くなっている点である．このため，ヘンレループ下行脚や集合管では浸透圧勾配に従って，水分が尿管腔から間質へ移動（再吸収）する（図9）．
- 体内の水分量の増減にあわせて，再吸収量を調節している部位は集合管である．その調節を制御しているのは下垂体後葉から分泌される**バソプレシン**（**抗利尿ホルモン，ADH**）である．
- バソプレシンは集合管の水の再吸収を促進する働きがある．そのため，バソプレシンの分泌が多いと水分の再吸収が多くなり，尿は濃縮されて，尿量が減少する．反対にバソプレシンの分泌が少ないと尿は希釈され，尿量が増加する．
- バソプレシンが直接，水分を調節するホルモンであるのに対して，**アルドステロン**と**心房性ナトリウム利尿ペプチド**はNa^+の再吸収を調節することで，間接的に尿量や体液の水分量を調節している．

2) Na^+，Cl^-の再吸収

- 糸球体で濾過された原尿には血漿と同じ濃度の電解質（イオン）が存在する．その大半を占めるNa^+の99％は尿細管や集合管で再吸収されて，約1％が尿中に排出される．
- 原尿中の大部分（70％程度）のNa^+は近位尿細管で，ほぼ自動的に再吸収される．尿細管細胞に取り入れられたNa^+は，血管側にあるNa^+-K^+ポンプを使って間質側に送られ，血管内に再吸収される．
- Na^+が細胞内に取り込まれる時に同時に水やグルコースなどからだに有益な物質，重炭酸イオン（HCO_3^-），Cl^-も取り込まれる．
- 近位尿細管では血漿成分とほとんど同じものが再吸収されるために浸透圧に変化がない．このため，この部位での再吸収は**等張性再吸収**とよばれる．
- ヘンレループ上行脚，遠位尿細管でもNa^+，Cl^-が再吸収されるため，進むにしたがってNa^+，Cl^-が減少する．この部位では水分は再吸収されにくいので，**高張性再吸収**になる．
- 集合管でのNa^+再吸収には，上皮細胞の管腔側細胞膜に存在するNa^+チャネルが使われる

点が，他の部位のNa$^+$再吸収と異なる．このNa$^+$チャネルは**上皮性Na$^+$チャネル（ENaC）**とよばれる．

- アルドステロンは集合管におけるENaCとNa$^+$-K$^+$ポンプの発現量を増加させることで，Na$^+$再吸収を促進する．Na$^+$を再吸収する際に，水分も再吸収される．
- **心房性ナトリウム利尿ペプチド（ANP）**は集合管でのNa$^+$再吸収を抑制する．すると，水分の再吸収も抑制される．

3）K$^+$の再吸収と分泌

- 血漿K$^+$濃度のわずかな変化でも致命的な不整脈を引き起こすため，血漿K$^+$濃度は厳格に保たれる必要がある．
- 一方，食物の細胞内にも多くのK$^+$があるため，食事をとるとK$^+$が体内に取り込まれる．そこで尿中へのK$^+$排泄量を調節して，K$^+$濃度を適正に保つしくみが腎臓に備わっている．
- 原尿の大部分（70〜80％）のK$^+$は近位尿細管で，ほぼ自動的に再吸収される．さらに10〜20％がヘンレループで再吸収される．残りの約10％のK$^+$が，集合管での分泌と再吸収のバランスを調節することによって，細胞外液のK$^+$濃度を適正に保っている．すなわち，血漿K$^+$濃度の調節の主役は集合管が担っている．
- アルドステロンは集合管におけるNa$^+$-K$^+$ポンプの発現量を増加させるため，K$^+$の分泌を促進する．したがって，尿中のK$^+$は増加し，血中K$^+$濃度は低下する．

4）Ca^{2+}とリン酸（PO$_4^{3-}$）の再吸収

- からだのカルシウムとリン酸は，ともに**副甲状腺ホルモン**が骨，腸管，腎臓に働くことによって厳密に制御されている．
- 原尿中のCa^{2+}の95％以上（約65％が近位尿細管，残りはヘンレループ上行脚および遠位尿細管）が再吸収される．
- 原尿中のリン酸の約90％（約80％が近位尿細管，残りは遠位尿細管）が再吸収される．
- 副甲状腺ホルモンは遠位尿細管でのCa^{2+}の再吸収を促進する一方，近位尿細管でのリン酸の再吸収を抑制する．

4 栄養素の再吸収

- 血漿中に含まれるグルコース，アミノ酸など低分子の栄養素（有機化合物）は，糸球体を自由に通過し，原尿に含まれる．これらの栄養素は尿として排出される前に，ほとんどが近位尿細管で再吸収される．
- ほとんどの有機化合物は刷子縁に存在する**輸送体**によって，尿管腔から細胞内に取り込まれる．輸送体は特定の物質に特化した専用の運び屋と考えればよい．
- この運び屋である輸送体の輸送力には限りがあるので，運ばなくてはいけない有機化合物が増えすぎると，すべてを細胞内に取り込めなくなって，尿中に有機化合物が残ってしまう．運べる上限を**最大輸送能力（Tm）**という．

1）グルコースの再吸収

- グルコースは近位尿細管の上皮細胞刷子縁に存在する**Na^+-グルコース共輸送体（SGLT2）**によって上皮細胞内に取り込まれる．
- 取り込まれたグルコースは血管側に存在する**グルコース輸送体（GLUT2）**を介して，間質に放出され，血液中に再吸収される（図10）．
- **糖尿病**は尿中にグルコースが検出される病気であるが，その原因は血液中のグルコース濃度が異常に高くなることに起因する．すなわち，血液中のグルコース濃度がTmを超えるほど高くなった時，再吸収できなかったグルコースが尿中に排出される（図11）．

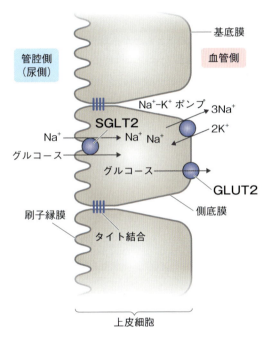

図10　グルコースの再吸収

「QUICK生理学・解剖学　人体の構造と機能・病態生理」（松尾　理/編），羊土社，2022[3]）より引用．

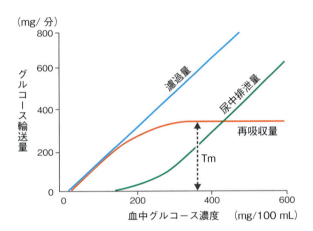

図11　血中グルコース濃度とグルコース輸送量

2）アミノ酸の再吸収

- アミノ酸もほとんどが近位尿細管で再吸収される．
- この取り込みにもNa^+の濃度勾配が利用され，**Na^+-アミノ酸共輸送体**によってNa^+とともに上皮細胞内に取り込まれる．
- アミノ酸はその化学的性質によって酸性，中性，塩基性に分類される．この化学的性質に応じた輸送体が存在して，それぞれを区別して原尿から取り込んでいる．

5 老廃物の排出

- エネルギーを生み出すために栄養素は代謝される．3大栄養素のうち，タンパク質の代謝によって生じるアンモニアはからだにとって有害である．そのため，肝臓でアンモニアは**尿素**に変換されて無害化する．
- 尿素は分子量が小さく，水によく溶けるため，血液中から糸球体を介して，ほぼ100％原尿中に排出される．
- 尿細管から集合管に至るまでの間に，再吸収と分泌が行われて，最終的に原尿の約50％が尿に排出される．
- 尿素は尿に含まれている物質としては最も多い．無臭であるため，排尿直後の尿にはあまり匂いがない．
- DNAやRNAなど核酸の代謝物である尿酸も小分子なのでほとんどが糸球体で濾過される．再吸収と分泌が行われて，最終的に原尿中の約10％の**尿酸**が尿中に排出される．
- 尿中に多い代謝産物に**クレアチニン**がある．クレアチニンは筋肉内のクレアチンリン酸の代謝産物である．血液中から糸球体で濾過されて原尿に含まれるクレアチニンは，その後ほとんど再吸収されずに尿中に排出される．
- このため，血液中と尿中のクレアチニン値から求められるクレアチニンクリアランスは，糸球体濾過量を推定することができるため，腎機能の指標として臨床現場でよく利用されている（**7 腎臓の機能評価**参照）．

6 酸塩基平衡

1）体液のpH維持

- 水に溶けて水素イオン（H^+）を生じる物質を**酸**という．血液中には一定量のH^+が存在する．その程度を表すのがpHである．健常人のpHは7.35〜7.45の範囲に厳密に制御されている．
- 血液中にH^+が多くなると，pHは酸性に傾き，値が小さくなる．H^+が少なくなるとpHはアルカリ性に傾き，値が大きくなる．
- 体内では栄養素の代謝に伴って産生される大量の酸を処理してpHを正常に保たなければならない．腎臓は肺とともに，酸を体外に排出し，血液のpHを維持する．腎臓と肺はお互いに補い合って，血液のpHを正常に保っている．
- 常温で気体になりやすい酸を**揮発性酸**といい，生体では二酸化炭素（CO_2）が代表で，肺から排出される．
- 腎臓からH^+として排出される酸を**不揮発性酸**とよび，生体内では乳酸，リン酸，アセト酢酸などがある．これらの酸は緩衝系物質と反応して，HCO_3^-が再吸収され，H^+が尿中に分泌される．
- 血液が酸性になっていることを**アシデミア**といい，それをきたす状態（病態という）のことを**アシドーシス**とよぶ．

- 血液がアルカリ性になっていることを**アルカレミア**といい，その病態を**アルカローシス**とよぶ．
- 腎臓に異常があって，腎臓から排出されるH$^+$が少なくなってアシデミアになることを**代謝性アシドーシス**とよぶ．肺に異常があってアシデミアになることを**呼吸性アシドーシス**とよぶ．
- 代謝性アシドーシスが進行すると，CO$_2$を肺から体外により多く排出させて，血液中の酸を減少させるために呼吸が促進する．このように腎臓の異常を呼吸によって補って，pHを正常化させるための**代償機構**が働く．その逆に呼吸の異常を腎臓によって代償することもある．
- 血漿中に増加したH$^+$を血管から直接，尿細管細胞内に取り込むしくみは生体にはみられない．そこでからだは血漿中のH$^+$と反応して物質を生成することで，H$^+$量を調整するようにしている．例えば，H$^+$とHCO$_3^-$とが反応してCO$_2$を産生し，CO$_2$を肺から体外に放出して，血液中のH$^+$量を調整している．
- このようにpHを調整して正常化する機構を**緩衝系**とよび，酸と塩基のバランスをとることを**酸塩基平衡**という．
- 血液の緩衝系としては，最も重要なのが重炭酸系である．反応式は下記のようになる．

$$H_2CO_3 \rightleftarrows H^+ + HCO_3^- \rightleftarrows H_2O + CO_2$$

  ▶ 全緩衝作用のうち，約65％を重炭酸系が担っている．
- 血液の緩衝機構（緩衝系）としては，重炭酸系以外にはヘモグロビン系，血漿タンパク系，リン酸系が存在する．

2）HCO$_3^-$の再吸収

- 近位尿細管ではHCO$_3^-$の再吸収とH$^+$の分泌が協働して行われている．これは近位尿細管に**炭酸脱水酵素**が多く存在しているためである．近位尿細管は血液のpHを調節するためにきわめて重要な部位である．
- 血液中と同じ濃度のHCO$_3^-$が糸球体を通過する．この原尿に含まれるHCO$_3^-$のほとんどが近位尿細管で再吸収される．
- 近位尿細管に存在する炭酸脱水酵素が尿細管上皮細胞内にあるH$_2$O＋CO$_2$からH$_2$CO$_3$を合成する．
- H$_2$CO$_3$はH$^+$とHCO$_3^-$になって，H$^+$は尿細管腔へ分泌され（**3）H$^+$の分泌**参照），HCO$_3^-$は間質から血管内へ再吸収される．HCO$_3^-$の再吸収はNa$^+$の再吸収と連動して，受動的に生じる．
- 前述のように，近位尿細管ではH$^+$ 1個が尿細管腔へ分泌されるごとに，HCO$_3^-$ 1分子とNa$^+$ 1個が血液中に戻されるように調節できる機構が備わっている点が重要である（図12）．
- 尿細管腔へ分泌されたH$^+$は，原尿中のHCO$_3^-$と反応して，H$_2$OとCO$_2$になる．反応して産生されたCO$_2$は拡散によって容易に上皮細胞内へと取り込まれる．
- このように絶え間ないHCO$_3^-$の回収システムが近位尿細管の上皮細胞で働いている．

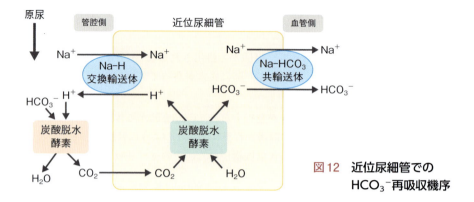

図12 近位尿細管でのHCO_3^-再吸収機序

3) H^+の分泌

- 近位尿細管細胞内では炭酸脱水酵素の作用によって，H^+が産生され，尿細管を流れるNa^+ 1個を細胞内に取り込む代わりに，尿細管内へ分泌される．

7 腎臓の機能評価

- 腎臓の機能で第一に重要なのが**糸球体の濾過機能**である．
- 糸球体濾過機能は糸球体のフィルターとしての機能（一定の大きさの物質を適切に選別して一定量排出できる能力）と輸入細動脈から糸球体に流れ込む血液量とによって大きく影響される．
- 糸球体が障害されて，フィルターとしての機能が働かなくなると，尿に大きな分子である赤血球（血尿）やタンパク質（**タンパク尿**）が出現し，尿の性状から腎臓の糸球体機能異常を推定できることもある．
- しかし，腎機能が低下していても無症状であることも多く，また，病態の客観的な評価のためにも腎機能を定量的に評価することはとても重要である．
- 糸球体のフィルターとしての機能は**糸球体濾過量（GFR）**，糸球体に流れ込む血液量は**腎血流量（RBF）**や**腎血漿流量（RPF）**が客観的評価の指標として用いられている．

1 クリアランスの算出

- **クリアランス**とは血液中のある物質を，一定時間に尿中に排出できる能力（すなわち，すばやく血液中から除去・クリアできるか）のことである．例えば，クレアチニンという物質を血液中から尿中に排出する能力はクレアチニンクリアランスという．ある分子Xのクリアランス（C）は次の式で求められる．

    $$C = (U_x \times V) \div P_x$$
    （U_x＝尿中X濃度，V＝ある一定時間の尿量，P_x＝血漿中X濃度）（図13）

- これであれば，採血と採尿をして，それぞれのX濃度を測定すれば，容易にクリアランスを求めることができるため，臨床現場で頻用される．尿中に排出されやすい物質ほど，大きな値になる．

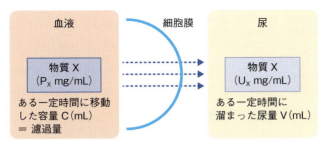

図13 クリアランスの求め方

- 尿中に存在する物質の多くは，再吸収されるため，クリアランスを調べても純粋な糸球体での機能を反映しているとはいえない．しかし，尿細管や集合管で再吸収や分泌が全くされない物質があれば，そのクリアランスを調べることによって，糸球体の濾過機能を推定することができる．そうした物質を使って求めるクリアランスは糸球体濾過量を反映している．
- 糸球体濾過量の正常値は100〜125 mL/分である．
- イヌリンという物質は糸球体で濾過される以外には，尿細管や集合管で再吸収や分泌されずに尿中に排出される．さらに生体内では合成できない物質なので，静脈注射によって与えて，血漿濃度を測定し，一定時間後に尿中に出現した濃度と尿量を測定すれば，糸球体濾過量を反映した**イヌリンクリアランス**が求められる．
- イヌリンクリアランスは正確に糸球体濾過量を測定できる方法であるが，イヌリンが高価であることや静脈注射をしなくてはいけないことから，もっと安価で簡便な物質のクリアランスが実用的である．
- **クレアチニン**は骨格筋内のクレアチンの代謝物質で，すべてのヒトの血液中に存在し，糸球体で濾過される以外には，尿細管で少し分泌されるが再吸収はされずに尿中に排出される．そのため，イヌリンに代わる簡便法として，**クレアチニンクリアランス**が糸球体濾過量の指標として臨床現場ではよく利用されている．

2 糸球体濾過量の決定

- 糸球体濾過量を決定する因子としては①糸球体膜の濾過面積，②濾過膜の濾過係数（物質の通しやすさ），③濾過圧が重要である．
- 濾過圧は毛細血管圧−膠質浸透圧−ボーマン嚢圧によって決定される．なかでも毛細血管圧が重要で，糸球体の毛細血管圧は他の組織と比較して非常に高く，約50 mmHgである．
- この毛細血管圧は腎動脈圧，輸入細動脈と輸出細動脈の血管抵抗，腎血流量によって決定される．
- 腎臓には1分間に約1 Lの血液が流れている．すなわち，腎血流量の正常値は約1,000 mL/分である．これは心臓から全身に送り出される血液量（心拍出量）の約20％に相当する．また，腎臓に流れる血液量の約1/10が糸球体で濾過される（糸球体濾過量，約100 mL/分）．
- 腎臓では，全身の血圧が変動しても，ある範囲内であれば腎血流量はほとんど変化しない．これを**腎血流量の自動調節**という．この調節機構があるために，糸球体濾過量も全身の血圧変動に左右されずに一定に保たれている（図14）．

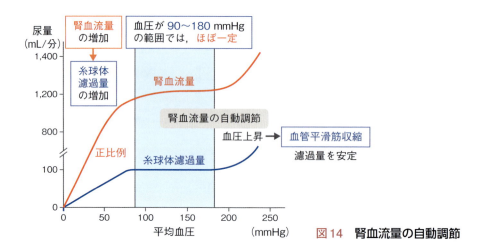

図14　腎血流量の自動調節

- ヒトのからだで腎血流量を実際に測定するのは難しい．しかし，血液中に含まれる物質が，腎臓を流れている間にすべて尿中に排出されて，腎静脈には含まれていない（完全に除去されている）とすれば，その物質のクリアランスを調べることによって，腎臓における血漿流量を推定することができる．
- 完全に除去される物質は存在しないが，**パラアミノ馬尿酸**（PAH）は近位尿細管で能動的に分泌され，血液からの除去率は約90％である．このため，腎血漿流量の推定にパラアミノ馬尿酸クリアランスが用いられる．
- 腎血漿流量の正常値は約600 mL/分である．

8　腎臓の内分泌機能

1）レニン

- 分泌細胞：輸入細動脈壁内に存在する**傍糸球体細胞**（顆粒細胞）から分泌される．
- 分泌刺激：①遠位尿細管中Cl^-濃度の低下（Na^+濃度低下に等しい），②血圧の低下，③交感神経刺激によって分泌が促される．
- 作用：レニン分泌が引き金になって，**レニン・アンジオテンシン・アルドステロン**（RAA）系が活性化される．最終的にはアルドステロンの分泌を促して，体液のNa^+量を保持することが最も重要な作用である．体液のNa^+量を保持することは体液量を維持することとほぼ同じ意味がある（図15）．
- レニンは肝臓で合成されたアンジオテンシノーゲンをアンジオテンシンⅠ（ATⅠ）に変換する．ATⅠは肺循環内でアンジオテンシン変換酵素（ACE）によりアンジオテンシンⅡ（ATⅡ）に変換される．
- ATⅡになってはじめて，体内で血管平滑筋を収縮して血圧を上昇させる作用や副腎皮質からアルドステロンの分泌を促す作用が出現する．
- アルドステロンは集合管に働いて，Na^+を血液中に再吸収する．同時に水も再吸収し，K^+を尿中に分泌する．

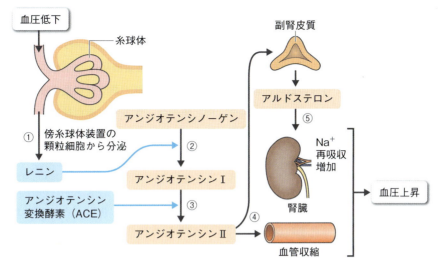

図15 レニン・アンジオテンシン・アルドステロン（RAA）系

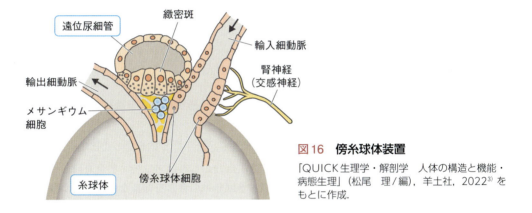

図16 傍糸球体装置
「QUICK生理学・解剖学　人体の構造と機能・病態生理」（松尾　理/編），羊土社，2022[3] をもとに作成．

- 各糸球体に輸入細動脈が入り込み，輸出細動脈が出ていく部位は**血管極**とよばれる．ここでは輸入細動脈と輸出細動脈との間に遠位尿細管が挟み込まれており，解剖学的に特徴的な構造をしている．血管極側の遠位尿細管細胞は密集して配列されていて**緻密斑**とよばれる．
- 輸入細動脈壁内の**傍糸球体細胞**，遠位尿細管の緻密斑，血管と尿細管に挟まれた間質に存在する**メサンギウム細胞**などで構成される体液Na^+量を保持するための細胞群を総称して**傍糸球体装置**とよぶ（図16）．
- 緻密斑は尿細管内のCl^-濃度の低下を感知して，近接する傍糸球体細胞に働きかけてレニンの分泌を促す．レニンの分泌によってNa^+の再吸収が促進されると，結果的にCl^-濃度が正常化される．
- 輸入細動脈では体液量の減少による流入血流量の低下があると，傍糸球体細胞はそれを感知してレニンを分泌する．
- 傍糸球体細胞には交感神経$β1$受容体があり，交感神経活性が高くなるとレニンの分泌が促される．

2）エリスロポエチン（EPO）

- **分泌細胞**：主に腎糸球体血管極の間質に存在する細胞からエリスロポエチンが産生される．
- **分泌刺激**：①血液中の酸素分圧の低下（低酸素血症），②貧血などによって分泌が促される．
- **作用**：骨髄の造血幹細胞に作用して，赤血球の新生を促進する．
- 腎臓からのエリスロポエチンの分泌が低下すると，赤血球の産生が減少し，貧血になることがある．これを**腎性貧血**という．

3）活性型ビタミンD_3

- ビタミンDは骨の形成に重要なビタミンで，多くは食事から摂取されるが，皮膚でも紫外線の作用によって合成される．しかし，からだに作用するためには，腎臓の近位尿細管で活性型ビタミンD_3へ変換される必要がある．活性型ビタミンD_3は腸管におけるCa^{2+}の吸収を促進するとともに腎尿細管でのCa^{2+}の再吸収を促進する．
- 副甲状腺ホルモンは近位尿細管で活性型ビタミンD_3への変換を促進する．

9 排尿

1）尿の性状

- 腎臓でつくられた尿は，腎盂から尿管，膀胱，尿道を通って体外に排出される．この間，尿の成分はほとんど変わらない．
- 一日の尿量は約1.5 Lである．飲水量，発汗など体液量の変化によって，尿量は変化する．
- 尿は淡黄色で，透明であり，排尿直後のものはアンモニア臭もほとんどない．色調や透明度の変化は腎臓から尿道に至る泌尿器系の異常を知るための手がかりになる．
- 尿はほとんど（約98％）が水分であるが，尿素などの小分子が含まれているため，比重は1.001〜1.035と水よりも少し重い．通常，尿量が減ると色調は濃くなり，比重は重くなる．反対に尿量が増加すると無色に近くなり，比重は軽くなる．
- 尿の色はビリルビンの代謝産物である尿色素（ウロビリン，ウロクロムともよばれる）のためである．
- pHは約6.0で，弱酸性である．尿には赤血球，白血球，細菌，アルブミン，グルコースは含まれない．

2）蓄尿・排尿の神経調節

- 排尿には，自分の意志では制御できない**自律神経**と意志で制御できる**運動神経**がかかわっている．意図的に排尿するためには大脳からの指令が必要である．
- 大脳の**排尿中枢**は橋に存在している．
- 蓄尿と排尿にかかわる末梢神経は3種類で，副交感神経である**骨盤神経**，交感神経である**下腹神経**，運動神経である**陰部神経**である．これら3種類の神経が協調して，蓄尿と排尿を制御している．

- 交感神経（下腹神経）路は第12胸髄〜第2腰髄レベルから，副交感神経（骨盤神経）路および運動神経（陰部神経）路は第2〜4仙髄レベルから生じる．
- 蓄尿と排尿にかかわる筋肉は，**膀胱排尿筋**（平滑筋）と尿道を取り囲む**内尿道括約筋**（平滑筋）と**外尿道括約筋**（骨格筋）の3種類である（図17）．
- 膀胱平滑筋と内尿道括約筋には自律神経である下腹神経と骨盤神経が分布している．骨格筋である外尿道括約筋には運動神経の陰部神経が分布している．
- 膀胱内部に尿が溜まるのを知覚する求心神経は，骨盤神経である．

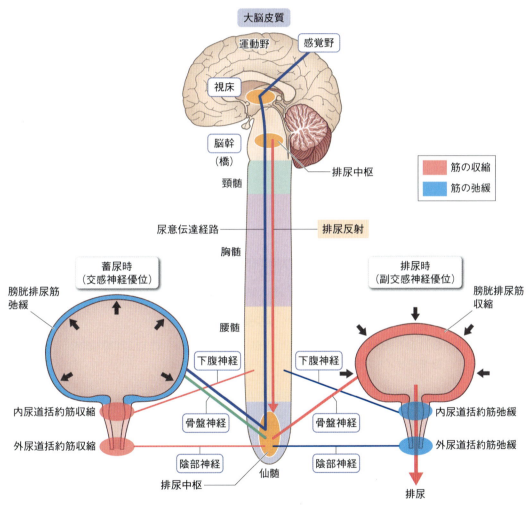

	膀胱排尿筋	内尿道括約筋	外尿道括約筋	生理作用
下腹神経（交感神経）	弛緩	収縮	支配なし	排尿の抑制
骨盤神経（副交感神経）	収縮	弛緩	支配なし	排尿の開始
陰部神経（運動神経）	支配なし	支配なし	収縮	排尿の一時停止

図17　蓄尿・排尿の神経調節

「PT・OTビジュアルテキスト　身体障害作業療法学2　内部疾患編」（小林隆司/編），羊土社，2018[5] をもとに作成．

- **蓄尿反射**：主に脊髄レベルでの交感神経の活性がかかわる．膀胱内に尿が溜まって約100 mL以上になると，骨盤神経からの知覚刺激，腰髄の交感神経中枢に伝わる．すると，下腹神経に電気信号が送られて，膀胱排尿筋は弛緩し，内尿道括約筋は収縮して，尿は溜められる．また，骨盤神経からの知覚刺激は仙髄の排尿中枢に伝わる．すると，陰部神経に電気信号が送られて，外尿道括約筋が収縮して，尿の体外への排出を抑える．
- **排尿反射**：橋の排尿中枢の役割が重要である．膀胱内尿量が約400 mLを超えると，骨盤神経からの知覚刺激は仙髄の排尿中枢に入力した後，上行して橋排尿中枢を興奮させる．すると橋排尿中枢から電気信号が送られて，副交感神経である骨盤神経の興奮と下腹神経，陰部神経の抑制を引き起こす．すなわち，膀胱排尿筋は収縮し，内尿道括約筋と外尿道括約筋は弛緩して，尿は体外に排出される．
- 橋排尿中枢にはさらに上位の大脳皮質から，興奮性や抑制性の調節を受けている．

■ **文献**

1) Yamada Y, et al：Variation in human water turnover associated with environmental and lifestyle factors. Science, 378：909-915, 2022
2) 「PT・OTビジュアルテキスト専門基礎 解剖学 第2版」（坂井建雄/監，町田志樹/著），羊土社，2023
3) 「QUICK生理学・解剖学 人体の構造と機能・病態生理」（松尾 理/編），羊土社，2022
4) 「生理学・生化学につながる ていねいな生物学」（白戸亮吉，他/著），羊土社，2021
5) 「PT・OTビジュアルテキスト 身体障害作業療法学2 内部疾患編」（小林隆司/編），羊土社，2018

練習問題

問1 腎臓の機能で正しいのはどれか．**2つ選べ**． [2014年第49回AM]

❶ 体温の調節　❷ 尿量の調節　❸ 血漿量の調節　❹ 白血球数の調節
❺ 概日リズムの調節

問2 腎臓で正しいのはどれか． [2022年第57, 2023年第58回より改変]

❶ 糸球体は腎髄質に集まる．
❷ 輸出細動脈は集合管につながる．
❸ ネフロンは糸球体と尿細管からなる．
❹ 左腎は右腎より約1.5 cm下位にある．
❺ 安静時の腎血流は心臓から拍出される血液の約5％である．

問3 近位尿細管に分泌されるのはどれか． [2022年第57回PM]

❶ H^+　❷ K^+　❸ Na^+　❹ Ca^{2+}　❺ HCO_3^-（重炭酸イオン）

問4 腎臓の排尿機構で正しいのはどれか．[2020年第55回AMを改変]

① ボーマン嚢は集合管に接続する．
② 近位尿細管ではNa⁺が再吸収される．
③ ネフロンは糸球体と近位尿細管から構成される．
④ 糸球体ではアルブミンは水よりも濾過されやすい．
⑤ 糸球体濾過量は健常成人では1日に1〜1.5 Lである．

問5 尿の生成について正しいのはどれか．[2017年第52回AM]

① 集合管では尿の希釈を行う．
② 血漿蛋白は糸球体を透過する．
③ 血液の濾過は腎小体で行われる．
④ 近位尿細管ではアンモニアの再吸収を行う．
⑤ 抗利尿ホルモンは水の再吸収量を減少させる．

問6 腎臓から分泌されるホルモンはどれか．**2つ選べ**．[2023年第58回AM]

① レニン　② メラトニン　③ カルシトニン　④ バソプレシン　⑤ エリスロポエチン

問7 排尿で正しいのはどれか．**2つ選べ**．[2015年第50回AM]

① 排尿反射の中枢は腰髄にある．
② 外尿道括約筋は随意制御できる．
③ 膀胱は副交感神経活動で収縮する．
④ 外尿道括約筋は陰部神経活動で弛緩する．
⑤ 内尿道括約筋は副交感神経活動で収縮する．

問8 排尿に関与する神経で正しいのはどれか．[2020年第55，2021年第56回より改変]

① 内尿道括約筋は陰部神経支配である．
② 外尿道括約筋は下腹神経支配である．
③ 交感神経路の興奮は膀胱を弛緩させる．
④ 蓄尿時に作用する体性運動神経は骨盤神経である．
⑤ 副交感神経路は第11胸髄〜第2腰髄レベルから生じる．

解答

問1 ②③　問2 ③　問3 ①　問4 ②　問5 ③　問6 ①⑤　問7 ②③　問8 ③

第12章

もうひとりのからだをつくる
（生殖器）

学習のポイント
- 性分化について説明できる
- 男性と女性それぞれの生殖器の機能と構造を説明できる
- 妊娠と分娩について説明できる
- 子どもの成長・発達から加齢・老化について説明できる

　すべてのヒトは死を避けることはできない．しかし，個体としての生命は絶えても，ヒトには自分に似た個体を再生産するしくみが備わっている．この再生産のことを「生殖」（英語ではリプロダクト）といい，生殖の働きを担っているのが生殖器である．再生産のためには精子と卵子が受精する必要がある．精子をつくり出す男性生殖器または卵子をつくり出す女性生殖器のいずれかを有するように，私たちのからだには性の分化が生じる．

　本章では，もうひとりのからだをつくるためのしくみである生殖器について学ぶ．さらに新たに発生した生命が成長・発達・老化をしていく現象を学ぶ．

1 性の分化

1）生殖腺の性分化

- 生殖腺は男性では**精巣**，女性では**卵巣**を指す．ホルモンを分泌する機能を有するので，生殖腺とよばれる．
- 生殖腺には**生殖細胞**が存在し，精子，卵子を生成する役割もある．
- 生殖細胞は精子や卵子をつくり出す細胞の総称であり，遺伝情報を次世代に伝える役割を担う．
- 未分化な状態の**精原細胞**，**卵原細胞**から**減数分裂**によって最終的に精子，卵子に分化する．
- 生殖細胞以外の細胞を**体細胞**とよぶ．

2）減数分裂（図1）

- 膨大なヒトの遺伝情報は**染色体**という入れものに分けて収められている．

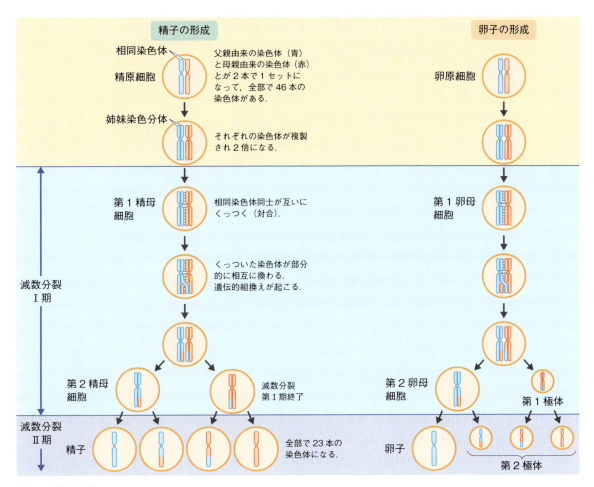

図1 減数分裂

- 染色体は性別を決定する遺伝子が含まれる2種類の**性染色体**（X染色体，Y染色体）と性染色体以外の22種類の**常染色体**（1〜22と番号でよばれる）に区別される．
- 私たちの細胞には性染色体と常染色体を合わせて全部で23対，46本の染色体が存在する．母由来の性染色体1本，父由来の性染色体1本，常染色体は母と父からそれぞれ22本の染色体を受け継ぐ．
- 1つの体細胞が分裂して2つの体細胞になる時には，必ず分裂した体細胞にも23対（46本）の染色体が存在する．すなわち，分裂する前と後での細胞に存在する染色体数には変化がない．
- 一方，生殖細胞では，最終的に分裂した後の細胞の染色体にはペアがなくなり，半数（23種類）に染色体数が減じる．染色体数が半分になる分裂を**減数分裂**とよび，生殖細胞にのみ認められる．
- 減数分裂の過程をさらに詳しくみていくと，減数分裂I期とII期に分けられる（図1）．
- 細胞分裂が生じる際にはそれぞれの染色体に複製が生じて一時的に2倍の染色体が存在する．減数分裂I期では，互いにペア同士の染色体（相同染色体）がくっつくようになる（**対合**）．この対合が起きたときの細胞を**第1精母細胞**，**第1卵母細胞**という．

- 重要な点は，この時に染色体の一部分に融合が生じて，母由来の染色体と父由来の染色体に部分的な相互の乗り換えが起こることである．これを**遺伝的組換え**とよび，1本の染色体の中に母方からの遺伝情報と父方からの遺伝情報が含まれることになる．この組換えによって，生物は遺伝情報の多様性を保つことが可能になる．

> **コラム ❶ 生殖医療とクローン技術**
>
> **生殖医療**とは，高度な生命科学技術を使い，人工授精や体外受精などによって新たな生命を生み出す医療である．不妊に悩む患者に適応される．このために卵巣から卵子を安全に体外に取り出して育てる技術が発達した．
>
> **クローン技術**とは，同一の遺伝子をもつ個体を生み出す技術である．その方法の1つとして，卵巣から卵子を取り出し，その核（この中に染色体23本が入っている）を取り除いた後に，体細胞の核（この中には46本の染色体が入っている）を移植する「核移植」がある．体細胞の核を移植された卵子は，その後，細胞分裂をして個体になる．同じ体細胞を移植され育った個体は同一の遺伝子を有する「クローン」になる．クローンは受精によって育った個体とは異なり，遺伝的多様性をもたない．すでにヒツジやサルを使ったクローン生物が誕生しているが，クローン技術によって誕生した生物にはさまざまな異常を伴うことが知られている．また，倫理的観点からもクローン技術をヒトに応用することは禁じられている．

- 対合した相同染色体をもつ生殖細胞が分裂して，2つの細胞に分かれると，それぞれの細胞には片方の相同染色体（合計46本の姉妹染色分体）を有することになる．この分裂でできた細胞を**第2精母細胞**，**第2卵母細胞**という．
- ただし，第1精母細胞からは2つの第2精母細胞が形成されるが，第1卵母細胞からは1つの第2卵母細胞のみが形成され，分裂したもう一方の細胞は卵子形成能をもたない**第1極体**とよばれるものになる．
- その後，第2精母細胞，第2卵母細胞は**減数分裂Ⅱ期**に入り，染色体を複製することなく，2つの細胞に分裂する．その際にペアになっている姉妹染色分体（合計46本）は分離して，それぞれの細胞に分かれていくため，染色体数は半数の23本になる．
- 第2精母細胞からは2つの精子が形成される．第2卵母細胞からは1つの卵子と1つの**第2極体**が形成される．
- したがって，減数分裂Ⅱ期の終了時には1つの第1精母細胞からは4つの精子が形成される．一方，1つの第1卵母細胞からは1つの卵子が形成される．

2 男性生殖器

1）男性生殖器の構造と機能

- 男性の生殖器は生殖腺である精巣とそれを包む陰嚢，精子を運ぶ精路，精嚢や前立腺などの付属腺，陰茎などから構成される（図2）．
- **精巣**と**精巣上体**は体腔外にある陰嚢内に収まることによって，体温より低い温度（35℃前後）で精子を保護している．
- **精嚢**，**前立腺**，尿道球腺からの分泌液は**精漿**の成分になる．精漿は精液の液体成分である．

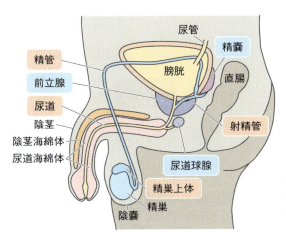

図2　男性生殖器
　■：精路，■：付属腺
「QUICK生理学・解剖学　人体の構造と機能・病態生理」
（松尾　理／編），羊土社，2022[1]）をもとに作成．

- 精液は果糖を含み，精子が運動する際のエネルギー源になる．また，精液は弱アルカリ性で，女性の腟内が酸性であることから腟内を中和し，精子を保護している．
- 精子の通り道を精路とよび，精巣上体，精管，射精管，尿道を通って体外に放出される．
- 陰茎は性的興奮によって膨張し硬直化することで，腟への挿入と射精が可能になる．陰茎が膨張・硬直化することを**勃起**という．勃起は陰茎内の**海綿体**とよばれるスポンジ状組織に多量の血液が流れ込むことによって生じる．
- 仙髄に勃起中枢がある．陰茎への刺激が**陰部神経**（感覚神経系）を伝わり，仙髄に入って**勃起中枢**を刺激する．勃起中枢からは**骨盤神経**（副交感神経系）を介して電気信号が海綿体に伝わり，**一酸化窒素（NO）**の産生を促す（図3A）．NOは動脈を拡張し，大量の血流が海綿体に流れ込むことで陰茎が膨張し，硬化する（図3B）．
- 陰部神経（運動神経系）からの電気信号が坐骨海綿体筋を収縮し勃起を維持する（図3B）．
- 精液を体外に射出することを**射精**とよぶ．陰茎への刺激は陰部神経（感覚神経系）を伝わり，まず仙髄に入る．さらに仙髄から上行して胸髄下部〜腰髄に存在する**射精中枢**に伝わる．すると反射的に**下腹神経**（交感神経系）が刺激され，精管から射精管を通って精子が尿道へと送り出される（図3C）．尿道に送り出された精子は，**陰部神経**（運動神経系）を介して陰茎内の横紋筋（球海綿体筋）を収縮させて射精が行われる．
- 勃起には副交感神経が働き，射精には交感神経が働く．ともに脊髄反射であるが，上位中枢である**大脳**（主に視床下部と辺縁系）からの影響を強く受ける．
- 陰茎内を尿道が貫通しており，尿と精子が通過する．しかし，尿と精子が一緒に通過することはない．これは精子が尿道の前立腺部に入ると，膀胱の括約筋が収縮するために尿が尿道内に流入しないからである．

2）精子形成

- 精子は小さく活発に動くことができる細胞で，新たな個体を創造するための半分の遺伝子を男性側から運ぶ．
- 精子はオタマジャクシに似た形で，頭部，中部，尾部の3つの部分に区分できる（図4）．**頭部**の膨らんだ部分には遺伝情報のDNAを含む核がある．**中部**には，精子の運動に必要なエネルギー（ATP）をつくり出すミトコンドリアが充満している．細い**尾部**は卵子に向かって突き進む駆動力をべん毛を振ることで生み出す．

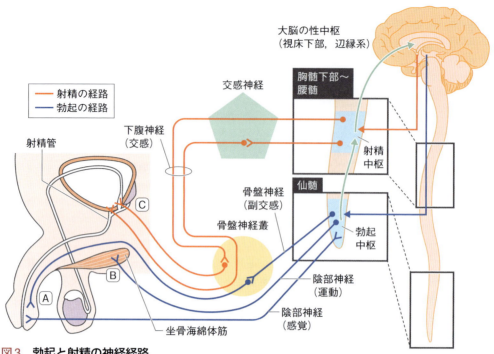

図3 勃起と射精の神経経路
A）NO放出，血管平滑筋の弛緩，血流増加，B）坐骨海綿体筋の収縮，C）精路に働き，精子を尿道に押しやる．

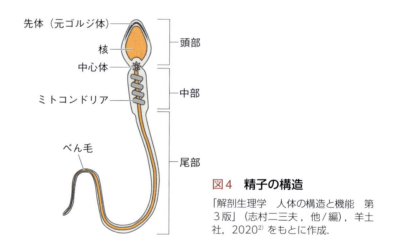

図4 精子の構造
「解剖生理学 人体の構造と機能 第3版」（志村二三夫，他/編），羊土社，2020[2]）をもとに作成．

- 精子は精巣の中の**精細管**で始原生殖細胞である精祖細胞が分化した細胞である．この分化・増殖には男性ホルモンである**テストステロン**が必要である（第13章参照）．
- 精祖細胞から精子へ分化・増殖する精細胞は，セルトリ細胞から栄養を受ける（図5）．
- さらにセルトリ細胞は，互いが密着することで，血液−精巣関門をつくって，精細胞を保護・支持している．
- 下垂体前葉から分泌される**黄体形成ホルモン（LH）**は精巣のライディッヒ細胞に働き，テストステロンの産生を促す．
- 下垂体前葉から分泌される卵胞刺激ホルモン（FSH）は，セルトリ細胞を活性化して，テストステロンとともに精子形成を促進する．

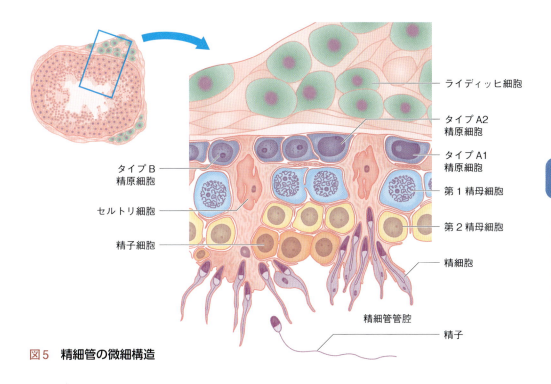

図5 精細管の微細構造

- 精巣でつくられた精子には，まだ運動能力と受精能力が十分に備わっていない．その後，精巣から放出されて，精巣上体に移動し，保存される．ここで数カ月かけて精子に運動能力と受精能力が与えられ，成熟した精子が形成される．

3 女性生殖器

1) 女性生殖器の構造と機能

- 女性の生殖器は外陰部，腟，子宮，左右の卵管と生殖腺である卵巣とからなる（図6）．外陰部以外は骨盤内にあり，骨に保護されている．
- **卵巣**は左右一対あり，重さは5〜15gのアーモンド状の器官で，靭帯によって子宮につながれている．卵子を生成するとともに，エストロゲン（卵胞ホルモン）やプロゲステロン（黄体ホルモン）などの女性ホルモンを分泌する．
- **卵管**は卵巣と子宮をつなぐ，約10 cmの管である．ただし，卵管の卵巣側は直接，卵巣にはつながらず，広がって開口した状態で卵巣を包み込んでいる．子宮側は子宮壁を貫いて，直接子宮内腔に開口する．
- **子宮**は洋梨を逆さまにしたような形と大きさで，子宮内膜，平滑筋層，子宮外膜の3層構造をなす．内側にある子宮内膜には，受精卵を受け止める働き（**着床**）がある．
- 毎月，子宮内膜の機能層は脱落して体外に排出され，新しい内膜が再生される（**月経**）．
- **腟**は体外と子宮をつなぐ，伸縮性のある管状器官で，内膜，平滑筋層，外膜の3層からなる．
- 腟の生理的役割は①月経血を体外に出すこと，②性交時に男性の陰茎を受け入れること，③出産時に産道となること，④内腔をpH4〜5の強い酸性状態にして病原体の侵入や繁殖を防ぐことなどである．

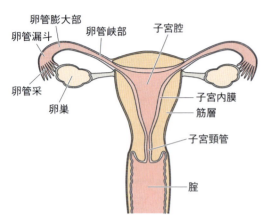

図6　女性生殖器の構造
「QUICK生理学・解剖学　人体の構造と機能・病態生理」（松尾　理/編），羊土社，2022[1]）より引用．

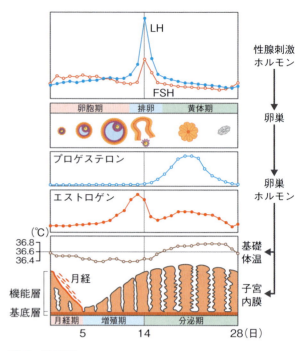

図7　性周期
LH：黄体形成ホルモン，FSH：卵胞刺激ホルモン．
「QUICK生理学・解剖学　人体の構造と機能・病態生理」（松尾　理/編），羊土社，2022[1]）をもとに作成．

2）性周期

- 卵子の成熟から排卵，月経は一定の周期（約28日）で規則的にくり返す．これを**性周期**という．
- 卵巣での周期的変化に着目した場合を**卵巣周期**とよび，卵胞期，排卵期，黄体期に区分される．
- 子宮内膜での周期的変化に着目した場合を**月経周期**とよび，月経期，増殖期，分泌期に区分される．
- 性周期の時期によって，下垂体前葉から放出される性腺刺激ホルモン（LHと**卵胞刺激ホルモン：FSH**）と女性ホルモン（エストロゲンとプロゲステロン）の分泌量が変動する（図7）．
- 排卵前にLHが急激に上昇する現象を**LHサージ**とよび，LHサージ後，24〜36時間後に排卵が生じる．
- 性周期に応じて，女性の基礎体温も周期的に変化する．排卵前は体温が低い**低温相**で，排卵後には**高温相**になり，月経の開始時から低温相に戻る．基礎体温が上昇するのは黄体から産生されるプロゲステロンの作用による．

3）卵子形成

- 成人女性の卵巣には新生児の頃から約30万個の卵母細胞が保管されている．卵母細胞は母体由来の卵胞上皮細胞によって一層に包まれており，これを**原始卵胞**とよぶ（図8）．原始卵胞は卵子を形成する前の休眠状態にある．

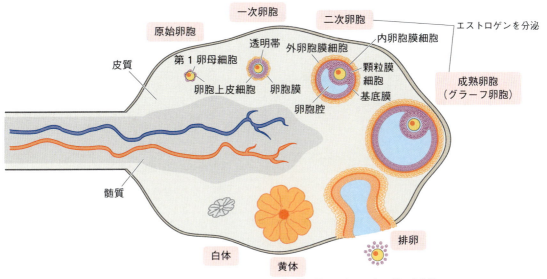

図8 卵巣，卵胞
「QUICK生理学・解剖学 人体の構造と機能・病態生理」（松尾 理/編），羊土社，2022[1]）をもとに作成.

- 卵胞期には20個程度の原始卵胞が活性化して，成熟する．その成熟過程の卵胞を一次卵胞，二次卵胞といい，最終的には1つだけが**成熟卵胞（グラーフ卵胞）**になる．成熟卵胞内には1個の第2卵母細胞が存在している．
- 二次卵胞は黄体形成ホルモン（LH）の刺激を受けると，女性ホルモンである**エストロゲン**を産生し，分泌する．したがって，卵胞期後期ではエストロゲン濃度が急激に上昇する．
- LHと**卵胞刺激ホルモン（FSH）**の血中濃度が最大になると排卵期になり，第2卵母細胞と卵胞液が腹腔内に放出されて卵管内に取り込まれる．卵巣からの第2卵母細胞の放出を**排卵**とよぶ．
- 排卵後の卵巣ではLHの作用によって，排卵後の成熟卵胞が退縮し，**黄体**が形成される（黄体期）．
- 黄体はエストロゲンとプロゲステロンを産生し，その作用によって子宮は分泌期になり，受精卵の着床に備える．
- 受精が起こらないと黄体はやがて退化しはじめる．黄体期が終わると，卵巣は再び卵胞期がはじまり，子宮では月経をきたす．
- 黄体が退化するため，エストロゲンとプロゲステロン濃度は急速に低下する．
- 卵巣機能を調節しているホルモンの相互作用を図に示す（図9，第13章参照）．
- 思春期以降には28日ごとに，卵母細胞のうちの1個が成熟して排卵される．1年間に13回の排卵があるとすると，一生の間には500個程度の卵子が排卵される．年齢とともに卵巣内の卵母細胞は減少し，閉経後は卵巣内の卵母細胞は0になる．

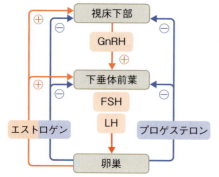

図9　女性ホルモンのネガティブフィードバックとポジティブフィードバック

GnRH：性腺刺激ホルモン
通常は血液中の女性ホルモン（エストロゲン，プロゲステロン）が増加すると，ネガティブフィードバックが働き，GnRH，FSH，LH分泌は低下する（青色）．しかし，排卵直前の時期では，血液中のエストロゲンが急激に増加し，ポジティブフィードバックが働いて，GnRH，FSH，LH分泌が増加する（赤色，第13章参照）．

4　妊娠・分娩

1）受精

- 女性はほぼひと月に1回，卵巣から1個の卵子を排出する（**排卵**）．排卵された卵子は卵管に吸い込まれて子宮側に向かう．

- 一方，腟内に射精された多数の精子は，子宮内に移動する．さらに活動性の高い精子が卵管内に入り込んで，卵巣側に向かう．この過程で卵管内までたどり着ける精子の数は1万分の1くらいに減少している．通常，卵子と精子は卵管膨大部で出会い，たった1つの精子が卵子内に侵入することができる．卵子のもつ遺伝子と精子のもつ遺伝子が結合し，全く新しい細胞をつくることを**受精**といい，この新しい細胞を**受精卵**とよぶ．

- 射精された約3億の精子のうち，1個だけが受精できる（約3億分の1の確率）．

- 排卵した卵子は，精子と受精しないと通常，24時間以内に死滅する．したがって，排卵した後，24時間以降に性交しても受精には至らないので，妊娠もしない．

- 受精卵は細胞分裂をくり返しながら，卵管から子宮内腔に3～4日かけて移動する．子宮に到達するころには，5～6回の細胞分裂が生じており，細胞数が32～64個になっている．すると細胞の間に内腔が生じて，その中に液体が溜まるようになる．まだ，胎児としての形もない，この時の細胞のかたまりを**胞胚**といい，この内腔を胞胚腔とよぶ（図10）．

- 子宮内腔に到達した胞胚は子宮内膜に付着した後に粘膜下に侵入する．胞胚が子宮粘膜下層まで侵入した状態を**着床**という．

- この時期（分泌期）の子宮内膜は黄体と胎盤で産生されるプロゲステロンの作用によって，厚みと粘液の分泌が増加しており，胞胚が付着しやすい状態になっている．着床という言葉は子どもが柔らかいふとんの上に寝付くようなイメージを連想させる．

- 排卵から着床までは約7日間かかる．

2）妊娠

- 妊娠とは，受精卵の着床から胎児およびその付属物が母体外に出される（**分娩**）までの状態を指す．

- 着床した胞胚は胎児および胎盤などの付属物へと発達する．

- 受精後2～7週になった胞胚を**胚子**といい，この時期を胚子期とよぶ．

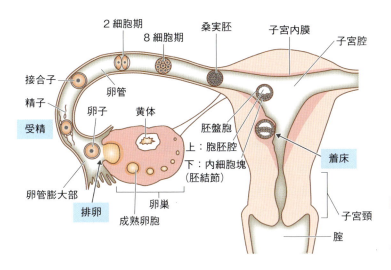

図10 胚胞
「解剖生理学　人体の構造と機能　第3版」
（志村二三夫，他／編），羊土社，2020[2] を
もとに作成．

- 胚子期は胎児の主要な器官の形がつくられる重要な時期で，感染，薬物，放射線，喫煙，飲酒などの外部からの刺激が器官形成に大きな影響を及ぼす．
- 胚子は受精後8週間で頭部には目や耳になる部分がつくられ，手や足の指も原型ができ，一定レベルにまで分化して，これ以降，**胎児**とよばれる．
- 妊娠に伴って母体の全身にはさまざまな変化が現れる．したがって，妊娠中は定期健診を行い，体重測定，血圧測定，浮腫の有無，尿検査（タンパク質やグルコースの有無）などを実施し，経過を確認する必要がある．

3）胎盤の形成と機能

- 子宮粘膜下にもぐり込んだ胞胚の外側部分（栄養細胞）がさかんに増殖し，多数の突起を出して周囲から栄養を吸収するようになる．この突起は柔らかい毛のようなので**絨毛**とよばれる．したがって，絨毛は胎児側の組織である．
- 一方，子宮側も子宮間質の細胞が増殖して，厚くて柔らかな**脱落膜**を形成する．ここに絨毛と胎盤の密接な関係ができ，**胎盤**が完成する．胎児は母体の血液から胎盤を介して酸素や栄養分を得て成長を続ける．
- 胎盤は妊娠の経過とともに発達し，分娩時には直径約20 cm，厚さ2～3 cm，重さ約500 gの大きさになる．
- 胎盤は円盤状の形をして，一方の面は母体由来の脱落膜からなり，その中にもう一方の面から胎児由来の絨毛が入り込んでいる（図11）．脱落膜と絨毛の間の空間（絨毛間腔）には母体血が満たされている．
- 絨毛内には毛細血管が密に存在し，毛細血管と母体血の間は薄い膜（胎盤膜）で隔てられている．この薄膜は**胎盤関門**とよばれる．
- 酸素，アミノ酸，グルコース，無機塩，ホルモンや免疫グロブリンのIgGなどの低分子物質は胎盤関門を通過することができるが，母体のタンパク質やウイルス，細菌は通過できない．これによって胎児を有害物質から守っている．
- しかし，アルコールは容易に胎盤関門を通過することができるので，妊娠中に大量にアルコールを摂取すると，胎児にまでアルコールが吸収されて，重大な障害を起こすことがあるので注意が必要である．同様に妊娠中に服用する薬剤などについても注意が必要である．

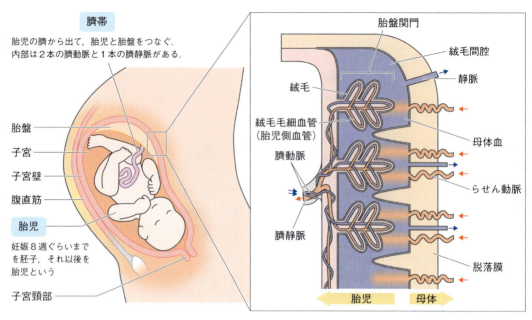

図11　胎盤の構造
「QUICK生理学・解剖学　人体の構造と機能・病態生理」(松尾　理/編)，羊土社，2022[1])をもとに作成．

- 胎盤からもホルモンが産生されて母体や胎児に働きかける．
- **ヒト絨毛性ゴナドトロピン（hCG）**は胎盤の絨毛で産生されるホルモンで，受精卵が着床したころから産生されはじめる．妊娠10週目前後が産生のピークであり，卵巣の黄体に作用して，プロゲステロン産生を促す．
- hCGは母体の血液中にも運ばれ，糸球体で濾過され，尿に排出される．妊娠4週前後から母体の尿中で検出できるようになるため，妊娠の判定試験に利用される．
- 妊娠9～10週後からは，胎盤自体が大量のエストロゲンとプロゲステロンを産生し，妊娠の持続を助ける．

4）分娩

- ヒトでは妊娠期間は約40週（280日）である．妊娠の期間の算出には，慣例的に開始時に最終月経日を用いる．これは受精した日を特定できないためである．したがって，実際の排卵日（受精日）から推定される日数よりも14日ほど多くなる．
- 妊娠31～34週になると，胎児は頭を下に向けた姿勢をとるようになり，出産の準備に入る．36週以降，胎児は出産の準備が整い，分娩に向かう．
- **分娩第1期（開口期）**：分娩にはホルモンの働きが重要である．胎盤からのプロゲステロンの分泌が弱まると，下垂体前葉から**オキシトシン**が分泌され，子宮を収縮する．オキシトシンは胎盤にも作用して，**プロスタグランジン**を放出する．プロスタグランジンにも子宮収縮作用がある．これらの物質によって子宮の収縮がさらに強まり，妊婦はそれを痛みとして感じる（**陣痛**）．

▶陣痛がはじまると，さらに下垂体からのオキシトシンの分泌がさかんになる．やがて子宮の収縮は規則的になり，胎児は頭を先頭にして子宮口へと送り出される．子宮頸管は胎児の頭で押し広げられ，羊膜が破れて羊水が流出する．これを**破水**とよぶ．

- **分娩第2期（娩出期）**：胎児は腟を通過し娩出される（**分娩**）．陣痛が開始してから胎児が娩出されるまでの時間には個人差が大きく，特に第1子の分娩は時間がかかることが多い．
- **分娩第3期（後産期）**：胎児を娩出後も子宮は引き続き収縮し，胎盤や臍帯などの胎児付属物が排出される．強い子宮の収縮は胎児付属物が排出されたあとの出血を抑止する効果がある．

5）乳汁の産生と分泌

- **乳腺**は**乳汁**を産生し，乳管を通じて乳汁を体外に分泌する外分泌腺である．乳汁は新生児のエネルギー源となり，免疫を強化する（図12）．
- 妊娠すると血液中のエストロゲンとプロゲステロンの濃度が上昇し，乳腺の発達を促す．しかし，エストロゲンとプロゲステロンは乳汁産生を抑制するため，出産するまでは乳汁は産生されない．
- 下垂体前葉からの**プロラクチン**は乳腺を発達させる作用に加え，出産後に分泌が増加し，乳汁の産生を促す作用がある．
- 分娩によりエストロゲンとプロゲステロンの濃度が低下すると，プロラクチンの刺激により乳汁の産生が開始する．
- 授乳の際の乳児による乳首の吸引はプロラクチン分泌を促す．したがって，授乳をやめると3〜4週間で乳汁産生は止まる．
- 下垂体後葉から分泌される**オキシトシン**は乳腺周囲の平滑筋を収縮させ，乳汁を乳腺から乳管へと押し出す．
- オキシトシンは乳児による乳首の吸引や乳児の泣き声を聞くことでも分泌が増加する．

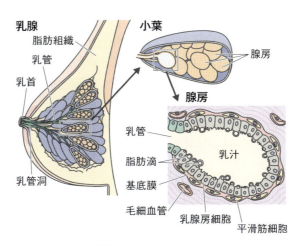

図12　乳房の構造・ホルモン

乳腺房細胞：プロラクチンが働き，乳腺の発達，乳汁産生を促進．平滑筋細胞：オキシトシンが働き，平滑筋を収縮させて，乳汁を押し出す．
「Medical Physiology, 2e Updated Edition」（Boron WF & Boulpaep EL/著）Elsevier, 2012[3] より引用．

5 発生・発達・成長・加齢・老化

1）受精卵から胎児，新生児への変化

- 受精卵はたった1個の細胞（直径0.15〜0.2 mm）だが，ヒトでは成人になると約37兆個の細胞（身長で比較すると約1万倍）をもつまでに成長する．単に数が増えて大きくなるだけでなく，細胞がそれぞれ特有の役割をもつ組織，器官に分化して，さらに成長し続ける．
- 胎児は各器官の形成段階にあり，一般に機能は未成熟であり，成人と同じように考えてはいけない．器官の成熟度合いも，それぞれの器官で差がある．
- 胎児に特に特徴的なことは，栄養分と酸素を自ら摂取できず，ほぼすべての栄養分と酸素は胎盤を介して母体から供給されていることである．
- 分娩後の胎児は新生児とよばれるようになる．母体内環境で守られていた状態から，ひとりで生きていくために急激な環境変化へ適応しなくてはならない．最も大きな変化は肺を介した呼吸を開始することであり，産声は呼吸開始の合図ともいえる．
- 新生児が適正に呼吸するためには，肺が十分に成熟している必要がある．なぜなら，肺胞を十分に広げるための**サーファクタント**（界面活性物質）という物質は，成熟した肺でないと産生できないからである（第8章参照）．
- さらに新生児は低体温，代謝の変化，さまざまな病原体への曝露などに生体を適応させなくてはならない．

2）成長と発達

- 出産後の環境変化に適応した新生児は，その後も成長，発達を続ける．
- **成長**とは身長や体重などの身体的特徴が増加することを指し，**発達**とは未熟な形態や機能が分化・成熟することを指す．成長と発達をあわせて**発育**とよぶこともある．
- 発育段階によって，**新生児期**（出生から1カ月間），**乳児期**（1歳まで），**小児期**，**思春期**，**成人期**，**老年期**に区分される．
- 発育は各臓器で一律に進行するのではなく，臓器によって異なった発育パターンをとる．例えば，大脳は乳児期から小児期にかけて急速に発育し，大脳が大きくなるとともに，言語を含む精神的な発達，歩行開始など協調的な運動能力の発達がみられる．一方，生殖器や乳房などは思春期から急速に発育する．
- 成長に影響を与える因子には，遺伝要因，成長ホルモン，甲状腺ホルモン，性ホルモンなどのホルモンによる内的要因，また栄養や運動，精神状態や社会的因子などの外的要因などがある．
- 思春期になると性ホルモンの作用によって，男女の性的特徴が明らかになる**二次性徴**が訪れる．例えば女性では月経の開始，乳房の発育などがみられ，男性では陰茎の肥大，ひげの発生や声変わりなどがみられる．なお，一次性徴とは生殖腺が卵巣か精巣かに決定されることを指す．
- また，筋肉や骨も小児期後半から思春期にかけて急速に発育する．
- 発育段階にある小児や青年に理学・作業療法を施行する際には常に発育のことを念頭に置く必要がある．

3）加齢と老化

- 年齢とともに身体に生じる変化を**加齢**という．加齢現象のうち，精神状態を含む身体の機能低下を**老化**とよぶ．
- 老化は各器官によって開始時期や程度は異なる．また，個体差も大きい．
- 老化の原因はまだよくわかっていないため，さまざまな説がある．
- 中年以降に性腺の機能が低下するのも老化の一種であるが，これを**更年期障害**とよんでいる．特に女性では症状が強く，長い期間続くことがある．
- 女性では卵胞が減少するためにエストロゲンの分泌が著しく低下するようになる．このため，下垂体前葉からの性腺刺激ホルモンの分泌が亢進する．これによって更年期障害特有の症状が出現するようになる．

❶ 筋・骨格の老化

- 筋・骨格系の老化は身体活動量を低下させ，健康的な生活を送ることを困難にする．筋肉は加齢によって萎縮するようになる．加齢による筋萎縮を**サルコペニア**とよぶ．サルコペニアでは主に速筋が萎縮し，65歳以上の高齢者の15％程度に認められる．
- 一方，加齢に伴い身体の予備能力が低下して健康障害を起こしやすくなった状態を**フレイル**とよぶ．フレイルの段階であれば，正しい治療や予防によって，健康障害に至ることを避けることができるため，早期に気づくことが重要である．
- フレイルの基準として，①体重減少，②易疲労，③歩行速度の低下，④握力の低下，⑤身体活動量の低下の5項目があげられている．3項目が該当するとフレイルとみなされる．
- 骨の量が減少することを**骨粗鬆症**とよび，加齢現象の1つである．骨粗鬆症自体には痛みなどの症状はないが，転倒などによって簡単に骨折しやすく，高齢者にとっては寝たきりなどの重大な障害を起こす危険因子となる．月経がみられなくなった閉経後の女性に多いことが知られている．

> **コラム ❷ ロコモティヴ症候群**
> ロコモティヴ症候群とは，運動器の障害（筋力低下，関節や脊椎の障害，骨粗鬆症など）のために立つ，歩くなどの移動機能が低下したことによって心身に不調を生じた状態をいう．介護が必要になったり，そのリスクが高くなるため，高齢化社会ではさらに重要性が高まっている．

❷ 神経・感覚器の老化

- 中枢神経系の老化では，新しいことを記憶する能力や理解力，判断力の低下など**認知能力**が減退する．脳神経細胞の死滅による減少（脳の萎縮）や**アミロイド**とよばれる物質が蓄積して脳内にシミのような**老人斑**を形成するために生じると考えられている．性格的な変化も認められることがある．認知能力の低下が日常生活にも支障をきたすまで病的になったのが**認知症**である．
- 感覚器の老化では，視力低下（**老眼**や**白内障**），聴力低下（**老人性難聴**）が生活に支障をきたすようになる．近くのものが見えにくくなる老眼は40歳前後から認められる．これは眼の水晶体が硬くなるために近くを見るときに調節が困難になるためである．老人性難聴では高音域の音が聞こえにくくなるため，女性の声の方が聞きにくい，と訴えることがある．
- 味覚や嗅覚も衰えるが，視力や聴覚に比べて自覚症状に乏しい．また，温冷覚も鈍くなるため，高齢者では**熱中症**や**低体温症**に対してより注意が必要になる．

3 循環器・呼吸器の老化

- 心臓では安静時には加齢による機能低下はほとんど認めないが，運動など血液量をより必要とする時に十分な拍出量が出せなくなる．高齢者では**不整脈**や**狭心症**などの心臓病に罹患する危険性が高まる．
- 細胞外に存在する結合組織の1つ，弾性線維はからだの伸縮にとって必要な構造物である．老化によって，この弾性線維が劣化すると，伸縮をする器官の機能が低下する．皮膚のたるみ（しわ），動脈硬化，肺機能の低下などはその代表例である．
- 老化によって血管は硬度が増して，**動脈硬化**とよばれる変化をきたす．硬化した血管は拡張しにくくなり，血管抵抗が大きくなる．このため収縮期血圧が上昇する．一方，拡張期血圧は変化がないか，むしろ下がるために脈圧（収縮期血圧と拡張期血圧の差）は増大する．
- 肺内や胸壁の弾性が低下することや呼吸筋の筋力が低下することから肺活量などの肺機能が低下する．一般に症状として現れることは少ないが，運動時などに息切れや活動量の低下などで顕在化する．
- 気道上皮の繊毛などの防御機構が減弱するために，細菌やウイルスなどの病原体による呼吸器感染症に罹患する危険性が高まる．

4 造血系・泌尿器系の老化

- 老化によって骨髄での造血能が低下する．このため最も数の多い赤血球数に大きな影響があり，高齢者では貧血になりやすい．
- 白血球数には大きな変化はないが，免疫能は低下する．このため，感染症に罹りやすく，重症化しやすくなる．
- 老化によって，腎血流量の低下，糸球体濾過能の低下，尿細管機能の低下などをきたし，腎機能は低下する．このために体液量や電解質の調節機能がうまく働かないために**脱水症**や**電解質異常**などをきたしやすくなる．
- 尿失禁や排尿困難などの尿に関するトラブルも増加する．

5 代謝・消化器系の老化

- 加齢によって筋肉量が低下するために基礎代謝量が低下する．このため，摂取するカロリーが変わらないと使われない栄養分は脂肪として蓄積されるようになる．
- 加齢によって糖代謝能，脂質代謝能も低下する．これらは**メタボリック症候群**の要因になる．
- 高齢者は消化管の蠕動運動の低下，肛門括約筋の筋力低下，腹圧の低下などによって**便秘**をきたしやすくなる．
- 高齢者では咀嚼力，嚥下機能が低下してくる．食物や飲み物が口腔から胃にうまく運ぶことができない嚥下障害によって，その一部が気道に流入してしまうことを**誤嚥**という．誤嚥によって起こる肺炎は高齢者の死因として頻度も高く，その予防が重要である．

> **コラム 3 メタボリック症候群**
>
> メタボリック症候群（内臓脂肪症候群）とは，内臓脂肪型肥満に脂質異常，高血圧，高血糖のいずれか2つ以上が重なった状態のことをいう．これらは過食・過飲，栄養バランスの乱れ，運動不足，喫煙など習慣的な生活の乱れが誘因となって生じやすくなるために，**生活習慣病**ともよばれる．

■ 文献

1）「QUICK生理学・解剖学　人体の構造と機能・病態生理」（松尾　理／編），羊土社，2022
2）「解剖生理学　人体の構造と機能　第3版」（志村二三夫，他／編），羊土社，2020
3）「Medical Physiology, 2e Updated Edition」（Boron WF & Boulpaep EL／著），Elsevier, 2012

練習問題

問1 女性生殖器で**誤っている**のはどれか．[2023年第58回AM]

① 原始卵胞は新生児にある．
② 成人の卵巣の重さは約6 gである．
③ 原始卵胞の成熟は思春期にはじまる．
④ 卵細胞は始原生殖細胞に由来する．
⑤ 黄体ホルモン上昇により排卵が誘発される．

問2 月経について**誤っている**のはどれか．[2022年第57回AM]

① 分泌期は14日間である．
② 月経期は基礎体温が高温相になる．
③ 月経期は子宮内膜の機能層は剥離する．
④ 子宮内膜の増殖は卵胞ホルモンの作用による．
⑤ 増殖期には子宮内膜の厚さは約5 mmとなる．

問3 卵巣について正しいのはどれか．**2つ選べ**．[2021年第56回PMを改変]

① 重量は成人で約50 gである．
② 実質は皮質と髄質に分けられる．
③ 卵胞が成熟すると卵巣腔をもつ．
④ 原始卵胞は新生児期に約1万個存在する．
⑤ 排卵後の黄体からプロゲステロンが産生される．

問4 男性生殖器系で正しいのはどれか．[2020年第55回PM]
① 勃起中枢は腰髄にある．
② 陰茎海綿体神経は動脈収縮作用をもつ．
③ 射精は副交感神経の作用を介して起きる．
④ 性的刺激による勃起には辺縁系が関与する．
⑤ 射精後の精子は女性の腟内で1週間程度生存する．

問5 排卵を誘発するのはどれか．[2016年第51回AM]
① 黄体ホルモン上昇　② オキシトシン上昇　③ 卵巣ホルモン低下
④ 黄体形成ホルモン上昇　⑤ 卵胞刺激ホルモン低下

問6 分娩後の乳汁分泌に作用するホルモンはどれか．[2017年第52回PM]
① ドパミン　② エストロゲン　③ プロラクチン　④ プロゲステロン　⑤ ゴナドトロピン

問7 加齢による変化で正しいのはどれか．[2016年第51回，2017年第52回より改変]
① 骨吸収は停止する．　② 肺活量は増加する．　③ 収縮期血圧は下降する．
④ 水晶体はタンパク変性する．　⑤ 皮膚の痛み閾値は低下する．

問8 加齢により増加するのはどれか．**2つ選べ**．[2021年第56回，2022年第57回より改変]
① 血管抵抗　② 除脂肪体重　③ 腎血流量　④ 肺残気量　⑤ 基礎代謝量

解答
問1 ⑤　問2 ②　問3 ②⑤　問4 ④　問5 ④　問6 ③　問7 ④　問8 ①④

第13章 からだの働きを調節する（内分泌器）

学習のポイント

- 内分泌と外分泌の違いおよび，ホルモンの分泌調節について説明できる
- 各内分泌腺（視床下部，下垂体，甲状腺，副甲状腺，副腎，性腺）で分泌されるホルモンについて説明できる
- 性ホルモンについて説明できる
- ホルモンによる血糖値・カルシウムの調節を説明できる
- ホルモンによる調節を説明できる

生物はからだの内部と外部の環境変化に対応して，からだの各臓器の働きを調整して恒常性を維持している．その調整に中心的な役割を担うのが内分泌系と神経系である．神経系が瞬時に働くのに対して，内分泌系は神経系に比べると少しゆっくりとからだの調整をする．なぜなら，からだの変化を感知した細胞から分泌されるホルモンは，血液によって全身に運ばれるので，ホルモンが標的となる細胞に届くまでには時間がかかるからである．本章では，ホルモンとホルモンの産生を主な働きとする内分泌器官について学ぶ．さらにからだがホルモンの産生・分泌を調節するしくみを理解する．

1 内分泌とホルモン

1）内分泌と外分泌

- **分泌**とは，細胞の中で合成された物質が細胞外に放出されることである．分泌を行う細胞の集合を**腺**とよぶ．
- **内分泌**とは，放出された分泌物が血液中に入って全身に運ばれることである．内分泌する細胞を内分泌細胞という．内分泌細胞で産生され，血液中に放出される生理活性物質を総称して**ホルモン**とよぶ．血液を介してからだの恒常性の維持を行っているので，**液性調節機構**とよばれる．液性調節機構に対して，神経線維を介する素早い調節を**神経性調節機構**という（図1）．
- ホルモンは分泌された組織から，遠く離れた組織へと情報を伝達することができる．
- 内分泌をさかんに行うことが主要な役割の器官を**内分泌器官**という．主な内分泌器官を図2に示す．内分泌器官とはよばれないが，胃腸，腎臓，心臓など多くの器官にはホルモンを産生する**内分泌細胞**が存在している．

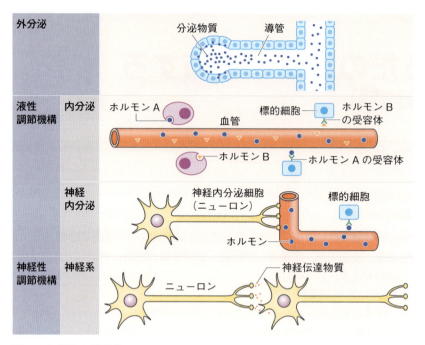

図1　内分泌と外分泌のしくみ

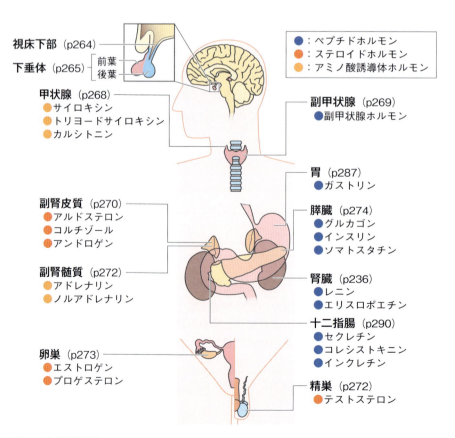

図2　内分泌器官

▶そのなかで神経細胞（ニューロン）の一部にもホルモンを産生するものがあり，特別に**神経内分泌細胞**とよばれる．軸索末端から放出された物質が直接，血液中に放出される．視床下部ホルモンや下垂体後葉ホルモンはその代表例である．

- 一方，**外分泌**では，放出された分泌物は血管以外の導管に入って，近くの臓器や体表面に運ばれる．例えば，膵臓の腺房細胞から分泌されたアミラーゼなどの消化酵素が，膵管を通って十二指腸に放出されるのは外分泌である．なお，内分泌腺における「ホルモン」のように外分泌腺で産生される物質を総称する名称はない．

> **コラム❶ 傍分泌（パラクリン）と自己分泌（オートクリン）**
> **傍分泌（パラクリン）**：細胞から分泌された物質が，血液中に入ることなく，近くの細胞に生理作用を引き起こすこと．血管の内膜を覆う内皮細胞から分泌されたプロスタグランジンが，下の層にある血管平滑筋細胞に働くのは，その一例である．
> **自己分泌（オートクリン）**：細胞から分泌された物質が，血液中に入ることなく，分泌した細胞自身に生理作用を引き起こすこと．がんの発症などにかかわるWntシグナル伝達系は，その代表例である．

2）ホルモンの特徴

- 各ホルモンには特異的に結合する**受容体**が存在する．その受容体のある特定の細胞を**標的細胞**といい，ホルモンは標的細胞で特有の効果を発揮する．逆にいえば，標的細胞のない（＝受容体が存在しない）組織ではホルモンは働かない．標的細胞が多く含まれる器官を**標的器官**とよぶ．

- ホルモンは微量で効果を発揮する．例えば，甲状腺ホルモン（サイロキシン）は血液中に約1 ng/dL含まれている．これはサイロキシン1 gを10万tの水で溶かした濃度と同等である．

- 血液中のホルモン濃度には適量があり，多すぎても少なすぎてもいけない．適量から外れると，通常は**4）ホルモンの分泌調節**で述べるホルモンの分泌調節が働いて適量に戻される．

- ホルモンの作用は1つだけでなく，多くの生理作用を有する．

- からだの恒常性を維持するために，多くのホルモンが互いに影響しあい，協調して働く．

- ホルモンは常に一定量が分泌されているわけではなく，1日のうちでも分泌量が周期的に変化する．例えば，成長ホルモンは睡眠時に多く分泌される．まさに寝る子は育つ，のことわざが当てはまる．

> **Point❶** ストレスに対応する副腎皮質ホルモンであるコルチゾールは，早朝に高く，夕方から夜は早朝値の半分以下になる．コルチゾールには覚醒作用があることが知られている．

- ホルモンの分泌，作用には年齢差，性差がみられる．

3）ホルモンの構造と受容体

- ホルモンは比較的小さな有機化合物で，細胞内でつくられる時の材料の違いで，以下の3種類に分けられる．

- ① **ペプチドホルモン**：アミノ酸を材料にして，アミノ酸がいくつもつながってペプチド構造をとる．視床下部・下垂体ホルモン，消化管ホルモンなど多くのホルモンがこの構造をしている．ペプチドホルモンは水に溶けやすい**水溶性ホルモン**である．
- ② **ステロイドホルモン**：コレステロールを原材料にするステロール核をもつホルモン．副腎皮質ホルモンや性腺ホルモンがこの構造をしている．ステロイドホルモンは脂肪に溶けやすい**脂溶性ホルモン**である．
- ③ **アミノ酸誘導体ホルモン**：アミノ酸であるチロシンやトリプトファンから細胞内で合成されるホルモン．チロシンから合成されるものに，甲状腺ホルモンとカテコールアミン（カテコラミン）がある．トリプトファンから合成されるものに，セロトニン，メラトニンなどがあり，総称してインドールアミンとよばれる．甲状腺ホルモンは脂溶性だが，他のアミノ酸誘導体ホルモンはすべて水溶性ホルモンである．

- ホルモンは化合物構造がとてもよく似ていても，その効果が全く異なることがある．例えば，男性ホルモンのテストステロンと女性ホルモンのエストラジオールの化学構造は非常に似ているが，その作用は全く異なる．
- ホルモンが水溶性か脂溶性かで，ホルモンが結合する受容体の存在部位とその後の作用に決定的な違いを生じる（図3）．
- 水溶性ホルモンは細胞膜に存在する受容体と結合する．すると，ホルモンに応じて受容体からのシグナル伝達物質が活性化し，細胞内に情報を伝達して細胞機能を変化させ，期待される生理応答が生じる．
- この反応は神経性調節ほど速くはないが，比較的すみやかに実行される．また，作用は一時的である．
- 脂溶性ホルモンは，そのまま細胞質を通過して，細胞質または核内に存在する受容体と結合する．ホルモンと結合した受容体は，核内において特異的なDNA塩基配列を有するゲノムと結合する．すると，ホルモンに応じてゲノムの遺伝子発現が促される．
- この応答は遺伝子発現からタンパク質の合成という過程を経るので，水溶性ホルモンによる応答に比べて，ゆっくりとした反応である．また，作用は持続的である．

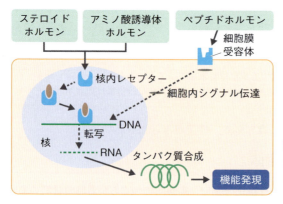

図3 ホルモンの種類と働き方
「QUICK生理学・解剖学 人体の構造と機能・病態生理」（松尾 理/編），羊土社，2022[1] をもとに作成．

4）ホルモンの分泌調節

- 血液中のホルモン濃度はさまざまな分泌調節機構が働いて，適正な値に保たれる．

- **促進ホルモン・抑制ホルモンによる調節**：ある種のホルモンは，他の内分泌細胞に働いて，その細胞からのホルモン分泌を促進する．例えば，下垂体前葉から分泌される甲状腺刺激ホルモンは，甲状腺から甲状腺ホルモンの分泌を促進する．
- その逆に，ある種のホルモンは他の内分泌細胞からのホルモン分泌を抑制する．例えば視床下部から分泌される成長ホルモン抑制ホルモン（ソマトスタチン）は，下垂体前葉からの成長ホルモン分泌を抑制する．
- **ネガティブフィードバック機構（負のフィードバック機構）**：ある生体反応が活発になった時，恒常性を保つために，その生体反応を抑制する働きが生じる．これを**ネガティブフィードバック機構**といい，血液中のホルモン濃度が上昇すると，そのホルモン濃度を下げる生体反応が生じる（図4A）．
- 血液中にコルチゾール（副腎皮質ホルモンの一種）が増加すると，視床下部や下垂体前葉がそれを感知して，副腎皮質刺激ホルモン放出ホルモンの分泌や副腎皮質刺激ホルモンの分泌が抑制される．その結果，副腎皮質から分泌されるコルチゾールが減少して，血液中のコルチゾール濃度が下がるのは，ネガティブフィードバック機構の一例である．
- **ポジティブフィードバック機構（正のフィードバック機構）**：血液中のホルモン濃度が急上昇したときに，そのホルモン濃度をむしろ上げる生体反応が生じる場合がある．これを**ポジティブフィードバック機構**といい，代表的な例が，性腺刺激ホルモンの1つ，黄体形成ホルモン（LH）と性ホルモン・エストロゲンとの関係である（図4B）．
- 排卵直前（卵胞期後半）以外の時期では，ネガティブフィードバック機構が働き，血液中のエストロゲンが増加すると，視床下部からの性腺刺激ホルモン放出ホルモンの分泌と下垂体前葉からのLH分泌は低下する．
- しかし，排卵直前（卵胞期後半）の時期では，血液中のエストロゲンが急激に増加し，その結果，視床下部からの性腺刺激ホルモン放出ホルモンの分泌が促進する**ポジティブフィードバック機構**が働いて，下垂体前葉からのLH分泌が急激に増加する．
- **血液中の物質による調節**：血液中にある物質が増減することによってホルモンの分泌量が変化する．血液中にグルコースが増加すると，膵臓β細胞からのインスリン分泌が増加するのは，その一例である（第1章 図7参照）．

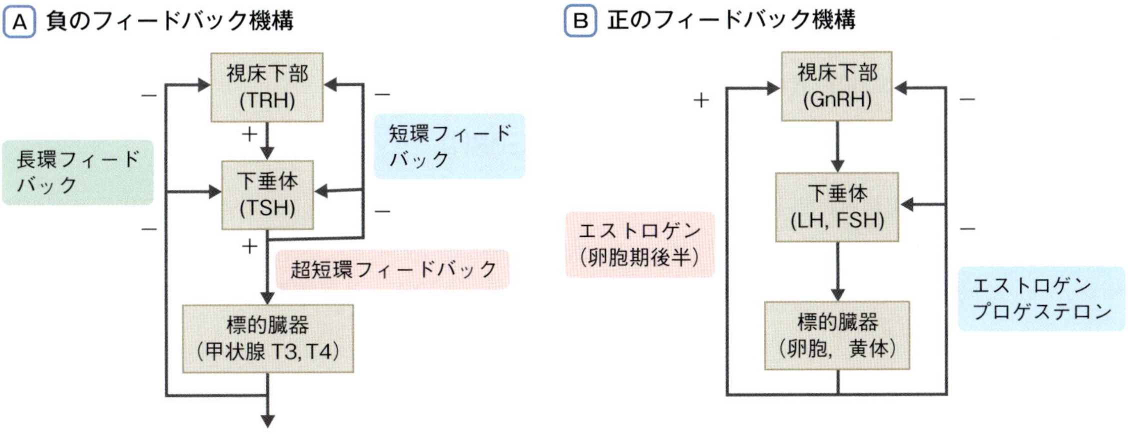

図4　フィードバック機構

「QUICK生理学・解剖学　人体の構造と機能・病態生理」（松尾　理/編），羊土社，2022[1]）より引用．

- **自律神経による調節**：交感神経刺激によって，副腎髄質からのアドレナリン分泌が促進する．
- **感覚神経による調節**：皮膚などの感覚刺激に反応してホルモンが分泌されることがある．赤ちゃんが母親の母乳を吸うときに，乳首からの皮膚刺激が大脳に伝わり，下垂体後葉からオキシトシンが分泌される．オキシトシンには母乳を出す働きがあり，赤ちゃんの授乳を助ける．

2 視床下部ホルモン

- 視床下部は，大脳の奥深く，正中に位置しており，間脳の一部である．
- 視床下部は自律神経機能と内分泌機能を調節する中枢として働く．したがって，視床下部は内分泌器官として扱われることも多い．
- 視床下部の神経細胞で合成され，分泌されるホルモンを総称して視床下部ホルモンとよぶ．
- 視床下部ホルモンは，下垂体門脈を介して全身に運ばれる．しかし，すべての視床下部ホルモンの作用は，下垂体前葉ホルモンの分泌を促進または抑制する作用に限定されており，他の臓器での働きはほとんどみられない．

1）副腎皮質刺激ホルモン放出ホルモン（CRH）

- 【分泌機序】ストレス（精神的・肉体的ストレス，飢餓，寒冷，外傷など）にさらされると，視床下部からのCRH分泌が増加する．
- 【主な作用】下垂体前葉から副腎皮質刺激ホルモン（ACTH）の分泌を促進する．

2）甲状腺刺激ホルモン放出ホルモン（TRH）

- 【分泌機序】血液中の甲状腺ホルモン濃度の低下で分泌が促される．
- 【主な作用】下垂体前葉から甲状腺刺激ホルモン（TSH）の分泌を促進する．プロラクチンの分泌を促すことも知られている．

3）成長ホルモン放出ホルモン（GHRH）

- 【分泌機序】血液中の成長ホルモン濃度の低下で分泌が促される．
- 【主な作用】下垂体前葉から成長ホルモンの分泌を促進する．

4）性腺刺激ホルモン放出ホルモン（GnRH）

- 【分泌機序】卵巣からのエストロゲン分泌が減少すると，視床下部からのGnRH分泌が増加する．
- 【主な作用】下垂体前葉から卵胞刺激ホルモン（FSH）と黄体形成ホルモン（LH）の分泌を促進する．

5）成長ホルモン抑制ホルモン（GHIH），ソマトスタチン

- 【分泌機序】血液中の成長ホルモン濃度の上昇で分泌が促される．
- 【主な作用】下垂体前葉から成長ホルモンの分泌を抑制する．

6) プロラクチン抑制ホルモン（PIH），ドパミン

- 【主な作用】下垂体前葉からプロラクチンの分泌を抑制する．その他，下垂体前葉から甲状腺刺激ホルモン（TSH），卵胞刺激ホルモン（FSH），黄体形成ホルモン（LH）の分泌を抑制することも知られている．

7) プロラクチン放出ホルモン（PRH）

- 【主な作用】下垂体前葉からプロラクチンの分泌を促進する．

3 下垂体ホルモン（図5）

- 下垂体は，視床下部から下前方に連続する小さな内分泌器官である．視床下部からぶら下がるように，頭蓋骨底部にあるトルコ鞍とよばれる凹みに収まるように位置している．
- 発生起源が異なる下垂体前葉と下垂体後葉の2つの部位から構成される．

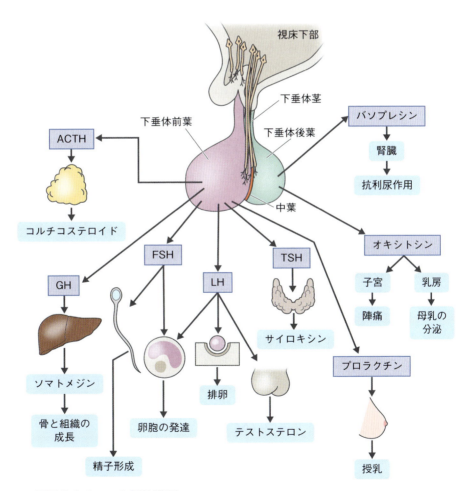

図5 **下垂体ホルモンと標的臓器**
「QUICK生理学・解剖学　人体の構造と機能・病態生理」（松尾　理/編），羊土社，2022[1]）をもとに作成．

- 下垂体前葉には5種類のホルモン産生細胞が存在する．下垂体前葉から分泌されるホルモンを総称して**下垂体前葉ホルモン**とよぶ．
  - 主な下垂体前葉ホルモンに，成長ホルモン，プロラクチン，副腎皮質刺激ホルモン，甲状腺刺激ホルモン，卵胞刺激ホルモン，黄体形成ホルモンがある．なお，卵胞刺激ホルモンと黄体形成ホルモンを合わせて，**性腺刺激ホルモン**とよぶ．
- 下垂体後葉には，視床下部に細胞体のある神経細胞からの軸索終末が存在する．この神経細胞で合成され，軸索終末から分泌されるホルモンを総称して**下垂体後葉ホルモン**とよぶ．
  - 主な下垂体後葉ホルモンに，バソプレシン，オキシトシンがある．

1）下垂体前葉ホルモン

1 成長ホルモン（GH）

- 【分泌機序】視床下部から分泌される成長ホルモン放出ホルモンによって分泌が促進し，ソマトスタチンによって抑制される．最近，摂食を促すグレリンというホルモンが胃から分泌され，成長ホルモンの分泌を促進することがわかった．また，睡眠時には成長ホルモンの分泌が増加する．低血糖やストレスによっても成長ホルモンの分泌が増加する．
- 【主な作用】主な標的器官は肝臓，骨，骨格筋，脂肪組織である．
  - 肝臓に働いて血中からのグルコースの取り込みを抑制するとともに，血液中へのグルコースの放出を促す．その結果，血糖値が上昇する．また，肝臓から**インスリン様成長因子1（IGF-1）**の産生と分泌を促進する．
  - IGF-1はソマトメジンCともよばれ，ホルモンとしてインスリンに類似した効果を発揮し，全身の細胞を刺激する．特に骨格筋，軟骨，骨，肝臓などの細胞に対して成長を促進する．さらに，IGF-1は細胞のDNA合成を促し，細胞増殖を促進する．
  - 成長ホルモンが骨に作用すると，骨端軟骨の形成が促進されて骨が成長する．
  - 成長ホルモンが骨格筋に作用すると，タンパク質の同化（合成）が促進されて筋肉が肥大する．
  - 成長ホルモンが脂肪組織に作用すると，脂肪の分解が促進されて血液中の遊離脂肪酸が増加する．遊離脂肪酸には各組織でのインスリン作用を低下させる効果があるため，成長ホルモンは間接的にインスリンの働きを抑制する．
- 成長期に成長ホルモンの分泌が不足すると**低身長**になる．一方，成長ホルモンの分泌が過剰になると**巨人症**や**末端肥大症**になる．

2 プロラクチン

- 【分泌機序】乳児による乳頭の刺激で分泌が促される．普段は視床下部から分泌されるドパミン（プロラクチン抑制ホルモン）によって分泌が抑制されている．甲状腺刺激ホルモンはプロラクチンの分泌を促進する．妊娠中は子宮内膜からもプロラクチンが分泌される．
- 【主な作用】乳腺の発達，乳汁の分泌を促す．母性行動を誘発する．

3 副腎皮質刺激ホルモン（ACTH）

- 【分泌機序】視床下部から副腎皮質刺激ホルモン放出ホルモンによって分泌が促される．
- 【主な作用】副腎皮質から副腎皮質ホルモン（糖質コルチコイド，アンドロゲン）の分泌を促進する．

4 甲状腺刺激ホルモン（TSH）
- 【分泌機序】視床下部から甲状腺刺激ホルモン放出ホルモンによって分泌が促される．
- 【主な作用】甲状腺から甲状腺ホルモンの分泌を促進する．

5 卵胞刺激ホルモン（FSH）
- 【分泌機序】視床下部から性腺刺激ホルモン放出ホルモンによって分泌が促される．
- 【主な作用】女性では卵胞の発育を促す．男性では精子形成を促進する．

6 黄体形成ホルモン（LH）
- 【分泌機序】視床下部から性腺刺激ホルモン放出ホルモンによって分泌が促される．
- 【主な作用】女性では排卵を誘発し，排卵後の卵胞に作用して黄体を形成する．男性では精巣に作用し，テストステロンの分泌を促進する．

2）下垂体後葉ホルモン

1 バソプレシン（抗利尿ホルモン，ADH）
- 【分泌機序】血漿浸透圧の上昇（血漿Na^+濃度の上昇）を視床下部が感知して分泌が促される．また，循環血液量が減少すると分泌が促進する．
- 【主な作用】腎臓の集合管に作用して，水チャネルを開口させて，水を血液中に再吸収する．その結果，尿量が減少するので，抗利尿ホルモンとよばれる．その他に血管平滑筋を収縮させて，血圧を上昇させる作用がある．
- バソプレシンの分泌量が不足すると，多尿になる．これがひどくなった時には1日尿量が10L以上になり，口渇感（のどの乾き）が著しく，多飲となる．

2 オキシトシン
- 【分泌機序】乳児の乳首吸引が刺激となり分泌が促される．分娩時には胎児の下降による子宮の伸展が刺激となり分泌が増加する．
- 【主な作用】オキシトシンは受容体のある平滑筋に作用して収縮させる作用がある．
  - ▶オキシトシンは乳腺腺房付近の平滑筋を収縮させ，乳汁を乳管内に放出する．これを**射乳**とよぶ．
  - ▶子宮平滑筋の収縮は，分娩時は分娩を進行させ，分娩後は子宮を元の大きさに戻すとともに出血を防ぐ働きがある．
  - ▶オキシトシンは中枢神経にも作用し，母性行動や人間関係の構築など社会行動に関与する．また，ストレスに対して不安を和らげる作用も認められている．
- オキシトシン受容体の発現はエストロゲンによって増加する．

4 甲状腺ホルモンとカルシトニン

- 甲状腺は頸部気管の前面に位置する内分泌器官である（図6）．
- 甲状腺の内部には小さな袋状に液体で満たされた濾胞が密集している．
- 濾胞内には糖タンパク質であるサイログロブリンが存在する．

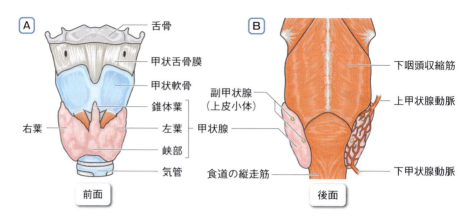

図6　甲状腺と副甲状腺

- 濾胞は一層の上皮細胞で囲まれている．この上皮細胞は**濾胞細胞**とよばれる．甲状腺ホルモンは濾胞細胞で合成される．
- 濾胞細胞の近くに**傍濾胞細胞（C細胞）**という細胞群が存在する．傍濾胞細胞はカルシトニンを合成し分泌する．

1) 甲状腺ホルモン

- 濾胞細胞内でヨードとサイログロブリンのチロシン残基を原材料にして甲状腺ホルモンが合成される．
- ヨードの原子数が3つの甲状腺ホルモンを**トリヨードサイロキシン**（T3），ヨードの原子数が4つの甲状腺ホルモンを**サイロキシン**（T4）とよぶ．
- T4とT3の作用は同じだが，活性はT3の方が強い．一方，産生量はT4の方が約20倍多い．
- 血液中に放出された甲状腺ホルモンは血漿タンパク質（サイロキシン結合グロブリンなど）に結合して全身に運ばれる．
- **【分泌機序】**下垂体前葉から分泌される甲状腺刺激ホルモンによって分泌が促進する．ネガティブフィードバック機構で分泌が制御されている．
- **【主な作用】**甲状腺ホルモンは全身の器官，細胞に働き，主に代謝を促進する働きがある．甲状腺ホルモンは脂溶性で，核内受容体に結合して作用を発揮する．
  - ▶**熱産生作用**：タンパク質や脂肪を分解してエネルギーをつくり出す際に，熱を産生する．
  - ▶筋タンパク質の異化（分解）を促進する．同化（合成）も促進するが，異化がより強い．その結果，筋萎縮や筋力低下をきたす．
  - ▶**交感神経活動の増強作用**：組織でのアドレナリンに対する感受性を高める．例えば，心筋に働くと，心筋細胞のβ受容体の数と親和性を上昇させる．その結果，カテコールアミンに対する感受性が高まる．
  - ▶小腸においてグルコースの吸収を促進する．肝臓において糖新生を促進する．
  - ▶細胞内へのコレステロールの取り込みを促進する．その結果，血液中のコレステロール濃度は低下する．

- ▶発生段階での神経系の発達を促進する：シナプスやミエリン髄鞘の形成にかかわる．新生児期に甲状腺ホルモンが不足すると，知能障害を伴う発育障害をきたす．
- 甲状腺ホルモンが過剰になった病態を甲状腺機能亢進症，不足して生じる病態を甲状腺機能低下症とよぶ．

2）カルシトニン

- 【分泌機序】血液中のCa^{2+}濃度を感知して，Ca^{2+}濃度が高いと分泌が促進する．逆にCa^{2+}濃度が低いと分泌が低下する．
- 血液中カルシトニン濃度には年齢差，性差がある．加齢とともに低下傾向がある．
- 【主な作用】主に骨と腎臓に作用する．副甲状腺ホルモンの作用とは逆の働きがある．ただし，ヒトでの生理活性は低く，実際に血中Ca^{2+}濃度に与える影響は少ない．
  - ▶骨では破骨細胞の働きを抑制する．その結果，骨吸収が抑制されて，骨カルシウム含有量を保つ．
  - ▶腎臓ではCa^{2+}の再吸収を抑制し，尿中へのCa^{2+}の排泄を促進する．

5 副甲状腺ホルモン

- 副甲状腺は甲状腺の背部に左右上下4箇所に存在する，米粒大の内分泌器官である．**上皮小体**ともよばれる．甲状腺とは別の臓器で機能的な関係はないと考えられている（図6）．
- 副甲状腺ホルモンは別名，**パラソルモン**（パラトルモン）ともよばれる．
- 【分泌機序】血液中のCa^{2+}濃度を感知して，Ca^{2+}濃度が低いと分泌が促進する．逆にCa^{2+}濃度が高いと分泌が低下する．
- 【主な作用】血液中Ca^{2+}濃度を維持するための主役として働く．主に骨と腎臓に作用する．カルシトニンの作用とは逆の働きがある．
  - ▶骨では破骨細胞の働きを促進する．その結果，骨吸収が促進される．骨からCa^{2+}を細胞外に放出する．
  - ▶腎臓では遠位尿細管でCa^{2+}の再吸収を促進し，血中へCa^{2+}を戻す．
  - ▶さらに腎臓ではリンの再吸収を抑制し，尿中への排泄を促進する働きとビタミンD_3を活性化する働きがある．
  - ▶活性化したビタミンD_3は十二指腸に働いて，腸粘膜からのCa^{2+}の吸収を促進する．すなわち，副甲状腺ホルモンは間接的に腸管からのCa^{2+}の吸収を促進して，血液中Ca^{2+}濃度を上昇させる．

6 副腎皮質ホルモン

1）副腎皮質

- 副腎は左右の腎臓の上にのせた三角おむすびのような形をした，指先くらいの大きさの内分泌器官である．腎臓とは別の臓器で機能的な関係はないと考えられている．
- 副腎は内部の**髄質**とそれを覆うように表層にある**皮質**の2つの層状構造からできている．副腎皮質と副腎髄質は発生段階で異なる起源（皮質は中胚葉，髄質は外胚葉）から形成されており，1つの器官であるが，全く異なる内分泌機能を有している（図7）．
- 副腎皮質では**ステロイドホルモン**を産生し，副腎髄質ではアミノ酸誘導型ホルモンであるカテコールアミンを産生する．
- 副腎皮質は副腎全体の80〜90％の重量を占めている．
- 副腎皮質はさらに3層構造をしている．表面から深部に向かって，球状層，束状層，網状層とよばれる．それぞれの層で合成されるホルモンが異なる．球状層では**電解質コルチコイド**，束状層では**糖質コルチコイド**，網状層では**アンドロゲン**が合成，分泌される．これらのホルモンはすべてステロイドホルモンであり，総称して副腎皮質ホルモンとよばれる．

1 電解質コルチコイド

- 電解質コルチコイドは別名，ミネラルコルチコイドともよばれる．
- 電解質コルチコイドには多くの種類があるが，生体内において最も重要なのは**アルドステロン**である．
- 【分泌機序】アルドステロンの産生と分泌を増加させる因子には，**アンジオテンシンⅡ**，副腎皮質刺激ホルモン（ACTH），血漿K^+濃度の上昇がある．なかでもアンジオテンシンⅡによる刺激が最も重要である．

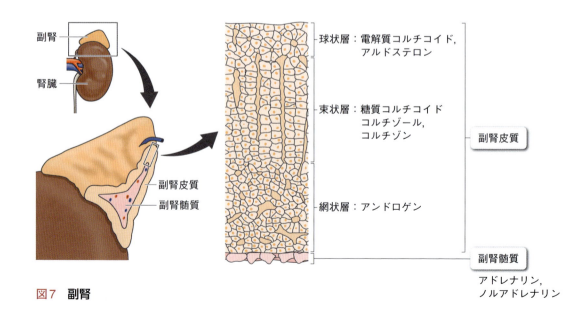

図7 副腎

- ▶アンジオテンシンⅡが活性化する最初のきっかけは，糸球体での血圧低下，濾過流量の減少によって，傍糸球体装置から**レニン**が分泌されることによる．したがって，アルドステロンもこうした状況下で分泌が増加する．
- **【主な作用】**アルドステロンは腎臓の集合管でのNa^+の再吸収とK^+の排泄を促進する．Na^+の再吸収によって細胞外液の浸透圧が上昇する結果，水の再吸収も増加する．これらによって細胞外液量，循環血液量を増加させる．
  - ▶集合管でのNa^+の再吸収の促進作用は，主にアルドステロンが上皮性Na^+チャネル（ENaC）の発現を増加させることによって生じる．

2 糖質コルチコイド

- 糖質コルチコイドのなかで生体内において最も重要なのは**コルチゾール**である．
- 糖質コルチコイドは細胞内に入って細胞質内に存在する糖質コルチコイド受容体と結合する．結合した複合体は核内に移行して転写因子として働き，タンパク質合成を促進する．
- ほとんどすべての細胞が糖質コルチコイド受容体をもっているため，コルチゾールの効果はきわめて多彩である．
- **【分泌機序】**下垂体前葉から分泌される副腎皮質刺激ホルモン（ACTH）によって分泌が促進する．ネガティブフィードバック機構で分泌が制御されている．
  - ▶コルチゾールの分泌には日内周期（概日リズム）があり，早朝時に分泌が増加する．
  - ▶生体内外に生じるストレス刺激によっても分泌が増加する．
- **【主な作用】**ストレスに対応して代謝を調節するのが主な働きである．ほとんどすべての細胞に働く．
  - ▶糖代謝：肝臓での糖新生（新たにグルコースを合成する）を促進する．筋肉と脂肪組織でグルコースの取り込みを抑制する．以上の結果，血糖値が上昇する．
  - ▶タンパク質代謝：タンパク質の合成を抑制し，分解を促進する．
  - ▶脂質代謝：脂肪細胞のグルコース取り込みを抑制する．脂肪の分解を促進して，遊離脂肪酸とグリセロールを血中に放出する．
  - ▶タンパク質の分解で増加したアミノ酸と脂肪の分解で増加したグリセロールは，肝臓での糖新生の材料になる．
  - ▶抗炎症反応：生体内で合成される量を上回る大量のコルチゾールには，炎症を抑える抗炎症作用がある．
  - ▶**許容作用**：ホルモン自体に反応を誘発する作用はないが，ホルモンが存在していることによって別のホルモンの働きが発揮されるようになることを許容作用という．コルチゾールには血管収縮作用や心収縮力増強作用はないが，カテコールアミンの血管収縮作用や心収縮力増強作用に対して，コルチゾールは許容作用を示す．グルカゴンによる糖新生に対してもコルチゾールは許容作用を示す．
- 骨，皮膚・結合組織に作用し骨をもろくし，皮膚を薄くする．
- 中枢神経に対しては，視床下部，下垂体に対してネガティブフィードバックをかける．また，海馬に働き，認知機能，情動に影響を与える．

3 アンドロゲン

- アンドロゲンは男性ホルモンの別名であり，副腎皮質から分泌されるアンドロゲンは主に

第13章　からだの働きを調節する　**271**

デヒドロエピアンドロステロン（DHEA）である．
- 精巣から分泌されるアンドロゲンと区別するために**副腎アンドロゲン**とよぶこともある．
- 男性ではアンドロゲンの約95％が精巣で産生され，残りの約5％が副腎で産生される．
- 副腎アンドロゲンは男女ともに同様に分泌される．
- 【分泌機序】副腎皮質刺激ホルモン（ACTH）により分泌調節される．
- 【主な作用】DHEAはテストステロンと同様の作用を示すが，その活性はテストステロンの約5分の1と弱い．
  ▶ したがって，思春期以後の男性においてはDHEAの作用はあまり意味をもたない．
  ▶ 一方，女性では副腎アンドロゲンが主要な男性ホルモンの供給源となり，腋毛・陰毛の発育や性欲の発現に関与する．

7 副腎髄質ホルモン

- 副腎髄質は外胚葉を起源とする交感神経節後線維から分化したクロム親和性細胞からなる．そのためこの細胞は**カテコールアミン**をよく産生する．
- 【分泌機序】副腎髄質には交感神経節前線維が分枝しており，交感神経刺激によって分泌が促進される．
- 【主な作用】副腎髄質で産生されるカテコールアミンの約85％はアドレナリンで，残りはノルアドレナリンである．
  ▶ 全身の組織に対して，交感神経刺激と同様の効果を生じる．

8 性ホルモン

- 男性では精巣，女性では卵巣に性ホルモンを産生する内分泌腺（**性腺**）が存在する．精巣には精子を，卵巣には卵子をつくる生殖細胞も存在するので，内分泌器官であるとともに生殖器官でもある（第12章 図2，図6参照）．
- 男性ホルモンであるテストステロンは精巣の曲精細管の間にある**ライディッヒ細胞**でつくられる（第12章 図5参照）．
- 女性ホルモンはエストロゲンとプロゲステロンの2種類が卵巣から分泌される．
- 成熟中の卵胞がエストロゲンを，排卵後の黄体がプロゲステロンを分泌する．

1 テストステロン

- 精巣のライディッヒ細胞で合成されるステロイドホルモンである．
- 副腎アンドロゲンと比べて，活性が5倍高い．
- 【分泌機序】下垂体前葉から分泌される黄体形成ホルモン（LH）の刺激によって分泌が促進される．ネガティブフィードバック機構で分泌が制御されている．
- 男性では生後から分泌量が徐々に増加し，20〜30歳代でピークに達する．それ以降は徐々に減少する．

- 【主な作用】生殖器や二次性徴に対する作用：男性の二次性徴の発現を促す．男性型外陰部の発達，体毛の増加，変声（声変わり）などを促進する．
  ▶ 精子形成の促進作用：精子の生成とその分化を促進する．
  ▶ タンパク質同化作用により骨格筋を発達させる．
  ▶ 性分化：胎児期も胎児精巣から分泌して，生殖器や中枢神経系を男性型に分化させる．

2 エストロゲン

- 主に卵巣の卵胞上皮細胞（顆粒膜細胞）で合成されるステロイドホルモンである（第12章 図8参照）．
- エストロゲンとは3種類の卵胞ホルモンの総称であり，3種類のなかでは**エストラジオール**の活性が最も高い．
- 妊娠中は胎盤での合成もさかんになる．
- 【分泌機序】下垂体前葉から分泌される**卵胞刺激ホルモン（FSH）**の刺激によって分泌が促進される．通常はネガティブフィードバック機構で分泌が制御されている．
- エストロゲンの分泌は月経周期で変化し，卵胞期後半（排卵前）に急激に増加し，排卵後に減少する．
- エストロゲンの分泌は20〜40歳で最も多い．40歳以降は徐々に減少し，閉経前後に急激に減少する．
- 卵胞期後半にはポジティブフィードバックによる分泌の増加がみられる．
- 【主な作用】卵胞の成長を促進させ，卵胞期の子宮内膜を増殖させる．
  ▶ 生殖器や二次性徴に対する作用：女性の二次性徴の発現を促す．乳房や女性型外陰部，皮下脂肪組織などの発達を促進する．
  ▶ 成長期の骨に作用し，骨端線の閉鎖を促進させる．その結果，骨の長さの発達が停止して，身長が伸びなくなる．
  ▶ 一方，骨吸収を抑制して骨形成を促進する．閉経後の女性は骨がもろくなりやすいのはこの作用がなくなることが影響している．
  ▶ LDLコレステロールを低下させる．
  ▶ 中枢神経系への働き：摂食行動の抑制や認知機能にかかわることが知られている．

3 プロゲステロン

- 主に排卵後の卵巣の黄体で合成されるステロイドホルモンである（第12章 図8参照）．
- 妊娠中期以降は胎盤での合成もさかんになる．
- 【分泌機序】下垂体前葉から分泌される黄体形成ホルモン（LH）の刺激によって分泌が促進される．通常はネガティブフィードバック機構で分泌が制御されている．
- プロゲステロンの分泌は月経周期で変化し，排卵後に増加し，月経前に急激に減少する．
- プロゲステロンもエストロゲンと同様に年齢によって分泌が変化する．
- 【主な作用】プロゲステロンの作用の多くはエストロゲンの存在下で発揮される．
  ▶ プロゲステロンは受精卵の着床と妊娠の継続に必須のホルモンである．
  ▶ 黄体期の子宮内膜の腺を発達させ，受精卵の着床の準備をする．
  ▶ 妊娠中は子宮平滑筋膜を過分極にする．オキシトシンへの感受性を下げるなど，子宮筋

の興奮性を抑制して，妊娠の継続を促す．
- ▶乳房に対しては乳腺の腺房の発達を促進する．
- ▶視床下部の体温中枢に作用して，排卵後に体温を0.3〜0.6℃程度，上昇させる作用がある（基礎体温の上昇）．

9 ホルモンによるグルコースの調節

- 細胞が活動するためにはエネルギーを必要とする．グルコースはエネルギー源として重要で，血液中のグルコースは適切な濃度に保たれている必要がある．特に脳はグルコースだけがエネルギー源なので，グルコースが欠乏すると生命活動は危険にさらされる．
- 血液中のグルコース濃度は，臨床の現場では**血糖値**とよばれる．
- 生命の進化の過程で，生物は常にエネルギー不足から身を守る必要があった．そのため，生物には余分なグルコースを体内に保存しておいて，エネルギー不足になると，保存場所からグルコースを放出して血糖値を上げるためのしくみが備わっている（第1章 図7参照）．
- 食後など，グルコースが余分な状態では，グルコースはトリグリセリドに変換されて脂肪組織に保存され，肝臓と骨格筋にはグリコーゲンに変換されて保存される．この組織への保存を担っているのが**インスリン**である．
- したがって，インスリンには血糖値を下げる働きがある．血糖値を下げるホルモンはインスリンのみである．
- 一方，エネルギー不足になると，保存場所からグルコースを放出して血糖値を上げるためのホルモンは数多く存在する．こうして生物は多くのホルモンや神経活動によってエネルギー不足を防いでいる．

1 インスリン

- 膵臓のランゲルハンス島（膵島）内にあるB（β ベータ）細胞で産生されるペプチドホルモンである（第14章 図17参照）．
- 【分泌機序】血液中のグルコース濃度の上昇によって分泌が促進される．この作用がインスリン分泌にとって最も重要である．インスリンが分泌されると，血糖値は下がり，インスリンが分泌されなくなる．
  - ▶インクレチンによる分泌促進作用：小腸から分泌される消化管ホルモンである**GIP**（グルコース依存性インスリン分泌刺激ポリペプチド）や**GLP-1**（グルカゴン様ペプチド-1）にはインスリンの分泌を促進する作用があり，インクレチンとよばれる．食物が小腸に到達することが刺激となってインクレチンが小腸から分泌される．食後のグルコース増加に対応するための反応といえる．
  - ▶交感神経刺激はインスリン分泌を抑制し，迷走神経（副交感神経）刺激はインスリン分泌を促進する．
- 【主な作用】インスリンが筋細胞膜上のインスリン受容体に結合すると，筋細胞内にグルコースを取り込む反応が促進する．その結果，血糖値が低下する．
  - ▶実際にグルコースを細胞外から細胞内に直接，取り込んでいるのは**GLUT4**とよばれる**グルコース輸送体**である．インスリンはGLUT4を筋細胞質内から筋細胞膜上に移動さ

せる働きを促進する．
- ▶ インスリンは肝臓でグルコースからグリコーゲンを合成する反応を促進する．また，肝臓では脂肪酸の生成も促して，脂肪組織への蓄積を促進する．なお，肝臓のグルコース輸送体はGLUT2であるが，インスリンにはGLUT2に対する作用はない．
- ▶ インスリンはタンパク質の合成を促進する．

2 グルカゴン

- 膵臓のランゲルハンス島（膵島）内にあるA（α アルファ）細胞で産生されるペプチドホルモンである（第14章 図17参照）．
- 【分泌機序】血液中のグルコース濃度の低下によって分泌が促進される．血液中のアミノ酸の増加もグルカゴン分泌を促す．
- 【主な作用】肝臓に作用し，グリコーゲンを分解して，グルコースとして血液中に放出し血糖値を上昇させる．
  - ▶ 筋肉でのグリコーゲン分解作用は認められない．
  - ▶ 脂肪細胞にも作用し，脂肪からケトン体を生成する．ケトン体は筋組織などでエネルギー源として利用される．

3 アドレナリン

- 【分泌機序】交感神経節刺激によって，副腎髄質からの分泌が促進される．
- 【主な作用】肝臓と骨格筋に作用し，グリコーゲンを分解して，グルコースとして血液中に放出する．

4 成長ホルモン（GH）（ 3 1) 下垂体前葉ホルモンも参照）

- 肝臓に働いて血中からのグルコースの取り込みを抑制するとともに，血液中へのグルコースの放出を促す．その結果，血糖値が上昇する．IGF-1はホルモンとしてインスリンに類似した効果を発揮し，全身の細胞を刺激し，特に骨格筋，軟骨，骨，肝臓などの細胞に対して成長を促進する．さらに，IGF-1は細胞のDNA合成を促し，細胞増殖を促進する．
- 成長ホルモンは脂肪の分解を促進し，増加した遊離脂肪酸が間接的にインスリンの働きを抑制する．

5 糖質コルチコイド（ 6 副腎皮質ホルモンも参照）

- タンパク質と脂肪の分解を促進し，増加したグリセロールを材料にして，肝臓での糖新生（新たにグルコースを合成する）を促進する．
- 筋肉と脂肪組織でグルコースの取り込みを抑制する．

6 甲状腺ホルモン（ 4 1) 甲状腺ホルモンも参照）

- 小腸においてグルコースの吸収を促進する．
- 肝臓において糖新生を促進する．

> **コラム 2 レプチンとグレリン**
>
> **レプチン**
> 全身の脂肪細胞から分泌されるペプチドホルモンで，食欲の抑制やエネルギー代謝を促進する作用がある．脂肪細胞が増加すると分泌も増加し，視床下部の摂食中枢に働き食欲を抑制する．

> **グレリン**
> 　胃から分泌されるペプチドホルモンで，レプチンとは逆に食欲の亢進や脂肪を蓄積する作用がある．空腹が刺激となって分泌され，視床下部の摂食中枢に働き食欲を亢進させる．
>
> 　これらのホルモンには直接グルコース濃度を調節する働きはないが，食欲を介して間接的に調節している．

10 ホルモンによるカルシウムの調節

- カルシウムイオン（Ca^{2+}）は細胞のさまざまな機能を発揮するために重要であり，血液中の Ca^{2+} 濃度はいくつかのホルモンによって適正に保たれている（図8）．
- Ca^{2+} が関与する代表的な生体機能には，筋収縮，神経伝達物質の放出，ホルモンや消化液の分泌，血液凝固，細胞内セカンドメッセンジャー（細胞の中での情報を伝達する働き）などがある．
- 血液中 Ca^{2+} 濃度は，主として3つの臓器（骨，腎臓，小腸）で調節されている．
- からだに存在するカルシウムのほとんどは，リン酸カルシウム塩の形で骨に存在する．したがって，カルシウム（Ca）と無機リン（P）の生体内での代謝は深く関連している．
- カルシウムの調節に働くホルモンの多くが無機リンの調節にもかかわっている．
- 成長ホルモン，甲状腺ホルモン，性ホルモンは骨や軟骨の形成に関与することで，間接的にカルシウムの調節にかかわっている．

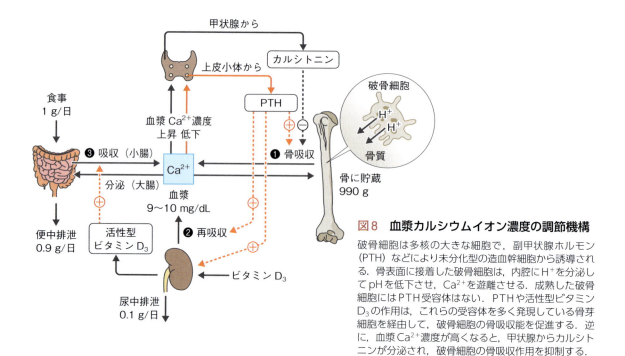

図8　血漿カルシウムイオン濃度の調節機構

破骨細胞は多核の大きな細胞で，副甲状腺ホルモン（PTH）などにより未分化型の造血幹細胞から誘導される．骨表面に接着した破骨細胞は，内腔に H^+ を分泌して pH を低下させ，Ca^{2+} を遊離させる．成熟した破骨細胞には PTH 受容体はない．PTH や活性型ビタミン D_3 の作用は，これらの受容体を多く発現している骨芽細胞を経由して，破骨細胞の骨吸収能を促進する．逆に，血漿 Ca^{2+} 濃度が高くなると，甲状腺からカルシトニンが分泌され，破骨細胞の骨吸収作用を抑制する．

1 副甲状腺ホルモン （5 副甲状腺ホルモンも参照）

- Ca^{2+}調節の主役となる．

2 活性型ビタミンD_3

- ビタミンDは食事からの摂取と皮膚での合成との2つの経路から体内に取り込まれる．
- 食事から取り込まれるビタミンDはほとんどがビタミンD_3である．
- 皮膚でビタミンD_3を合成するには，日光を浴びるなど紫外線の作用が必要である．
- ビタミンD_3がホルモンとして働くためには，肝臓と腎臓で水酸化されて，活性型に変化する必要がある．
- 活性型ビタミンD_3は脂溶性で，甲状腺ホルモンやステロイドホルモンと同様に核内受容体に結合して作用する．
- 【ビタミンD_3の活性化】副甲状腺ホルモンとカルシトニンは近位尿細管に働いて，ビタミンD_3の活性化を促進する．
- 【主な作用】主な作用部は小腸で，粘膜からのカルシウム吸収を促進する．また，無機リンの吸収も促進する．
  ▶ 腎臓にも作用して，カルシウムと無機リンの再吸収を促進するが，小腸での作用に比べて弱い．
  ▶ 生理的な量では骨でのリン酸カルシウム塩の沈着を促進する．大量のビタミンD_3は逆に骨吸収を促進する．

3 カルシトニン （4 2) カルシトニンも参照）

- ヒトでのカルシウム調節の役割はあまり大きくない．

> **コラム 3 FGF23（線維芽細胞増殖因子23）**
>
> 骨細胞から分泌されるペプチドホルモンで血液中のリン濃度を低下させる作用がある．主に腎臓に働き，尿細管でのリンの再吸収を抑制し，またビタミンD活性化を抑制する．ビタミンDの活性低下は小腸でのリンの吸収を抑制する．これらによって血清リン濃度が低下する．また，FGF23は副甲状腺ホルモンの産生と分泌を抑制することも知られている．

■ 文献

1) 「QUICK生理学・解剖学　人体の構造と機能・病態生理」（松尾　理/編），羊土社，2022

練習問題

問1 内分泌器官と分泌されるホルモンの組合せで**誤っている**のはどれか．[2015年第50回AM]

1. 松果体　　　－　カルシトニン
2. 視床下部　　－　ソマトスタチン
3. 副腎皮質　　－　コルチゾール
4. 下垂体前葉　－　成長ホルモン
5. 下垂体後葉　－　バソプレシン

問2 同一の臓器から分泌されるホルモンの組合せで**誤っている**のはどれか．[2017年第52回AM]

1. アルドステロン　－　コルチゾール
2. インスリン　　　－　グルカゴン
3. レニン　　　　　－　エリスロポエチン
4. オキシトシン　　－　バソプレシン
5. カルシトニン　　－　パラソルモン

問3 ホルモン分泌について正しいのはどれか．[2018年第53回PM]

1. プロラクチンは乳腺から分泌される．
2. 卵胞刺激ホルモンは視床下部から分泌される．
3. エストロゲンは下垂体ホルモン分泌を促進する．
4. 黄体化ホルモンはプロゲステロンの分泌を促進する．
5. 性腺刺激ホルモン放出ホルモンは下垂体から分泌される．

問4 水溶性ホルモンはどれか．**2つ選べ**．[2021年第56回PM]

1. エストロゲン　2. グルカゴン　3. コルチゾール　4. サイロキシン　5. バソプレシン

問5 副甲状腺ホルモンで正しいのはどれか．[2018年第53回AM]

1. 骨吸収を促進する．
2. 好酸性細胞で分泌される．
3. リンの再吸収を促進する．
4. 重炭酸イオンの再吸収を促進する．
5. 遠位尿細管でのカルシウム再吸収を抑制する．

問6 血糖を上昇させる作用のあるホルモンはどれか. [2019年第54回PM]

① アドレナリン　② アルドステロン　③ カルシトニン　④ パラソルモン
⑤ プロラクチン

問7 副腎皮質ホルモンについて正しいのはどれか. [2021年第56回AM]

① 血糖値に影響しない.
② ストレス時に変動しない.
③ 早朝に分泌が最大となる.
④ ペプチドホルモンである.
⑤ アドレナリンから合成される.

問8 血漿カルシウムイオン濃度を増加するのはどれか.

① ガストリン　② サイロキシン　③ カルシトニン　④ パラソルモン　⑤ ソマトスタチン

解答

問1 ①　問2 ⑤　問3 ④　問4 ②⑤　問5 ①　問6 ①　問7 ③　問8 ④

第14章 からだにエネルギーを取り込み，代謝する（消化器）

学習のポイント

- 食物の消化と吸収のしくみを説明できる
- 消化管（口腔，食道，胃，小腸，大腸），膵臓，肝臓，胆嚢の構造と機能を説明できる
- 栄養素（炭水化物，タンパク質，脂質）の消化と吸収について説明できる
- エネルギー代謝とATP産生を説明できる

1 消化と吸収のしくみ

　私たちが毎日食べている食物にはさまざまな栄養素が含まれている．これらの栄養素はからだに取り込まれて，私たちが活動したり，体内の傷んだ組織（細胞）を修復したりするためのエネルギー源となる．そのために，食物はからだの中で**分解（消化）・吸収**される必要がある．この食物の消化と吸収のために働く器官が**消化器系**である．

　バランスのとれた栄養素の摂取は体内の環境を一定に保つ恒常性（ホメオスタシス）のためにも必須である．栄養の不足は子どもの成長阻害を引き起こし，成人でも感染症やストレスに対する応答性の低下を生じる．一方，過剰な栄養素，特に脂肪の摂取は肥満を生じ，心・血管系疾患の発症リスクを高める重大な危険因子となる．

1）消化器系の構成

- 消化器系は口腔から咽頭−食道−胃−小腸−大腸−肛門まで続く1本の消化管とそれに付属するいくつかの器官（肝臓，胆嚢，膵臓）で構成される（図1）．
- 消化管はからだの内部に納まっているが，その内腔は口と肛門を通して外につながる空間であるため，体外ともいえる．
- 胃から大腸までの消化管の本体は腹腔に納まっている．
- 消化管の壁は基本的な構造が共通しており，内側から**粘膜**，**筋層**，**漿膜**で構成される（図2）．
- 筋層は外側の**縦走筋**と内側の**輪走筋**の2層で構成される．胃だけは3層構造となっており，輪走筋のさらに内側に斜走筋がある．
- 筋層は主に平滑筋からなり，神経系からの指令を受けて収縮することで，消化管の蠕動運動や分節運動などを起こし，内容物を移送したり，撹拌したりする．

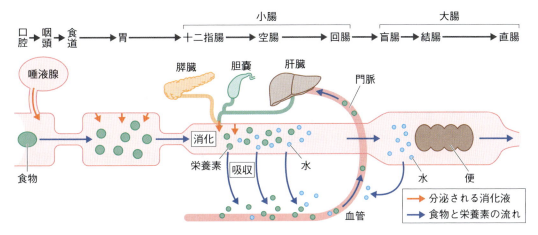

図1　消化器系の器官と食物の消化と吸収
「生理学・生化学につながる　ていねいな生物学」（白戸亮吉，他/著），羊土社，2021[1]）をもとに作成．

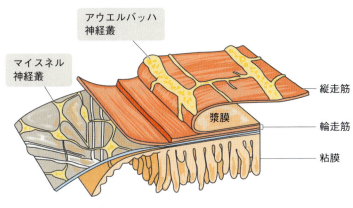

図2　消化管壁の構造

- 消化管の運動は筋層間にある**アウエルバッハ神経叢**がつかさどり，腺分泌は粘膜下の**マイスネル神経叢**がつかさどる．
- これらの神経叢は自律神経系（副交感神経によって促進，交感神経によって抑制）や消化管ホルモンによってさらに緻密に調節される．
- 口腔には唾液腺，十二指腸には肝臓と膵臓からの外分泌腺が開口する．

2）食物の消化

- 栄養素は口から入ったままの形では細胞に取り込んでエネルギー（ATP）をつくることはできない．より小さく，単純なグルコース，アミノ酸や脂肪酸など低分子にまで分解させる必要がある．この分解作用を**消化**という．
- 消化には機械的消化と化学的消化がある．
  - ▶**機械的消化**：消化管の筋運動によって，噛む，すりつぶす，消化液と混合するなどがある．

▶**化学的消化**：唾液腺，胃，肝臓，胆嚢，膵臓から分泌される消化液によって栄養素を化学的に分解し，吸収されやすい形にする．

3）食物の吸収

- 消化により，低分子となった栄養素は小腸の粘膜から毛細血管やリンパ管に取り込まれる．この取り込みを**吸収**という．
- グルコースやアミノ酸などは毛細血管から肝臓に送られ，そこで，合成・分解・解毒を受けて全身の細胞が利用できる形に変換される（詳細は **4 栄養素の種類と役割** 参照）．
- 脂肪酸などはリンパ管に取り込まれる．
- 吸収されずに残った消化物は，大腸で水分が吸収された後，便として排泄される．

4）消化管の運動

- 消化管は蠕動運動，分節運動，振子運動の3種の運動を組合せ，食物の移動や混合を行う（図3）．
- **蠕動運動**とは消化管の一部の輪状筋が収縮し，収縮輪がしだいに口側から肛門側に移動することにより内容物を肛門に向かって送る運動である．
- **分節運動**とは輪走筋が一定の間隔で収縮してくびれが生じて，多数の分節に分かれる動きで腸の内容物を粉々に粉砕し，内容物と消化液とを混ぜ合わせる運動である．
- **振子運動**とは口側から肛門側へ伝搬する縦走筋の収縮と弛緩であり，内容物と消化液とを混ぜ合わせる運動である．

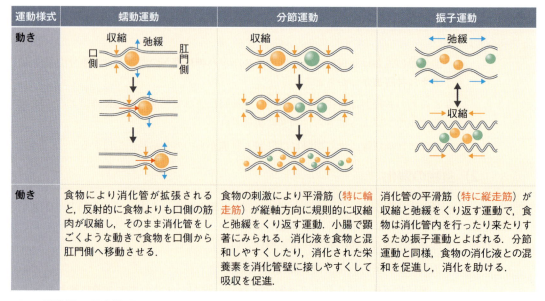

図3　消化管の運動様式
「QUICK生理学・解剖学　人体の構造と機能・病態生理」（松尾 理／編），羊土社，2022[2]）をもとに作成．

2 消化管の構造と機能

1）口腔と食道の働き

- 消化の最初の段階である口腔における消化は，歯による食物の噛み砕き（咀嚼），舌による食物のこねまわし（唾液との混ざり合い）と移動，嚥下からなる．

1 咀嚼のしくみ

- **咀嚼**とは口に入った食物が咀嚼筋の随意的な収縮によって下顎が引き上げられ，歯により切断・すりつぶしにより細かく粉砕されることである．
- 咀嚼筋は主として**三叉神経**の分枝である下顎神経の支配を受ける．

2 唾液の役割（図4）

- 口腔には**耳下腺**，**顎下腺**，**舌下腺**という3つの大唾液腺があり，唾液が分泌される．耳下腺，顎下腺からは粘液性の唾液が，舌下腺からはサラサラとした漿液性の唾液が出される．
- 唾液は塩類を含む水溶液で，分泌量は1日1〜1.5Lに達する．有機物としては，糖タンパク質の**ムチン**や消化酵素の**α-アミラーゼ**などを含む．
- **粘液性**の唾液にはムチンが多く含まれており，唾液に粘り気を与え，食塊の通過を助けたり，粘膜表面を保護したりする働きがある．
- **漿液性**の唾液にはα-アミラーゼが多く含まれており，デンプンを**二糖類**であるマルトース，あるいは分解の中間段階である**デキストリン**（単糖が数個つながった多糖類）に分解する．また，殺菌作用を有する**リゾチーム**も含まれており，口腔内を清潔に保つ役割も担っている．

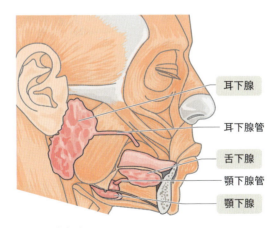

図4　唾液腺

3 嚥下のしくみ

- 口腔内で咀嚼された食物は口腔から咽頭を通って，飲み込まれ胃へ運ばれる．この「飲み込む」ことを**嚥下**という．嚥下の過程は**口腔相**，**咽頭相**，**食道相**の3段階で行われる（図5）．
  - ▶**口腔相**：嚥下の開始であり，舌によって食塊が軟口蓋に押し付けられ，咽頭へと送り出される．随意運動で意識的に飲み込む．
  - ▶**咽頭相**：食塊が咽頭に触れると，延髄の**嚥下中枢**が刺激され食塊が鼻腔や気管に入らないように反射的に喉頭蓋が反転して喉頭を塞ぎ，軟口蓋が閉じる（**嚥下反射**）．
  - ▶**食道相**：食塊が食道に入ると，食道の蠕動運動によって食塊は胃へ送られる．食塊は8〜12秒で胃に達する．

> **コラム ❶ 誤嚥**
> 咽頭相では呼吸器系（咽頭－喉頭）と消化器系（咽頭－食道）とが交差する部分において，食塊を食道へと間違いなく送るために反射的に嚥下にかかわる筋の協調運動が行われる．しかし，高齢者では反射が鈍くなっているため，食塊が気管に入りやすく，誤嚥性肺炎を起こす危険性が高い．

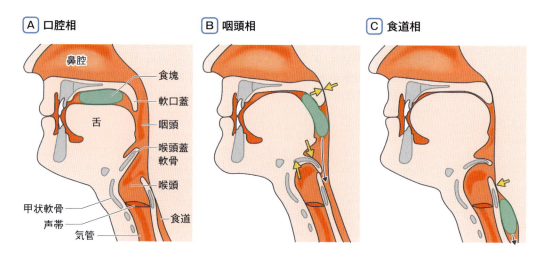

図5 嚥下の過程
B) ⇨：軟口蓋と喉頭蓋が閉鎖する．

4 食道の役割（図6）

- 食道は長さ25 cmほど，直径1〜2 cmほどの扁平で筋性の管であり，咽頭から胃までをつないでいる．筋層は上部1/3が骨格筋，下部2/3が平滑筋からなる．
- **蠕動運動**によって食塊が食道で止まらないように胃まで送る．
- 蠕動の運動は食道下部の平滑筋層よりも上部の骨格筋層の方が10倍ほど速い．
- 骨格筋層の蠕動運動は胃や腸の蠕動とは異なり，延髄からの指令が迷走神経を通して送られ，食道壁の筋を刺激して起こる．

- 食道には食道入口部，気管・大動脈交叉部，食道裂孔部の3箇所の生理的狭窄部がある．特に，胃と食道との接合部である食道裂孔部には，食道下部括約筋があり，胃から食道への逆流を防いでいる．

> **コラム 2　胃食道逆流症**
> 何らかの原因で食道下部括約筋が緩んで胃の内容物が逆流すると，胃酸によって食道の粘膜が刺激され，炎症が生じる．

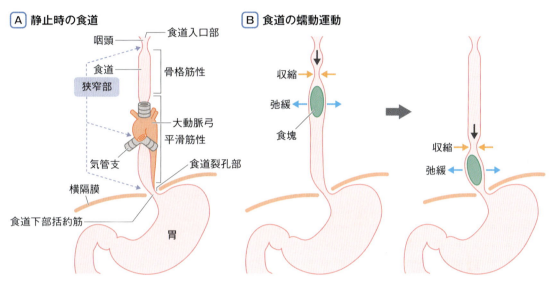

図6　食道の蠕動運動

2）胃の働き

　消化における胃の役割は小腸で本格的な消化吸収を行う前の準備を行う場であり，消化の役割は蠕動運動による機械的消化とペプシンによるタンパク質の消化程度である．その他の役割は

① 食べたものを一時的に収納して少しずつ小腸に送ること
② 胃酸による殺菌作用，酵素の活性化，鉄のイオン化
③ 粘液分泌による胃壁の保護
④ 消化管ホルモンの一種であるガストリン分泌による胃液分泌促進
⑤ 内因子放出によるビタミンB_{12}の吸収促進

などである．

1 胃の部位別名称（図7）

- 食道が横隔膜を貫いて腹腔内に入ると胃に開口する．この入口を**噴門**という．
- 噴門に続く胃の上部を胃底部とよび，その下に胃体部が広がる．
- 胃体部から続き，最も低い位置にあって胃の出口に続く部位を胃前庭部という．胃の出口を幽門とよび，十二指腸に続く．

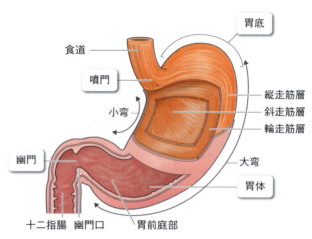

図7　胃の構造

2 胃の運動

- 胃の容量は標準的な人で1.5 L程度である．食道から食塊が近づいてくると，胃の入口の**噴門**が開き，食塊が胃の中へと侵入する．すると，その刺激により胃粘膜から胃液が分泌され，筋層は**蠕動運動**を起こす．これにより食塊と胃液が混合され，撹拌されて**かゆ状液**となる．かゆ状となった食物は小腸で消化されやすいように少量ずつ胃の出口の**幽門**から十二指腸へ送られる．
- 胃底部および胃体部の筋層では蠕動運動はなく，食物を受け入れるための受容性弛緩と緊張性収縮の作用をもち，伸展性に富む．
- 一方，胃前庭部の筋層は伸展性が低く，蠕動運動をする．
- 胃の蠕動運動は，筋層の間にある**アウエルバッハ神経叢**（**筋層間神経叢**）がつかさどる．
- 幽門では，輪走筋が発達して幽門括約筋をつくる．胃の内容物（かゆ状液）は幽門方向へ押し出されるが，幽門括約筋が収縮して閉鎖するため，かゆ状液は通過できずに押し戻され，これをくり返すうちに，かゆ状液の消化がさらに促進される（図8）．
- 十二指腸への排出は液体では10分ほどであるが，固形物では3〜6時間ほど要する．特に脂肪は十二指腸への排出に時間を要する栄養素である．
- 胃から十二指腸へのかゆ状液の排出は，幽門部の内圧上昇による排泄促進と，交感神経とセクレチン，胃抑制ペプチド，コレシストキニンなどによるホルモン性刺激による抑制によって調節される．

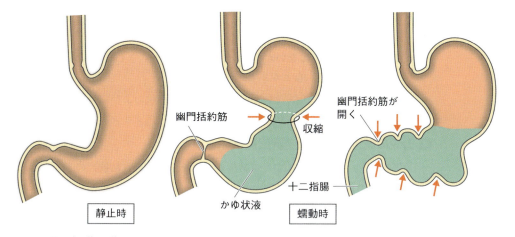

図8　胃の蠕動運動

「系統看護学講座　専門基礎分野　人体の構造と機能1　解剖生理学　第10版」（坂井建雄，岡田隆夫/著），医学書院[3]，2018・「ぜんぶわかる　人体解剖図」（坂井建雄，橋本尚詞/著），成美堂出版，2010[4] をもとに作成．

3 胃液の組成，胃腺の種類

- 胃の粘膜には**胃小窩**（いしょうか）という小さな孔が無数に開いている．胃小窩には**胃腺**があり，ここから胃液が分泌される．胃液の分泌量は1回の食事で0.5 L程度，一日に2 Lほどである（図9）．胃液の主成分は塩酸とペプシノーゲンであるため，胃液は酸性である．さらにペプシノーゲンは塩酸の作用で消化酵素のペプシンとなり，タンパク質を消化する．この消化のことを**化学的消化**という．
- **噴門腺**，**胃底腺**，**幽門腺**という部位によって異なる成分の胃液や，3種類のホルモンを分泌する胃腺が存在する（図10）．
- 噴門腺からは胃の内容物を潤滑させるムチン（粘液）の分泌を担う粘液分泌細胞がある．

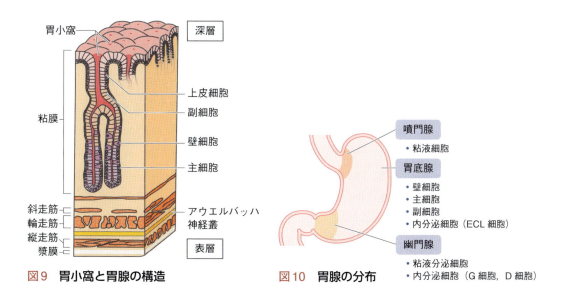

図9　胃小窩と胃腺の構造　　**図10　胃腺の分布**

- 胃底腺は胃酸から胃を守る**ムチン**（粘液）分泌を担う**副細胞**，胃酸やビタミンB_{12}の吸収を助ける**内因子**分泌を担う**壁細胞**，ペプシノーゲン分泌を担う**主細胞**からなる．
- また胃液の組成ではないが，内分泌細胞としてA/X1細胞（グレリン分泌）とECL細胞（ヒスタミン分泌）などがある（図10）．
- 幽門腺領域にはムチン（粘液）分泌を担う副細胞および粘液分泌細胞と，内分泌細胞として**G細胞**（ガストリン分泌）と**D細胞**（ソマトスタチン分泌）がある（図10）．

4 胃液の成分とその分泌調節機構

- 胃液の主な成分は，**胃酸**，**ペプシノーゲン**，**ムチン**（粘液）の3つである．
- 胃酸はpH1〜2の強い酸性で，食物と一緒に入ってきた細菌を殺菌し，消化中の食物の腐敗を防ぐ．
- 胃酸は副交感神経（迷走神経）の刺激や幽門腺のG細胞から放出されるガストリンにより分泌が促進される．
- ペプシノーゲンは胃酸により**ペプシン**という消化酵素に変化し，タンパク質を分解して**ポリペプチド**にする．
- 粘液は胃粘膜表面を覆って保護し，強力な胃酸から粘膜を守る．
- 食物摂取の刺激が胃液の分泌を促す．その分泌調節機序には**頭相**，**胃相**，**腸相**の3つのパターンがあり，消化管ホルモンの連関によって調節されている（図11）．

  ▶ **頭相**：食物への視覚，嗅覚，味覚刺激が視床下部の食欲中枢に伝わる．食欲中枢から脳幹の迷走神経を介して，胃底腺の壁細胞と幽門腺のG細胞を刺激してそれぞれ胃酸および**ガストリン**の分泌を促進する．

  ▶ **胃相**：胃に食物が入ると胃壁の機械的伸展によって，壁細胞からの胃酸の分泌が促される．また，食物からのアミノ酸による化学的刺激によって幽門腺のG細胞からガストリンが血液中に放出される．ガストリンは血流にのって循環し，胃底腺の壁細胞からの胃酸の分泌を促進する．さらにガストリンはECL細胞を刺激し，ヒスタミンも分泌させる．ヒスタミンもまた胃酸の分泌を促進する．

  ▶ **腸相**：十二指腸に胃から排出された酸性のかゆ状液が入ると腸相が働く．酸性のかゆ状液が刺激となりS細胞から放出される**セクレチン**はガストリンや胃酸の分泌を抑制する．また，脂肪やタンパク質の分解産物に刺激されて放出される**コレシストキニン**は胃酸の分泌を抑制する．

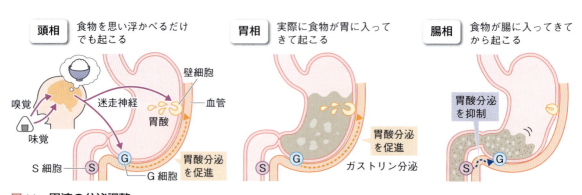

図11 胃液の分泌調整

3）十二指腸の働き

1 十二指腸での消化（図12）

- 十二指腸は小腸の一部であるが，機能の面で空腸や回腸と区別されることが多い．十二指腸の働きで最も重要なことは膵液による消化である．
- 十二指腸は後腹膜腔に位置し，長さ25 cmほどでC字型に走行し，C字のくぼみには膵頭がおさまっている．
- 肝臓と胆嚢から出てくる胆管と膵臓の膵管は膵臓の中で合流し，十二指腸の中ほどにある**大十二指腸乳頭（ファータ乳頭）**に開口する．この開口部は**オッディ括約筋**により開閉する．
- また，膵液のみを分泌する**小十二指腸乳頭**が大十二指腸乳頭の上部にあり，この開口部は常に開いている．
- 十二指腸上部の粘膜下層にはアルカリ性の粘液を分泌する十二指腸腺が多数存在している．
- 十二指腸に分泌される膵液には，酸性の胃液を中和するアルカリ性の**重炭酸イオン**（HCO_3^-）と多くの消化酵素が含まれている．
- 膵液にはデンプンを分解する**α-アミラーゼ**（膵アミラーゼ），タンパク質を分解する**トリプシン**，**キモトリプシン**など，脂肪を脂肪酸とモノグリセリドに分解する脂肪分解酵素（**リパーゼ**）などが含まれており，消化のためには必須の消化液である．
- 胆汁は肝臓でつくられ胆嚢で濃縮される．
- 胆汁は消化酵素を含んでいないが，その主成分である胆汁酸は，脂肪を小滴にして水に溶けやすい形にする働きをもつ（**乳化**）．
- 脂肪は乳化されることにより，リパーゼの作用を受けやすくなる．

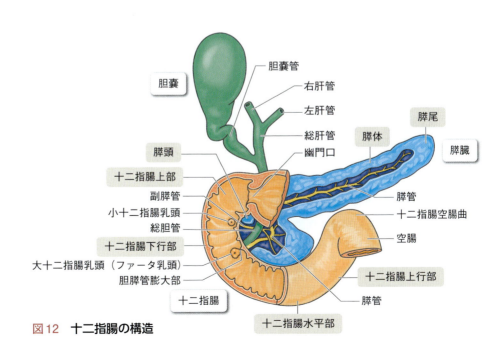

図12　十二指腸の構造

2 十二指腸におけるホルモン分泌（図13）

- 十二指腸壁に酸性のかゆ状液が接触すると，十二指腸壁から消化管ホルモンである**セクレチン**が分泌される．セクレチンは膵臓に作用し，HCO_3^-に富んだ膵液を分泌させる．
- 食後に血糖値が上昇すると，消化管ホルモンである**インクレチン**が分泌される．
- インクレチンとは上部消化管（十二指腸，空腸）から分泌されるインスリン分泌刺激ポリペプチド（GIP）と下部消化管（回腸，大腸）から分泌されるグルカゴン様ペプチド1（GLP-1）を指す．
- インクレチンは血糖依存的にインスリン分泌を促進することから2型糖尿病の治療薬として注目されている．
- タンパク質や糖質の分解産物が十二指腸壁に触れると，消化管ホルモンの一種である**コレシストキニン**が分泌され，消化酵素に富んだ膵液の分泌を促進する．膵液の分泌は迷走神経によっても促進される．
- 脂肪が十二指腸壁に触れるとコレシストキニンが胆囊に作用し，胆囊が収縮することで胆汁が十二指腸へ分泌される．

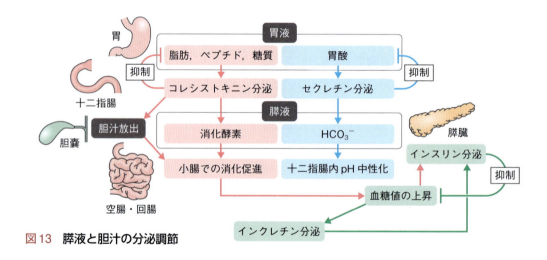

図13 膵液と胆汁の分泌調節

4）空腸・回腸の働き

十二指腸に続く小腸（空腸・回腸）は消化・吸収における最も重要な部分であり，すべての栄養素の吸収が行われる．

1 空腸・回腸の構造（図14）

- 空腸と回腸は腸間膜によって腹腔後壁に固定され，そこからぶら下げられたように腹腔に収められている．全長は約6mもある．
- 左上腹部で十二指腸から空腸に移行し，空腸は回腸に移行して右下腹部で盲腸につながる．
- 回腸は大腸に対して直角につながり，盲腸の内部に上下2枚の**回盲弁**が突き出して，内容物の逆流を防いでいる（図15B参照）．

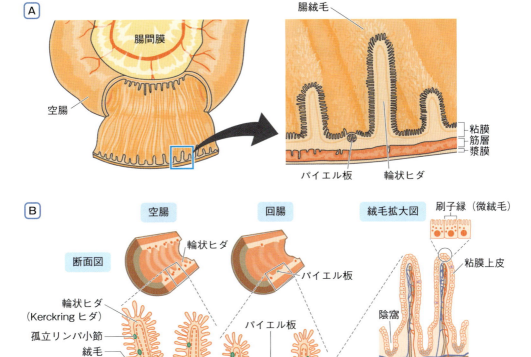

図14　空腸・回腸の壁構造

B)「QUICK生理学・解剖学　人体の構造と機能・病態生理」（松尾 理/編），羊土社，2022[2)]をもとに作成．

- 小腸の内腔面の粘膜には多数のヒダがあり，表面積が広げられている．このヒダを**輪状ヒダ**とよぶ．
- 輪状ヒダの表面は**腸絨毛**が多数生えている．腸絨毛の間には**腸腺**のくぼみ（**陰窩**）がある．
- 腸絨毛や腸腺の表面を覆う上皮細胞は，管腔面側に**微絨毛**を密にもち，**刷子縁**をつくる．
- こうした構造によって粘膜側の表面積は外側の漿膜面の600倍にもなり，栄養の吸収が上皮を通じて効率的に行われる．
- 小腸の粘膜は組織学的に①粘膜上皮，②粘膜固有層，③粘膜筋層（板），④粘膜下層の4層からなる．
- 粘膜の下にある固有筋層は内輪走筋，外縦走筋の2層の平滑筋層からなる．筋層の間にある**アウエルバッハ神経叢**が平滑筋の運動を調節し，活発な運動（分節運動・振子運動・蠕動運動）をひき起こす．

2 空腸・回腸における消化と吸収

- 小腸では運動による**機械的消化**と膵液に含まれる消化酵素によって**化学的消化**が行われる.
- 食物は小腸上皮細胞の細胞膜上の刷子縁でさらに細かく分解されて吸収される．これを**膜消化**ともいう．
- 小腸では糖質・タンパク質・脂質の消化と吸収が行われるほか，水分やビタミン，ミネラルも吸収される.
- 小腸で吸収された脂肪はリンパ管に流入するために，小腸にはリンパ節が多く存在する.

5) 大腸の働き

- 大腸では小腸で消化吸収された残りから水分などを吸収し，固形状の糞便をつくる働きをする.
- 栄養素を吸収する働きはない.

1 大腸の構造（図15）

- 大腸は小腸よりも太く，全体で1.5 mほどの長さがある.
- 大腸は右下腹部の盲腸から右腹部の上行結腸，上腹部の横行結腸，左腹部の下行結腸，下腹部に回るS状結腸と続き，骨盤内の直腸となり肛門に開く.
- 盲腸の先端には長さ6 cmほどの虫垂がついている．虫垂の粘膜にはリンパ組織が豊富にあり，免疫系の一部をなす．青年期には細菌感染により虫垂炎をおこしやすい.
- 小腸と同じように粘膜と平滑筋層を備えているが，大腸の粘膜には輪状ヒダも腸絨毛もなく，腸腺だけが備わっている.

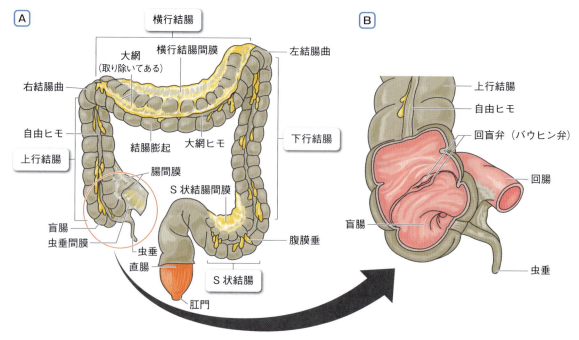

図15 大腸の構造と回盲弁

2 大腸の機能

- 大腸には絨毛はなく，小腸で消化できなかった食物繊維やその他の残渣が大腸に入り，水と電解質を吸収して糞便を形成する．
- 大腸では消化はほとんど行われない．栄養素もほとんどが小腸で吸収されるため，大腸では水分と電解質のみが吸収される．
- しかし，大腸の吸収能は高いため，肛門から大腸内に挿入して薬剤を吸収させる**座薬**などに利用される．
- 糞便の約75％は水分である．水分量が異常に増加すると下痢になる．
- 糞便の固形成分の約3分の1は食物の残渣である．残りの3分の1は腸粘膜上皮がはがれ落ちたもの．残り3分の1は腸内細菌である．

3 排便のしくみ（図16）

- 肛門には自分の意志でコントロールできる骨格筋の**外肛門括約筋**とコントロールできない平滑筋の**内肛門括約筋**がある．
- 糞便が直腸に送られ，直腸壁が伸展されると直腸壁から仙髄へ情報が送られ，内肛門括約筋が開く．次いで，仙髄から脳に便の蓄積が伝えられると便意が生じるが，排便できない状況のときには外肛門括約筋が収縮し，便意を我慢する．排便できる状況のときには外肛門括約筋を弛緩させ排便する．
- 大腸の運動は主として分節運動であるため，内容物の移動速度は遅い．
- しかし，食事の後には大腸の蠕動運動が亢進し（**胃大腸反射**），結腸の内容を急激に直腸へ送る．この強い蠕動運動を**大蠕動**ともよぶ．食後に便意を催すことが多いのはこのためで，特に胃が空になっている朝食後は顕著に現れる．

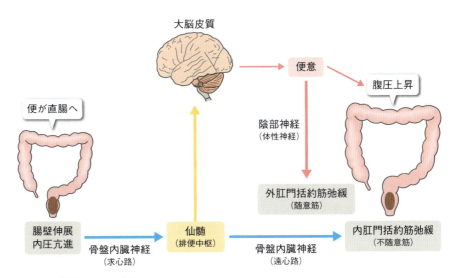

図16　排便メカニズム

- 糞便が直腸に送られ，直腸壁が伸展されると直腸壁から仙髄にある排便中枢へ骨盤内臓神経（求心路）を介して情報が送られ，再び，骨盤内臓神経（遠心路）を介して内肛門括約筋が弛緩する．次いで，仙髄から脳に便の蓄積が伝えられると便意が生じるが，排便できない状況のときには外肛門括約筋が収縮し，便意を我慢する．排便できる状況のときには陰部神経を介して外肛門括約筋を弛緩させ排便する．

3 消化管に付属する器官の構造と機能

1）膵臓の働き

膵臓の主な役割は膵液とインスリンなどのホルモンの産生である．

1 膵臓の構造（図12）

- 膵臓は重さ60～70 g，長さ15 cmほどの細長い器官で，胃の後方の後腹膜腔に位置する．
- 膵頭が十二指腸のC字にはまり込み，膵体は左側に向かってのび，膵尾は脾臓に接する．
- 導管は膵管（主膵管ともいう）として器官の中心部を右に走り，膵頭の内部で総胆管と合流し，大十二指腸乳頭に開口する．

2 膵液の産生（図17）

- 外分泌腺では，消化において最も重要である**膵液**を**腺房細胞**から分泌する．
- 膵液に含まれる消化酵素は，炭水化物・タンパク質・脂質の三大栄養素を分解する．
- 膵液は重炭酸イオン（HCO_3^-）を含んだアルカリ性で，胃酸で強力な酸性となった食物を中和し，腸壁を酸から守る．
- 膵液は不活化のまま分泌され，十二指腸で胆汁や酵素と混ざり合うことではじめて活性化する．これが強力な消化酵素であるにもかかわらず，膵臓自身が消化されない理由である．

3 ホルモンの産生（図17）

- 膵臓のほとんどは腺房細胞で占められているが，腺房細胞の間にはインスリンなどを分泌する細胞が集まっている．これを**ランゲルハンス島（膵島）**という．
- ランゲルハンス島にはα細胞，β細胞，δ細胞があり，α細胞からは**グルカゴン**が，β細胞からは**インスリン**が，δ細胞からは**ソマトスタチン**が分泌される．
- グルカゴンには血糖値を上げる作用がある．
- インスリンには血糖値を下げる作用がある．
- ソマトスタチンはグルカゴンとインスリンの分泌バランスを調節する．
- 血糖値を下げる作用のあるホルモンはインスリンのみである．インスリンによる血糖値の調節がうまくいかなくなると，**糖尿病**となる．

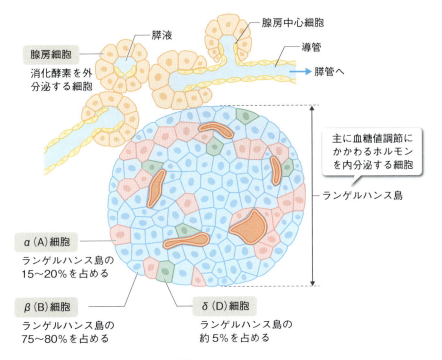

図17 膵臓の外分泌腺と内分泌腺

2）肝臓の働き

　肝臓には小腸で吸収されたグルコースやアミノ酸，その他の物質は門脈を通り肝臓に流入し，ここで合成・分解・貯蔵・解毒などが行われるため，肝臓は体内における代謝の中心的役割を担う．さらに，不要・有害な物質を胆汁中に分泌し，腸管を介して排泄するという重要な役割も担う．

1 肝臓の構造（図18）

- 肝臓は重さ1〜1.5 kgほどあり，人体で最大の実質臓器*である．
  *内部に固有の組織がつまっている臓器のこと．
- 肝臓の下面には**胆嚢**と**胆管**がある．
- 肝臓には動脈血の**肝動脈**と，胃・小腸・大腸などの消化管を経由した栄養素を多く含んだ静脈血の**門脈**が胆管とともに肝臓下面の**肝門**から流入する．一方，肝臓から流出する**肝静脈**は肝臓後面の下大静脈につながる（図19）．
- 門脈は一種の静脈であるために門脈圧は約8 mmHgと低いが，肝臓の循環抵抗がきわめて低いために肝動脈の4倍ほどにあたる毎分1.2〜1.5 Lほどの大量の血液が流れる．
- 肝臓の組織は，直径1 mmほどで多面体の形をした**肝小葉**という単位からできている（図20）．
- 肝小葉の周囲にある**グリソン鞘**には門脈の枝（小葉間静脈），肝動脈の枝（小葉間動脈），胆管の枝（小葉間胆管）が並び，この3つの枝は**肝三つ組**ともよばれる．

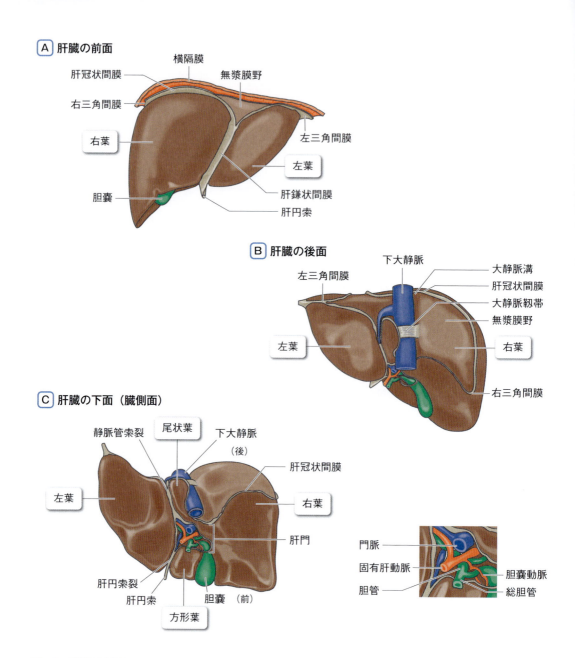

図18 肝臓の構造

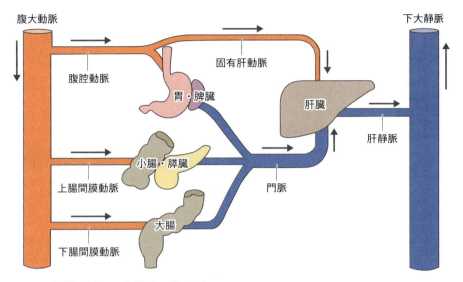

図19 肝臓に流れる血管系の模式図

「系統看護学講座 専門基礎分野 人体の構造と機能1 解剖生理学 第10版」（坂井建雄，岡田隆夫／著），医学書院，2018[4]）をもとに作成．

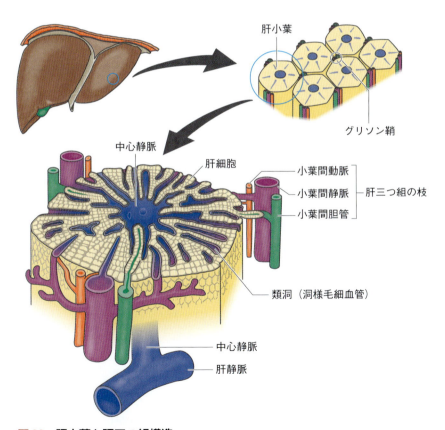

図20 肝小葉と肝三つ組構造

2 肝臓の機能

肝臓の仕事の重要なものを大きく分けると主に5つがあげられる．

① 代謝機能

肝臓は門脈を介して小腸で吸収された栄養素を受け取り，これを分解・合成して別の成分に変える（表1）．

表1　肝臓の代謝機能

機能	詳細
グリコーゲンの合成と分解	・血中グルコース濃度（血糖値）が高い時，インスリンの作用により肝臓がグルコースを取り込み，グルコースをつなげてグリコーゲンに変え，肝臓内で貯蔵する． ・血糖値が低下するとグルカゴンの作用によりグリコーゲンを分解してグルコースに変え，血糖値を正常範囲に維持する．
血漿タンパク質の合成	吸収されたアミノ酸から，アルブミン，グロブリンなどの血漿タンパク質や血液凝固因子を合成する．
脂質の合成	中性脂肪，コレステロール，リン脂質などを合成する．
ホルモン代謝	女性ホルモンのエストロゲンや抗利尿ホルモンのバソプレシンなど，多くのホルモンを不活化する

② 貯蔵機能

- 赤血球産生のために必須な鉄やビタミンA，Dなどの脂溶性ビタミン類が貯蔵されている．
- 血液の貯蔵部位としても脾臓とともに重要で，運動時や出血により血液が必要な時には肝臓や脾臓に貯蔵されている血液が動員される．

③ 解毒・排泄機能

- タンパク質の分解によって生じたアンモニアは肝細胞により毒性の少ない尿素に変換され，またアルコールや薬物なども肝細胞で解毒され，体外へ排出される．

④ 胆汁の生成

- 脂肪の消化に重要な役割を担う胆汁は肝細胞で産生される．胆汁の主な成分は，胆汁酸・リン脂質・コレステロール・胆汁色素（主にビリルビン）であり，総胆管を経て胆嚢に入り，濃縮され胆汁として十二指腸内に分泌される．胆汁酸はコレステロールから生合成される．

> **コラム ❸ アルコールの分解経路**
>
> 　肝臓でアルコールはアルコール脱水素酵素（ADH）により毒性のあるアセトアルデヒドに分解される．アセトアルデヒドはアセトアルデヒド脱水素酵素（ALDH）によって無害な酢酸に分解され，酢酸は血流にのって体内をめぐり，筋肉などで代謝されて水と二酸化炭素に分解される．

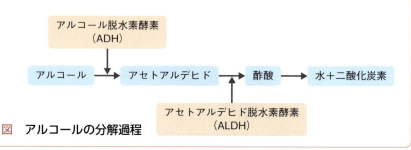

図　アルコールの分解過程

⑤ 胎児期の造血機能
- 肝臓は胎児期には赤血球の産生の場として重要であるが，誕生後は造血機能を失う．肝臓で産生される胎児型のヘモグロビンは骨髄で産生される成人型のヘモグロビンと比べて酸素結合能が高い．

3) 胆嚢・胆汁の働き

- 肝臓からは1日に約1Lの胆汁が生成されており，胆嚢はその胆汁を濃縮した状態で貯蔵するタンクの役割を担う．
- 胆汁は胆汁酸，ビリルビン，微量のコレステロールで構成される．
- 胆汁の成分が小腸に排出され，再び小腸で吸収された後に肝臓に運ばれて，胆汁の合成に利用される．このくり返しを**腸肝循環**という（図21）．
- 腸肝循環により肝臓から分泌された胆汁酸の95％が再吸収され，残りは肝臓で合成して補充される．このサイクルは1日に10〜12回くり返される．
- ビリルビンは破壊された赤血球のヘモグロビンが変化したもので，胆汁の一部として排出された後，腸内細菌によって**ウロビリノーゲン**に変換される．
- 腸内細菌によってさらにウロビリノーゲンは**ステルコビリン**に変換され，大部分は便中に排泄される．また，少量のウロビリノーゲンは腎臓から尿中に排泄される．便と尿の褐色の色素のもとはビリルビンによるものである．

> **コラム④ 肝硬変と黄疸**
>
> 肝硬変では肝臓の全体に線維性結合組織が増え，肝細胞がこわれて肝機能が障害される．肝硬変がさらに進行すると高確率で肝細胞がんが発生する．肝硬変では，肝臓内の血行が妨げられるため，門脈内に血液が滞留し，それが腹壁の皮静脈や食道・直腸の静脈にまで及んで静脈の異常な拡張や静脈瘤を形成する（門脈圧亢進症）．
>
> 肝硬変などで肝細胞が障害されたり，胆道が詰まったりすると胆汁が消化管内に排泄されず，胆汁色素が逆に血液中に入り黄疸が起こる．また毒性物質が体内に蓄積し全身状態が悪化する．

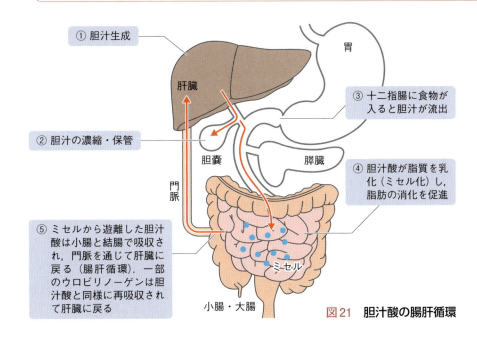

図21 胆汁酸の腸肝循環

4 栄養素の種類と役割

1) 栄養素が必要な理由

- からだが活動するために必要なエネルギーを産生するにはATPが必要であり，ATPを産生するために常に栄養素が必要である．
- 私たちのからだは20種類のアミノ酸と15種類の無機物と水を材料としてつくられる．からだは常に新陳代謝を行っており，臓器や組織をつくるタンパク質も次々に置き換わる．腸の粘膜は1日，皮膚は1カ月，赤血球は120日，筋肉は約200日で置き換わる．新しい組織の補充のために絶えず栄養素を摂取する必要がある．

2) 活動エネルギーとなる三大栄養素

- 生命活動に不可欠な栄養素には**炭水化物**（糖質），**タンパク質**，**脂質**の3種類で三大栄養素とよぶ（表2）．
- 三大栄養素はからだをつくるほか，活動に必要なエネルギーを産生する．炭水化物とタンパク質で1 gあたり4 kcal，脂質で1 gあたり9 kcalのエネルギーを産生する．
- 炭水化物とタンパク質に比べ，脂質の方が少ない量で効率よく多くのエネルギーを産生することができる．そのため，余剰な栄養素はほとんどが脂肪に変換されて体内に貯蔵される．

表2　三大栄養素の働き

栄養素	働き
炭水化物（糖質）	活動のエネルギー源（ATP）となる．特に，脳が活動する際のエネルギー源になるグルコースは炭水化物からしかつくられない
タンパク質	からだをつくる材料となる．筋肉，皮膚，内臓，血液，毛髪など体の多くの部分でタンパク質が材料となる
脂質	最も効率の良いエネルギー産生源．細胞膜の主要な構成成分でもある．また，ホルモンの原料となり，脂溶性ビタミンを運搬するなどの働きもある

3) ビタミン，ミネラルの働き

　生命活動を十分に担うためには三大栄養素の補助的な役割を担う，**ビタミン**（表3）と**ミネラル**（無機質，表4）が必要である．

- ビタミンの種類にはビタミンA, B, C, D, E, K, 葉酸，ナイアシン，パントテン酸，ビオチンがある．
- ビタミンは**脂溶性**と**水溶性**があり，ビタミンA, D, E, Kが脂溶性，それ以外は水溶性である．
- ミネラルのうち，1日に100 mg以上必要とされているものを**主要元素**，それ以外を**微量元素**という．
- ミネラルは体内でつくることができないため，食事から摂取する必要がある．不足すると，**欠乏症**をきたすミネラルも存在する．

表3 ビタミンの主な働き

	成分名	働き
脂溶性	ビタミンA	皮膚や粘膜の機能を保つ．暗所での視力の維持．欠乏すると皮膚の乾燥，粘膜疾患や夜盲症，失明をきたす
	ビタミンD	カルシウムの吸収に必須．欠乏すると小児ではくる病，成人では骨軟化症をきたす
	ビタミンE	細胞膜や血液中の脂質の酸化を防ぎ，生体膜を保つ
	ビタミンK	血液凝固因子を合成する．欠乏すると血液凝固障害をきたす
水溶性	ビタミンB_1，B_2，B_6，B_{12}	酵素の働きを助け（補酵素としての役割），糖とアミノ酸の代謝を促す．欠乏するとB_1：脚気，ウェルニッケ脳症，B_2：皮膚炎，B_6：神経・皮膚疾患，B_{12}：貧血をきたす
	ナイアシン	脱水素酵素の働きを助ける．欠乏すると皮膚症状，下痢をきたす
	パントテン酸	コエンザイムA（CoA）を合成し，三大栄養素の代謝を助ける
	葉酸	核酸の合成や分解，細胞分裂などにかかわる．欠乏すると貧血，特に胎児期の欠乏は神経管欠如をきたす
	ビオチン	脂肪酸やアミノ酸代謝を助ける
	ビタミンC	酸化を防ぎ，老化を予防する．欠乏すると壊血症，骨や傷の治癒遅延をきたす

表4 ミネラルの主な働き

	成分名	働き
主要元素	カルシウム	体内の99％は骨に存在．残りの1％は筋収縮や血液凝固などの生理的作用を担う．欠乏するとくる病，骨軟化症をきたす
	リン	骨や歯の形成，核酸・細胞膜・神経伝達物質の材料として利用
	ナトリウム	細胞外液の浸透圧の調整や筋や神経の機能維持
	カリウム	細胞内液の浸透圧の調整，心臓や骨格筋の機能調節など．欠乏すると神経・筋の機能不全をきたす
	マグネシウム	骨や歯の成分，酵素の活性化など
微量元素	鉄	赤血球の合成．欠乏すると貧血をきたす
	銅	ヘモグロビンの合成や，活性酸素の除去
	亜鉛	精液の生成に必要
	コバルト	ビタミンB_{12}の材料
	ヨウ素	甲状腺ホルモンの原料．欠乏すると甲状腺腫，甲状腺機能低下をきたす
	マンガン	骨形成を助ける
	セレン	活性酸素を抑制
	モリブデン	有害物質を分解する酵素の材料
	クロム	糖代謝を助ける
	フッ素	歯を虫歯から守る

4）炭水化物の消化と吸収

1 糖質の種類

- 炭水化物は糖質と食物繊維を合わせたものである．糖質は**単糖類**，**二糖類**，**多糖類**に分類される（図22）．
- 糖質は最も小さい単位である単糖類にまで分解されてはじめて小腸から吸収される．

単糖類 1つの糖でできている（糖の最小単位）

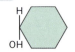
グルコース（ブドウ糖）
エネルギー源として利用されるもっとも重要な単糖

フルクトース（果糖）
果物の果汁などに含まれる

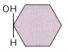
ガラクトース
乳糖の成分のひとつ．側鎖の一部がグルコースと異なる

二糖類 単糖が2つつながってできている
（以下の図ではグルコースとガラクトースは色の違いのみで表す）

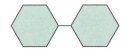
マルトース（麦芽糖）
グルコースが2つつながったもの．デンプンを分解したときにできる．麦芽に含まれる

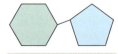
スクロース（ショ糖）
グルコースとフルクトースがつながってできている．砂糖の主成分

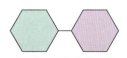
ラクトース（乳糖）
グルコースとガラクトースがつながってできている．牛乳に含まれる

多糖類 たくさんの単糖類がつながってできている

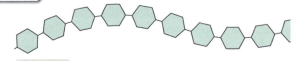

グリコーゲン
動物性の貯蔵糖質．肝臓や骨格筋に蓄えられる

デンプン
植物性の貯蔵糖質．穀物やいも類に含まれる

デキストリン
デンプンの分解時に産生する

図22 糖質の種類

2 糖質の消化（図23）

- 口腔内で咀嚼によって唾液と混ざり合った糖質は唾液に含まれるα-アミラーゼによってデキストリンに変換される．
- デキストリンは十二指腸で膵液に含まれるα-アミラーゼ（膵アミラーゼ）によって二糖類のマルトース（麦芽糖），スクロース（ショ糖），ラクトース（乳糖）などに分解される．
- 二糖類の分解は小腸上皮細胞の刷子縁にある酵素（マルターゼ，スクラーゼ，ラクターゼ）の働きによって行われる（膜消化）．
- 膜消化により二糖類はグルコース，フルクトース，ガラクトースといった単糖類に分解された後，小腸上皮細胞内に吸収される．その後，毛細血管内に入り，一部はグリコーゲンとして肝臓に貯蔵され，残りは全身の臓器に運ばれる．

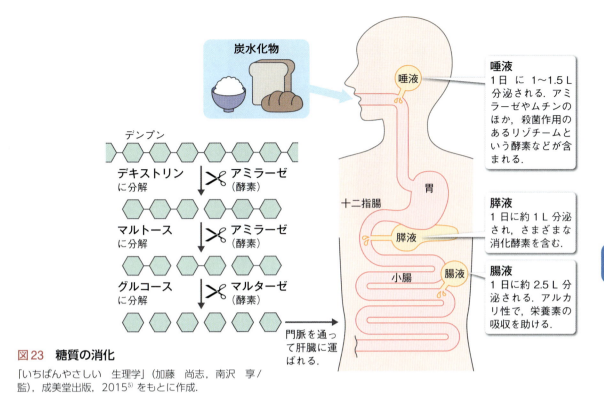

図23　糖質の消化
「いちばんやさしい　生理学」(加藤　尚志, 南沢　享/監), 成美堂出版, 2015[5] をもとに作成.

5) タンパク質の消化と吸収

❶ アミノ酸の種類

- ヒトのタンパク質は数十万種類あるといわれ, **20種類のアミノ酸**が組み合わさってできている. アミノ酸の組み合わせや含まれる量などによってタンパク質の性質は全く異なる.
- 20種類のアミノ酸のうち, 9種類のアミノ酸は体内で合成することのできないアミノ酸で**必須アミノ酸**とよばれる. 必須アミノ酸は食物から摂取する必要がある. 11種類のアミノ酸は体内で合成できる**非必須アミノ酸**に分類することができる (表5).
- タンパク質を吸収するためにはアミノ酸のつながりを外し, 単体のアミノ酸に分解する必要がある.

❷ タンパク質の消化と吸収 (図24)

- タンパク質は胃液に含まれる**ペプシン**によって**ポリペプチド**に分解される.
- ポリペプチドは小腸で**トリプシン**によって**トリペプチド**や**ジペプチド**などに分解される.
- トリペプチドやジペプチドの分解は小腸上皮細胞の絨毛の粘膜細胞がもつ**アミノペプチダーゼ**により単体の**アミノ酸**にまで分解され, 糖質と同じように小腸上皮細胞内に吸収され, 最終的には毛細血管内に入る.

6) 脂質の代謝

❶ 脂質の役割

- 食物に含まれる脂質の多くは**中性脂肪 (トリグリセリド)** と**コレステロール**である.

表5 タンパク質を構成しているアミノ酸の種類

必須アミノ酸	非必須アミノ酸
イソロイシン	アスパラギン
トリプトファン	アスパラギン酸
トレオニン	アラニン
バリン	アルギニン
ヒスチジン	グリシン
フェニルアラニン	グルタミン
メチオニン	グルタミン酸
リジン	システイン
ロイシン	セリン
	チロシン
	プロリン

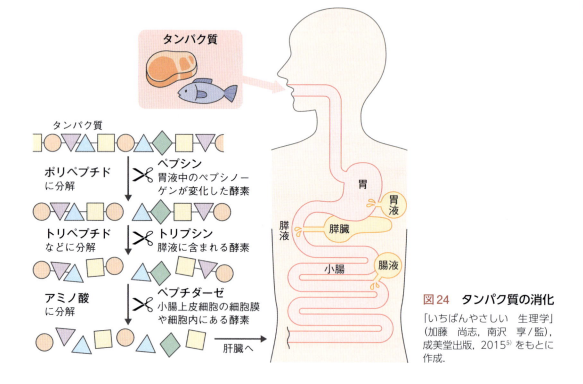

図24 タンパク質の消化
「いちばんやさしい 生理学」（加藤 尚志，南沢 享/監），成美堂出版，2015[5]）をもとに作成．

- 脂質は摂取しすぎると動脈硬化の原因となるため悪者と考えられがちであるが，生体の恒常性維持のために多くの役割を担っている（表6）．

2 脂質の消化（図25）

- 脂質の分解には**リパーゼ（脂肪分解酵素）**が必要不可欠である．しかし，脂質は糖質やタンパク質と異なり水に溶けないため，リパーゼだけでは分解できない．
- まず，胆汁が脂質と混ざり，胆汁に含まれる**胆汁酸**によって脂質を小滴（**ミセル**）に変換する．これを**乳化**といい，これで脂質は水に溶けるようになる．

表6 脂質の役割

主な脂質の役割
・生体膜（脂質二重膜）の成分となる ・エネルギーを貯蔵する ・体温を保つ断熱材となる ・皮膚を保護する ・脂溶性ビタミンの吸収を促進する ・代謝活性を調節する ・血圧や体温，筋肉の働きなどをコントロールする

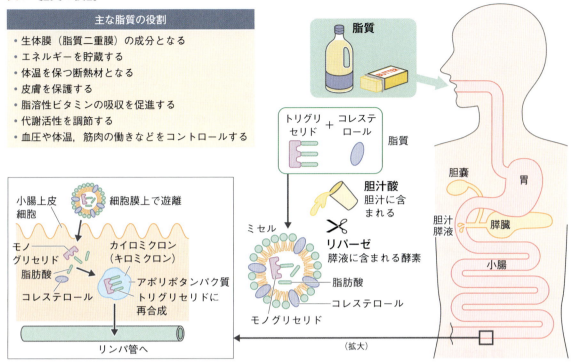

図25　脂質の消化

「いちばんやさしい　生理学」（加藤尚志, 南沢　享/監），成美堂出版，2015[5]）をもとに作成．

- ミセルが形成されると，膵液に含まれる**リパーゼ**がミセルの中のトリグリセリドを**脂肪酸**と**モノグリセリド**に分解する．
- 脂肪酸とモノグリセリドは小腸上皮細胞の細胞膜上でミセルから遊離して細胞内に入る．そこに**アポリポタンパク質**が結合して**カイロミクロン**という集合体となり，**リンパ管**に運ばれる．腸管を経由したリンパ管は脂肪滴であるカイロミクロンを多量に含むため，白く濁っており，**乳び**とよばれる．
- ミセルから遊離した胆汁酸は門脈を経由して肝臓に戻り，胆汁に再生される（**腸肝循環**）．
- 脂質の一部は糖質やタンパク質と同じように門脈を経由して肝臓に入ることもできる．しかし，ほとんどの脂質はリンパ管経由で吸収されるため，脂肪の吸収には時間がかかる．リンパは左静脈角（内頸静脈と鎖骨下静脈の合流部）で静脈に合流する．

7）エネルギーの変換とATP産生

食物から得た栄養素がエネルギー源になることを**エネルギー代謝**という．エネルギー源から実際の生命活動に使用できるエネルギーを得るにはアデノシン三リン酸（**ATP**）という化合物を用いる必要がある．

❶ ATPからのエネルギー産生

- ATPは生命活動を行う際のエネルギー源で，アデニンとリボースと3個のリン酸でできている（図26）．ATPからリン酸が1個外れたものをアデノシン二リン酸（**ADP**）という．

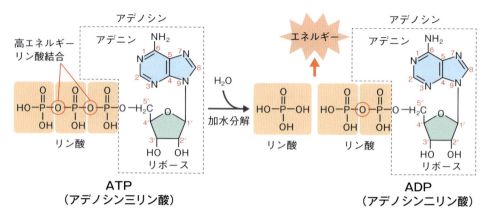

図26　ATPとADP

- リン酸どうしの結合部位に高エネルギーが蓄えられているため，3つのリン酸が結合しているATPから1つリン酸を分離させたADPになると大きなエネルギーが産生される（図26）．
- 逆にADPにリン酸を1個つけるとATPに戻るので，ATPは材料さえあれば何度でも再生できる．

2 解糖系とクエン酸（TCA）回路

- ATP産生は主にミトコンドリアで行われる．ATP産生の中心的役割を果たすのが，炭水化物の分解から得られる**グルコース**である．肝臓に到達したグルコースは，余剰分を**グリコーゲン**に変換して肝臓で貯蔵している．
- 血中のグルコースが不足すると，グリコーゲンをグルコースに変えて細胞内に送り，**ピルビン酸**に分解して2分子のATPを産生する．この過程を**解糖**といい，酸素を必要としない解糖なので**嫌気的解糖系**とよぶ（図27）．
- 嫌気的解糖系だけではATPの産生が足りない場合は，**クエン酸回路（TCA回路）**という経路を使って，酸素を用いる**好気的解糖系**を行ってATPを大量に産生する．

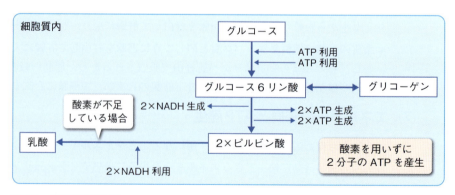

図27　嫌気的解糖系

1分子のグルコースはいくつもの酵素の働きにより2分子のピルビン酸になる．この反応が「嫌気的解糖系」である．2分子のNADHと4分子のATPを生成するが，この反応過程で2分子のATPが利用されるため，実際には2分子のATPを生成することになる．酸素が不足している場合は2分子のNADHは乳酸生成反応で利用される．

- 嫌気的解糖系で分解されたピルビン酸や，タンパク質と脂質が分解されてできたアミノ酸と脂肪酸を**アセチルCoA**に変換し，クエン酸回路（TCA回路）に送る．
- グルコース1分子から解糖系とクエン酸回路（TCA回路）によって10分子のNADH（ニコチンアミドアデニンジヌクレオチド）と2分子のFADH$_2$（フラビンアデニンジヌクレオチド），2分子のATPが生成される（図28）．
- NADHとFADH$_2$はミトコンドリア内の**電子伝達系**とよばれる酵素群に入りATP合成酵素によって最大34分子のATPが合成され，最終的に合わせて最大38分子のATPが合成される．

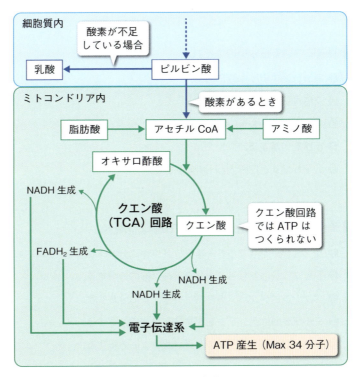

図28　クエン酸回路を介したATP産生

文献

1) 「生理学・生化学につながる　ていねいな生物学」（白戸亮吉，他／著），羊土社，2021
2) 「QUICK生理学・解剖学　人体の構造と機能・病態生理」（松尾 理／編），羊土社，2022
3) 「系統看護学講座　専門基礎分野　人体の構造と機能1　解剖生理学　第10版」（坂井建雄，岡田隆夫／著），医学書院，2018
4) 「ぜんぶわかる　人体解剖図」（坂井建雄，橋本尚詞／著），成美堂出版，2010
5) 「いちばんやさしい　生理学」（加藤尚志，南沢 享／監），成美堂出版，2015

練習問題

問1 **誤っている**のはどれか．

① 食物が口腔内に入ると胃液分泌が起こる．
② 食物の視覚刺激によって胃液分泌が起こる．
③ ストレスによって胃液分泌が抑制される．
④ セクレチンはガストリン分泌を促進する．
⑤ 胃液分泌の過程は3相にわかれている．

問2 唾液について正しいのはどれか．

① 唾液分泌中枢は中脳にある．
② 交感神経の興奮で分泌する．
③ 1日の分泌量は5 L程度である．
④ 糖質を分解する．
⑤ 分泌が増すと口腔内pHは低下する．

問3 消化酵素について正しいのはどれか．**2つ選べ**．

① αアミラーゼはマルトースをブドウ糖に分解する．
② トリプシンはトリペプチドをアミノ酸に分解する．
③ ペプシンはタンパク質をポリペプチドに分解する．
④ マルターゼはデンプンをデキストリンに分解する．
⑤ リパーゼは脂肪を脂肪酸とグリセリンに分解する．

問4 肝臓の機能ではないのはどれか．

① 胆汁の産生　② アルブミンの生成　③ エリスロポエチンの分泌　④ グリコーゲンの合成
⑤ ビタミンの貯蔵

問5 胆汁について正しいのはどれか．

① 食物の摂取によって分泌が増加する．
② 脂肪の吸収を抑制する．
③ 消化酵素が含まれる．
④ 胆嚢で生成される．
⑤ 胆汁酸の大部分は大腸で再吸収される．

問6 胃液の作用について**誤っている**のはどれか．

❶ フィブリノーゲンを活性化する．
❷ タンパク質を分解する．
❸ 殺菌作用がある．
❹ ペプシンの作用を促進する．
❺ ムチンは胃粘膜を保護する．

問7 小腸で吸収されないのはどれか．**2つ選べ**．

❶ アミノ酸　❷ ガラクトース　❸ 脂肪酸　❹ 麦芽糖　❺ ペプチド

問8 大腸について正しいのはどれか．

❶ 水分の90％が吸収される．
❷ 蠕動運動は交感神経の活性によって促進される．
❸ 大蠕動は起こらない．
❹ 大腸液は消化酵素を含まない．
❺ 内容物の移動は小腸よりも速い．

問9 排便機構で正しいのはどれか．　[2019年第54回PM]

❶ 排便中枢は胸髄にある．
❷ 外肛門括約筋は陰部神経支配である．
❸ 下行結腸では逆蠕動運動がみられる．
❹ 食事によって胃が拡張すると便意を生じる．
❺ 内肛門括約筋は副交感神経の緊張で収縮する．

解答

問1 ❹　問2 ❹　問3 ❸❺　問4 ❸　問5 ❶　問6 ❶　問7 ❹❺　問8 ❹　問9 ❷

第15章 からだの熱を保つ（体温）

> **学習のポイント**
> - 体温の維持機能を説明できる
> - 熱の産生と放散のしくみを説明できる
> - 体温調節中枢について説明できる
> - 発熱のメカニズムを説明できる
> - 高体温・低体温について説明できる

1 体温とは

1）核心温度と外殻温度（図1）

- 体温は通常36～37℃と一定に保たれている．
- しかし，実際に体温が一定なのは脳，心臓，肝臓など重要な器官がある体幹部だけで，体表面や末梢などの外層部の温度は，熱の産生量が少ないため外の環境に影響されやすく変動しやすい（図2）．
- 体幹部の温度を**核心温度**とよぶ．体温とは核心温度のことをいい，外気温の変化にかかわらず視床下部にある体温調節中枢により一定に調節される．
- 一方，体表面など外層部の温度を**外殻温度**とよぶ．
- ヒトの体温は体内で生じる代謝熱によって維持されており，これを内温性という．

2）体温の測定法

- 体温測定はからだの状態把握のために一般的に行われる診療手技である．
- 日内変動があるために，決まった時間に測定することが望ましい．
- からだが最も安静な時（代謝が少ない時）の体温を，**基礎体温**とよび，一般的には早朝覚醒安静時体温をいう．
- 核心温度は直接測定することは難しいため，指標として**腋窩温度**，**口腔温度**，**直腸温度**が測定される．直腸温度，口腔温度，腋窩温度の順に核心温度に近い．
- 近年では小児に対する体温測定で耳式体温計（鼓膜体温計）が一般的となってきている．鼓膜温度の測定は，体温により鼓膜から発する赤外線を測定しているため，短時間で測定可能だがばらつきが大きい（図3）．

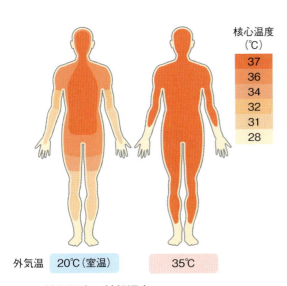

図1 核心温度と外殻温度

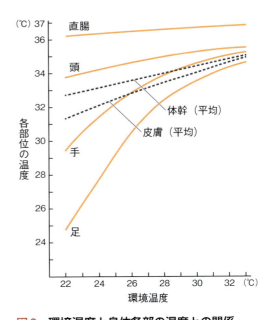

図2 環境温度と身体各部の温度との関係

「人体機能生理学 改訂第5版」(杉 晴夫/編著), 南江堂, 2009[1]より引用.

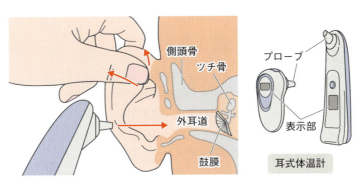

図3 耳式体温計

3) 体温の生理的変動

- 体温は代謝状態によって変動するため,年齢差があり,小児は成人より高く(0.2～0.5℃),高齢者は成人よりわずかに低い.

❶ 日内変動 (図4)

- 核心温度は日内変動(**概日リズム**)があり,早朝6時頃が一番低く,16時頃まで上昇し,以降はゆっくりと低下する.
- 日内変動はあるものの,核心温度は36～37℃に保たれるため,代謝を調節するさまざまな酵素活性も一定となる.

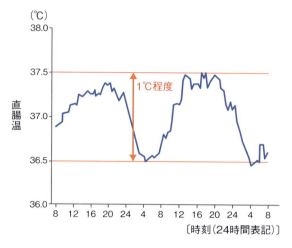

図4 体温の日内変動

Scales WE, et al：Human circadian rhythms in temperature, trace metals, and blood variables. J Appl Physiol (1985), 65：1840-1846, 1988[2] をもとに作成．

2 性周期による変動

- 成熟期の女性では，性周期に伴って体温変動がある．排卵前の卵胞期と排卵時が**低温相**であり，排卵後の黄体期になると体温は約0.6℃上昇して**高温相**となる（第12章 図7参照）．
- 性周期による体温変動は黄体期に卵巣に形成される黄体から分泌されるプロゲステロンが体温調節中枢のある視床下部に作用するためである．

2 熱の出納

- 代謝や臓器の機能にかかわる酵素の働きは，体内の水分量やpHのみならず体温の影響を強く受ける．そのため体温は，酵素が最も効果的に働く範囲に調節されている．
- 一方，体内に異常が生じた際には体温は変動する．したがって，健康状態を把握する際に体温は簡便で重要な測定項目の一つである．
- 体温を一定に保つためには体内で産生される熱（**熱産生**）と生体から外部へ放散される熱（**熱放散**）が等しくつり合っている必要がある．

1）熱産生

- からだが産生し，体温を維持している熱のことを体熱という．
- 熱は通常の代謝活動によって発生するが，安静時ではその約55％が胸腹腔臓器（心臓，肝臓，腎臓，消化管などで，特に肝臓）に，20％が骨格筋に，18％が脳に由来する（表1）．熱産生は以下の場合に増加する．

1 身体活動

- 運動すると骨格筋による熱産生が増加する．
- 激しい運動になると熱産生は安静時の2倍近くまで増加する．通常の活動だけでも1日の熱産生量の60％程度が骨格筋に由来する（表2）．

表1 安静時の熱産生における主な器官の寄与率

器官	寄与率
心臓	11%
肝臓	20%
腎臓	7%
骨格筋	20%
脳	18%
皮膚・その他	24%

表2 体熱産生における主な器官の寄与率

器官	寄与率
骨格筋	60%
肝臓	20%
呼吸筋	10%
心筋	4%
腎臓	4%

コラム 1 冷え性

男性が暑がっているのに女性は寒いと感じるという場面は少なくない．前述のように体熱の60％は骨格筋でつくられている．女性は男性よりも骨格筋の割合が低いため，男性よりも熱産生量が少ない．産生された体熱は核心温度の維持には十分だが外殻温度の維持には足りなくなる場合がある．そのため，からだが冷えやすく「冷え性」となる．冷え性の解決には定期的な運動による骨格筋量の増量が一番効果的である．

2 摂食

- 食事後は数時間にわたり代謝が亢進し，熱産生が増加することを**特異動的作用**または**食事誘発性熱産生**という．
- 熱発生源である糖質1 gからは4.1 kcal，タンパク質1 gからは4.1 kcal，脂肪1 gからは9.3 kcalの熱量が発生する．
- 食事後の熱産生量促進効果はタンパク質摂取後が最も顕著である．これは主に肝臓における合成・分解が亢進するためである．

3 ふるえ

- 寒冷刺激により，骨格筋に細かい不随意の収縮が生じる．
- ふるえは伸筋群と屈筋群が交互に律動的に収縮して熱が外へ逃げにくい筋収縮であり，骨格筋が収縮する時に使用するATPをすべて熱に変えることができるため，熱産生効率が高い．

4 各種ホルモン作用

- 甲状腺ホルモン，アドレナリン，ノルアドレナリンは強力に代謝を亢進させ，熱産生量を増加させる．

5 褐色脂肪細胞

- これはふるえを伴わない**非ふるえ熱産生**に属する．
- アドレナリンや甲状腺ホルモンの刺激により褐色脂肪細胞ではATP産生の代わりに効率よく熱を産生する．
- 褐色脂肪細胞は新生児の肩甲骨の間や腋窩に存在する脂肪組織であり，ミトコンドリアに富むため褐色をしている．
- 成長とともに褐色脂肪細胞は減少するため，成人での熱産生への寄与は明らかではない．

2）熱放散

- 体外へ熱を逃がすことを**熱放散**という．
- 1日の熱放散量は，環境条件で異なり個人差もあるが約2,700 kcalである．内訳は体表面からの放射1,200 kcal，体表面からの伝導・対流800 kcal，水分蒸発600 kcal，その他100 kcalである（図5）．

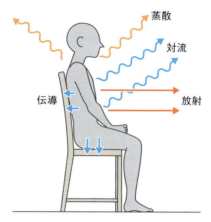

図5　熱放散の種類
対流は空気への伝導である．

1 放射

- 熱線（放射エネルギー）として，赤外線のかたちで体表面から放散する．
- 放射による1日の熱放散量は約1,200 kcalで，全熱放散量の50〜60％に相当する．

2 伝導

- 接触する椅子やベッドなどを経由して放散される熱で，1日の熱放散量は約800 kcalである．
- 空気にも伝導するが，その伝導は遅い．
- 空気が風で動くと，新しい空気が皮膚に接するので伝導が促進される．これが**対流**による熱放散である．
- 通常，体温は気温よりも高いため，伝導・放射により血液は冷却される．
- 体温が低下した場合，交感神経系が活性化して立毛が生じ，皮膚周囲の空気を保持し，熱損失を防ぐ．

> **Point ① 熱放散と着衣**
> 熱放散量は着衣で低下する．普通の衣服により熱放散量は1/2になり，極寒用の衣服では1/6になる．衣服は対流を防いで熱伝導を減少させ，また，衣服裏面からの反射により放射を減らす．

3 蒸発性熱放散（蒸散）

- 水100 mLが蒸発すると70 kgの人で1℃体温が低下する．外気温（環境温度）が体温より高い時は蒸散が唯一の熱放散手段となる．蒸散には**不感蒸散**と**発汗**がある．
- 1日の熱放散量は約600 kcalである．

① 不感蒸散
- 呼吸によって肺や気道から水が呼気中に蒸発する．皮膚でも表皮を通って水分が少量失われる．これらを不感蒸散といい，熱放散は1日約500 kcalに達する．この量は，通常は調節の対象にならない．

② 発汗
- 発汗は汗腺で起こる．汗腺には**エクリン腺**と**アポクリン腺**がある．エクリン腺はヒトでは体表全面にあり，アポクリン腺は腋窩や会陰部のみにある．
- エクリン腺は手掌，足底，次いで顔面などの露出部に多く，頸部，体幹，四肢には少ない．
- 汗腺には毛細血管の分布が多い．
- 暑熱時には皮膚血管を拡張させ皮膚血流量を増加させることにより発汗が進み，熱放散量を増やす．
- 寒冷時には交感神経刺激により皮膚血管を収縮させて熱放散量を減らす．このように，皮膚の血流を変化させることで体温調節を行う．
- 発汗には温熱性，精神性，味覚性，半側発汗などがある（表3）．

表3 発汗の種類

発汗の種類	内容
温熱性発汗	気温の高いときや筋肉運動による体熱産生増大のときに，手掌と足底を除く全身に起こる発汗．気化熱を奪い，体温調節に関与
精神性発汗	精神的興奮による発汗．おもに手掌，腋窩，足底
味覚性発汗	酸味や辛味などの味覚刺激により起こる．顔面の発汗
半側発汗	からだの条件反射の一種．からだの一側を押すと，押された側には発汗が見られず，反対側の発汗が増える（例：上半身を圧迫すると半側の上半身の皮膚温が上がり，上半身の発汗を抑えられる）

3 体温の調節

- 生体内外の温度情報は，温度受容器で感受され**視床下部**にある体温調節中枢に伝えられる．
- 伝えられた情報に基づいて，体温調節中枢から神経系と内分泌系を介して各効果器に指令が伝達され，発汗・ふるえなどの体温調節反応が引き起こされ，核心温度が一定範囲内に調節される．
- 体温調節反応は体温が変化した時に，それをもとに戻そうとする**フィードバック**機構が中心となって行われる（図6）．
- 一方で，寒い部屋に入るとすぐに身震いしたり，暑い部屋に入るとすぐに汗が出たり，体温が変動する以前に変動を未然に防ぐ**フィードフォワード**機構もある．

1) 温度受容器

- 生体周囲の温度条件と皮膚の温度は，皮膚と粘膜にある**温受容器**と**冷受容器**によって感知される．

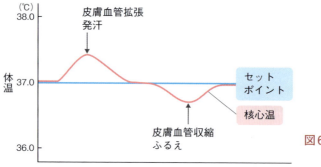

図6 フィードバック機構による体温調節

- 生体内部の温度条件は視床下部・延髄・脊髄などに散在する温度受容器によって感知される．
- 脳のみならず，腹部内臓や骨にも温度受容器があり，これらが刺激されると体温調節反応が引き起こされる．

2）体温調節中枢（図7）

- 体温調節中枢は視床下部にあり，体温がある一定の基準値になるように調節している．これを**セットポイント**という．
- 皮膚や脳，腹部内臓などからの温度情報は視床下部に集められ，セットポイントと照合して高すぎれば，皮膚血管の拡張や発汗を起こして熱の放散を増加させる．
- 低すぎれば，ふるえによる熱産生の増加や，皮膚血管の収縮などによる熱放散の減少を起こし，体温がセットポイントに戻るように調節する．

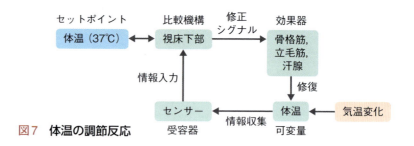

図7 体温の調節反応

4 発熱

- 発熱物質により体温が正常以上に上昇することを**発熱**という．
- 発熱物質が体温調節中枢に作用してセットポイントを上昇させる．
- **外因性発熱物質**は，炎症に際し細菌や崩壊した組織から生じる**リポ多糖類**である．外因性発熱物質はマクロファージなどの炎症性細胞に取り込まれ，インターロイキン1αなどの**サイトカイン**が生成される．
- 発熱物質は細菌や壊死組織を貪食した白血球からも産生され，**内因性発熱物質**といわれる．

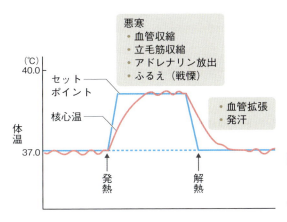

図8 発熱と解熱のしくみ

「系統看護学講座 専門基礎分野 人体の構造と機能1 解剖生理学 第11版」(坂井建雄, 他/著), 医学書院, 2022[3] をもとに作成.

- これら発熱物質は視床下部に作用し, **プロスタグランジンE_2** (**PGE_2**)を遊離させる. このPGE_2が最終的な発熱物質として体温調節中枢に作用する.
- PGE_2は, 体温調節中枢のセットポイントを高温側にずらす作用がある. その結果, 体温調節のうえでは, 相対的に体温が低すぎる状態と同じ反応が起きる (図8).
  - ▶ 寒いと感じ (**悪寒**), 皮膚血管を収縮させ熱放散を抑制する. 同時に熱産生を増加させるため, しばしばふるえ (**戦慄**) が生じる.
  - ▶ これら熱放散抑制, 熱産生促進により体温が上昇してセットポイントに達すると, 不快感は消え, 皮膚血管の収縮やふるえもとまる.
- 発熱は細菌などの増殖を抑える防御機構の一部でもある.

> **コラム② 解熱**
>
> 発熱後の解熱の際は, 発熱とは逆に発熱物質の消失のためセットポイントが健常時のレベルに低下する. すなわち, その時の体温はセットポイントよりも高すぎる. 皮膚血管が拡張するため顔面などが紅潮し, 多量の発汗が起こって体温は下降する.
> インドメタシンなどの解熱薬はシクロオキシゲナーゼを抑制することにより, 発熱物質PGE_2の産生を抑制する. PGE_2産生抑制によりセットポイントが下がり, 体温の低下をもたらす.

5 高体温と低体温

1) 高体温 (うつ熱)

- 発熱はセットポイントの上昇に対する生体の能動的な応答であり, 発熱そのもので死に至ることはない.
- しかし, 熱産生が異常に増加した場合 (悪性高熱症など) や, 熱中症のように熱放散が十分にできないことによって生じる体温の上昇 (**高体温**) は非常に危険である (図9).
- 高体温では, 体温調節機構が作動しないために体温が無秩序に上昇し, 42℃を超えると不可逆的な障害を起こして死に至ることがある.
- この場合は体温調節中枢が機能できない状態のため, セットポイントを下げる目的で使用する解熱薬の効能は無効である.

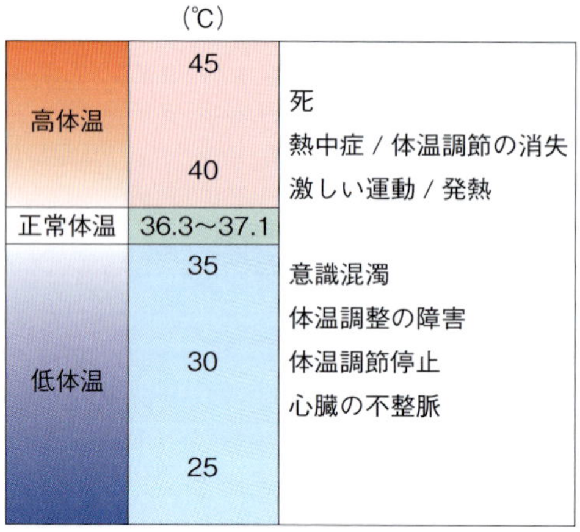

図9 高体温と低体温が生体に及ぼす影響

- 高体温のときに体温を低下させるために
  ① 冷涼な環境に移す
  ② 皮膚をぬらして，皮膚からの熱放散を増加させる
  ③ 動脈が体表面近くを走行している頸部，腋窩，鼠径部などを氷嚢などで冷やす
  ④ 冷水（冷えたスポーツドリンク）を飲ませる
  などの，物理的な手段を用いる必要がある．

2）熱中症（表4）

- 熱中症は高温環境下で生じるからだの異常の総称で，いくつかの原因で生じた異常が複合的に影響して生じる．
- クールダウンをせず，過激な運動を続けたり，高湿度で汗の蒸発が抑制されたりした結果生じる高体温症（**熱射病**），発汗による脱水症（**熱疲労**）や脱塩症（**熱痙攣**），末梢血管の拡張により脳に血液が十分供給されないために生じる失神（**熱失神**）が複合的に生じる．
- うつ熱と同様に熱中症の発症にはセットポイントの異常は関係しないので，解熱薬は効果がなく，水分・塩分補給と身体冷却が治療の中心となる．

表4 熱中症の重症度分類

分類	症状	主な要因
Ⅰ度（軽症）	眼前暗黒，失神，こむら返り，四肢・腹筋の痙攣，血圧低下，皮膚・顔面蒼白	熱失神（日射病） 熱痙攣（脱塩症）
Ⅱ度（中等症）	強い疲労感，めまい，虚脱感，頭重感，吐き気，嘔吐，下痢，体温上昇，多量発汗，頻脈	熱疲労（脱水症）
Ⅲ度（重症）	直腸温39℃（腋窩38℃）以上の高熱と意識喪失，せん妄状態，全身痙攣など	熱射病

3）低体温

- 外気温が低下すると，体温と外気温の温度差が大きくなるため皮膚血管を収縮させても熱の放散量が増加する．これに対し，からだは熱産生量を増加させて適応を試みる．熱の放

散量と産生量がつり合っていれば，体温は一定に保たれる．しかし，熱の産生量が放散量を下回ればしだいに体温は低下する．
- 核心温が35℃以下になると体温調節機能自体は障害される．
- 核心温が30〜33℃以下になると体温調節機能自体が完全に失われて呼吸中枢の麻痺，心室細動などで死亡する．
- 高齢者や酩酊している場合は，体温調節機能が低下しているため，健常な成人では全く問題にならない程度の寒冷でも低体温となって死亡することがある．

■ 文献

1）「人体機能生理学 改訂第5版」（杉 晴夫／編著），南江堂，2009
2）Scales WE, et al：Human circadian rhythms in temperature, trace metals, and blood variables. J Appl Physiol（1985），65：1840-1846, 1988
3）「系統看護学講座 専門基礎分野 人体の構造と機能1 解剖生理学 第11版」（坂井建雄，他／著），医学書院，2022

練習問題

問1 体温上昇に伴う生体反応について正しいのはどれか．
1. 呼吸抑制　2. 気管支収縮　3. 皮膚血管収縮　4. 発汗増加　5. 立毛筋収縮

問2 体温上昇を引き起こすのはどれか．**2つ選べ**．
1. 皮膚血流増加　2. ふるえ　3. 発汗　4. 浅速呼吸　5. 食物摂取

問3 体温調節中枢はどれか．
1. 中脳　2. 扁桃体　3. 視床下部　4. 小脳　5. 一次運動野

問4 体温について正しいのはどれか．
1. 午前よりも午後にかけて高くなる．
2. 直腸温は腋窩温より低い．
3. 基礎体温は睡眠直前の温度である．
4. 高齢者は小児よりも高い．
5. 月経時に体温は上昇する．

解答

問1 ④　問2 ②⑤　問3 ③　問4 ①

第16章 メカノバイオロジーとメカノセラピー

> **学習のポイント**
> - メカノバイオロジーの概要について説明できる
> - メカノセラピーの概要について説明できる

　私たち生物は生存するために，環境中のさまざまな物理的刺激（重力，寒冷，明暗，音など）にからだを適応させている．からだの内外に加わる機械的刺激（力学的刺激）も重要な物理的刺激の1つであり，この機械的刺激に適応するためのしくみがからだには備わっている．**メカノバイオロジー**（mechanobiology）とは，細胞，組織，臓器，生体が力学的刺激をどのように感知して，それに反応するかを研究する学問である．力学的刺激は生命の発生・発達，生理機能の維持，組織損傷やその回復など，あらゆる生命現象にかかわるため，メカノバイオロジーは基礎生物学から応用医学の分野まで幅広い領域で重要である．さらにメカノバイオロジーから得られた知見をもとにして，機械的刺激を使って患者の治療を行う医療を**メカノセラピー**（mechanotherapy）という．理学療法は運動・温熱・電気・超音波・光線などの物理的刺激を人体に加えて患部の改善をめざす治療術であり，特に機械的刺激を用いた理学療法は，メカノセラピーの重要な一領域に位置付けられる．これからの理学療法士，作業療法士にとって，メカノバイオロジーの知識をもつことは，科学的な視点をもって適確な理学療法を施行するために一層，重要になるであろう．

1 細胞力覚

1）メカノセンサー

- 力学的刺激におけるからだの反応でイメージしやすいのは，圧痛覚や触覚などの皮膚感覚であろう（第3章参照）．
- しかし，これらの感覚系細胞以外にも，すべての細胞は機械的刺激を感知して，それに対して応答するしくみを備えている．この機能を**細胞力覚**という．
- 細胞力覚の最初のステップは，細胞が機械的刺激を**メカノセンサー**で感知することからはじまる．

- メカノセンサーはイオンチャネルの1つである**機械受容チャネル**とそれ以外の非チャネル型メカノセンサーに大別される.
- 細胞に外部から加わる力を外力（荷重）といい，外力によって細胞が歪む（変形する）ことによって細胞内に生じる力を**応力**という（図1）.
- 応力によってメカノセンサーの分子構造が変化することによって，イオンチャネルの透過性が変化するなど，機械的刺激が細胞内における化学的信号に変換される.
- 細胞を構成する成分自体にも一定の硬さ（強度）があり，機械的刺激によって変形を受けやすいものと受けにくいものがある．細胞膜はほとんどが脂質成分で構成されており，変形を受けやすく，膜にかかる外力によって膜が引っ張られて生じる膜張力が応力になる.
- 細胞膜以外には細胞内の構造を保つ働きをしている細胞骨格の構成成分が，外力による変形を受けやすく，メカノセンサーとして働くことがある.
- さらに細胞と細胞または細胞と細胞外基質とを連絡している接着分子も外力による変形を受けやすく，メカノセンサーとして働くことがある.
- 細胞に働く力も，細胞の種類によってさまざまである．例えば，比較的わかりやすい例として，血管を構成する細胞群のなかで，最も内腔側にあり，血液の流れに接している血管内皮細胞で考えてみよう.
  - 川底の小石が流れによって動かされるのをこらえようとするときに働くのと同じような力が，血管内皮細胞にも働く．これを**ずり応力**という．また，血液量が増加して血管を拡張するときには，血液から血管壁にかかる力（**壁応力**）や周径の拡大によって細胞が引っ張られる力（**膜張力**）が働く.
  - それ以外にも血管内皮細胞には静水圧や浸透圧などの力が働いている．こうしたさまざまな力を細胞がどのようにして区別し，応答しているのかについては，実はまだわかっていないことの方がはるかに多い.

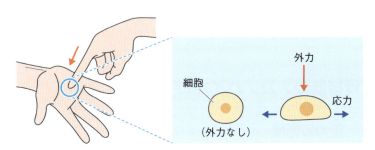

図1　外力と応力
例えば手の平を押すと皮膚表面の細胞に外力が加わり，細胞が伸展する応力が働く.

2）機械受容チャネル

- 細胞が引きのばされるなど細胞膜の伸展刺激によって活性化されるイオンチャネルの総称を機械受容チャネルといい，英語のmechanosensitive（機械感受性）から**MSチャネル**とよばれることもある.

- MSチャネルの多くは活性化によってカルシウムイオンが細胞外から細胞内に流入することで，さまざまな細胞内シグナル伝達系の活性化に関与する．

3）接着関連タンパク質

- 私たちのからだはさまざまな細胞とコラーゲンをはじめとする非細胞成分（細胞外基質）から構成されている．
- 細胞は周囲の細胞，または細胞外基質と接着している．接着部位には大きな応力が生じやすく，細胞は周囲の環境を感知して，増殖，移動，分化，細胞死などの応答を決定する．
- こうした部位は**応力集中点**ともいわれ，メカノセンサーが密に存在している．
- 細胞膜表面に存在するタンパク質，**インテグリン**は，細胞外基質と相互作用して，機械的刺激に応答して細胞内シグナルを伝達するメカノセンサーとして働く．

4）アクチン細胞骨格系

- 細胞骨格は細胞質内に存在する線維状の構造物で，細胞の形態を保持し，細胞内外の運動に必要な物理的力を発生させる働きを有する．
- 細胞骨格はアクチンフィラメント，微小管，中間径フィラメントに大別される．アクチンフィラメントと中間径フィラメントは細胞間や細胞−基質間接着装置とつながって，細胞全体に網目状のネットワークを構築している．
- アクチンフィラメントは球状のアクチン分子が真珠のネックレスのようにつながっている．積み重なるようにつらなることを**重合**とよび，このつながりが解けてばらばらになることを**脱重合**という．アクチンは状況に応じて，重合と脱重合をくり返して，構造を大きく変化させて，細胞の形態変化や運動などに重要な役割を果たしている．
- 細胞に機械的刺激が加わると，アクチンフィラメントが一時的に崩壊した後，重合が促進してアクチンフィラメントが再構築されるとともに，細胞内シグナル系や遺伝子発現調節因子に働きかけることが知られている．したがって，アクチンフィラメントは非イオンチャネル型のメカノセンサーの1つと考えられている．

2　骨格筋のメカノバイオロジー

1）重力の影響

- 私たちのからだは常に重力（1 G）の外力を受けている．筋肉や骨などの骨格系が発達して，重力に抗するが，重力の影響を受けなくなる宇宙空間での滞在や長期間の臥床では，筋肉量や骨密度が急速に減少する．
- 逆に，筋力トレーニングなどによって，筋肉に通常以上の負荷をかけると筋肉量が増加することは日常よく経験する．
- 外力によって形が容易に変化して，外力がなくなっても変化した形状を保つ性質を**可塑性**という．粘土は可塑性の高い物質の代表である．筋肉は外力によって容易に形を変え得るので，可塑性の高い臓器といえる．

2）骨格筋のメカノセンサー

- 筋肉は常に合成と分解が進行しており，そのバランスで筋肉量が決定される．筋肉の合成や分解を生じる分子機序については，かなり理解が進んでおり，詳細は他の成書を参照してほしい．
- しかし，筋肉がどのように外力を感知して，細胞内に伝えて，合成と分解のバランスを調節しているのか，そのメカノセンサーについては，いまだに十分にわかっていない．これから研究の発展が期待される分野である．

3）筋紡錘

- 皮膚と同じように骨格筋にも筋紡錘とよばれる感覚受容器が筋線維内に存在している．
- 筋紡錘の主な機能は，筋紡錘の周囲の筋（錘外筋）が伸展すると，活動電位が発生し，筋紡錘からの信号が感覚神経を介して中枢に送られる（第3章参照）．

3 骨と連結組織のメカノバイオロジー

1）骨への機械的刺激の影響

- 骨は日々くり返される骨吸収（骨破壊）と骨形成とのバランスによって維持されている．
- 骨も骨格筋と同様に，機械的刺激に対して可塑性の高い臓器で，運動トレーニングを行うと骨重量，骨密度が増加する．一方，骨に負荷がかからない状態では，骨重量，骨密度が低下し，進行すると骨粗鬆症とよばれる病態に至る．
- 機械的刺激は骨吸収と骨形成の代謝を促進し，骨形成＞骨吸収の状態へと促していることが想定される（第4章 図25参照）．
- 100年以上も前にドイツの解剖学者ジュリアス・ウォルフ博士は，骨梁の構造の観察から，「正常にせよ，異常にせよ，骨はそれに加わる力に抵抗するために最も適した構造へと発達する」ことを提唱しており，**ウォルフ（Wolff）の法則**として知られている．
  - ▶ このように何らかの理由によって，解剖学的構造（形態）が変化することを**リモデリング**という．

2）骨のメカノセンサー

- 骨が機械的刺激を受容して，リモデリングを生じる機序として「メカノスタット」という考え方が広く受け入れられている．
- **メカノスタット**とは，機械的負荷が加わることで生じる骨のひずみには一定の至適レベル域があって，ひずみが至適レベル内であれば，骨の構造は現状を維持する，という考えである（図2）．
  - ▶ 機械的刺激による骨のひずみが至適域を超える場合に骨量や骨密度が増加して，新たな至適レベルを形成する．一方，ひずみが至適域を下回る場合には骨量や骨密度が減少する．こうして形成された新たな至適レベルにおいて，加えられた機械的刺激による骨のひずみの程度を感知して，骨の構造を維持または変化させることになる．

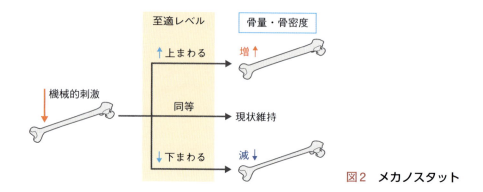

図2　メカノスタット

- 骨の約90％を占める骨細胞は骨基質内に存在する．残り10％は骨の表面に存在し，骨吸収を担う破骨細胞と骨形成を担う骨芽細胞である．現在，骨への機械的刺激を感知するのは主に**骨細胞**が担っていると考えられている．
- 骨細胞は神経細胞に似た樹状突起をもち，ギャップ結合によって，骨細胞同士だけでなく，骨表面に存在する破骨細胞や骨芽細胞と細胞間ネットワークを築いている．機械的刺激に応じて，骨細胞は各細胞に情報を伝達して，骨のリモデリングを制御している．
- 骨細胞のメカノセンサーは，まだ詳しくはわかっていないが，MSチャネルとしてはTRPV4やPiezo1とよばれる分子が関与している可能性が考えられている．
- 接着関連タンパク質としては，インテグリンやギャップ結合を構成するコネキシン43分子を介して，機械的刺激が細胞内に伝達されることが報告されている．

> **コラム① TRPチャネルとPiezoチャネル**
> **TRPチャネル**：TRP（一過性受容体電位型）チャネルは，温度受容体としての機能が有名であるが，さまざまな化学的・物理的刺激を感受するセンサーとして細胞膜に存在し，さまざまな生体機能に関与している．6つのサブファミリー，27つものチャネルがみつかっている．
> **Piezoチャネル**：細胞膜に存在する，触刺激を感知するセンサーとして機能するイオンチャネルとして発見された．ピエゾ（Piezo）はギリシャ語で「押す（Press）」を意味する．Piezo1とPiezo2の2つのアイソフォームがある．発見者のパタプティアン博士はTRPチャネルの発見者であるジュリアス博士とともに「温感と触覚の受容体の発見」の功績で，2021年にノーベル生理学・医学賞を受賞している．

3）関節や腱・靭帯への機械的刺激の影響

- 関節や腱・靭帯も構造と機能の維持には適度な運動などによる機械的刺激が必要と考えられている．
- 関節では軟骨細胞が，腱・靭帯では腱・靭帯細胞が機械的刺激を受容し，関節の基質産生を促進したり，腱・靭帯の維持に働く．これらの細胞で働くメカノセンサー分子はまだ詳しくはわかっていない．

4 皮膚のメカノバイオロジー

- 圧痛覚や触覚などの皮膚感覚には機械的刺激を受容するための特殊な構造物として，**メルケル細胞**などの機械受容器が存在している（第3章参照）．
- 皮膚には自然な状態で張力が生じている．小児では体格の発達によって，皮膚に張力がかかると表皮も真皮も伸展する．足の裏など常に機械的刺激にさらされている部位は表皮が厚くなるなど，皮膚は機械的刺激を受容して，リモデリングすることが知られている．
- こうしたリモデリングにかかわる皮膚の細胞のメカノセンサーについては現在，研究が進められている．
- 毛母細胞の周囲に存在する毛乳頭細胞に伸展刺激を加えると，毛周期における自律成長期と近い状態になることやヒトの頭皮に機械的刺激を加えると毛が太くなることが報告されている．

5 メカノセラピー

- メカノバイオロジーの知見をもとに機械的刺激をコントロールして患者の診断や治療など，医療に応用することを**メカノメディシン**という．そのなかで特に治療に適用することをメカノセラピーとよぶ．
- メカノバイオロジー自体が新しい研究分野であるため，メカノセラピーはこれからの医療とも考えられるが，適度な機械的刺激を用いた理学療法は，メカノセラピーとしては先駆的で重要な領域に位置付けられる．
- 今後は筋肉や骨以外の臓器においても，機械的刺激を利用した治療法が開発されてくることが想定される．
- これからの理学療法士，作業療法士にとって，細胞レベルでの機械的刺激に対する応答を研究する，メカノバイオロジーの知識をもつことは，科学的な視点をもって適確な理学療法ならびに作業療法を施行するために今後一層，重要になると考えられる．

練習問題

問1 骨におけるメカノセンサーの主役となる細胞はどれか．

① 骨細胞　② 破骨細胞　③ 骨芽細胞　④ 骨髄造血幹細胞

問2 機械受容チャネル**でない**のはどれか．

① TRPチャネル　② MSチャネル　③ 電位依存性Ca^{2+}チャネル　④ Piezoチャネル

問3 正しいのはどれか．

① 宇宙空間に滞在すると骨密度が増加する．
② すべての細胞には機械的刺激を感知するしくみがある．
③ 機械的刺激が多いと骨吸収が骨形成よりも活発になる．
④ インテグリンは核膜と細胞膜とをつなぐタンパク質である．

解答

問1 ①　問2 ③　問3 ②

索 引

記号・数字

%肺活量	152
Ⅰa群求心性線維	46
1回換気量	151
1回拍出量	179
Ⅰ型肺胞上皮細胞	150
1秒率	153
Ⅱ型肺胞上皮細胞	150
Ⅱ群求心性線維	46

欧文

A

ABO式血液型	211
ACTH	266
ADH	267
ADP	305
ANP	230
ATP	26, 305
ATP分解酵素	19
α-アミラーゼ	289, 302
α細胞	294
A帯	61

B, C, D

BCAA	72
β細胞	294
COPD	164
CRH	264
C細胞	268
DHEA	272
DHPR	66
DNA	16
D細胞	288
δ細胞	294

E, F, G

ENaC	230
Erlanger	87
FGF23	277
FSH	248, 249, 267, 273
GABA	39
Gasser	87
GasserとErlangerの分類	87
GFR	234
GH	266, 275
GHIH	264
GHRH	264
GIP	274
GLP-1	274
GLUT2	231
GLUT4	274
GnRH	264
γ-アミノ酪酸	39
G細胞	288
Gタンパク質共役型	20

H, I, L

Hb	146
hCG	252
H帯	60
IGF-1	72, 266
isometric contraction	67
isotonic contraction	67
I帯	59
LH	267
LHサージ	248
Lloydの分類	87

M, N, P

MSチャネル	321
M線	60
Na^+-アミノ酸共輸送体	231
Na^+-グルコース共輸送体	231
PAH	236
PGE_2	317
pH	23
Piezoチャネル	324
PIH	265
PRH	265

R, S

RBF	234
Rh式血液型	212
RPF	234
RyR1	66
SGLT2	231

T, W, Z

TCA回路	306
tetanus	66
Tm	230
TRH	264
TRPチャネル	324
TSH	267
twitch	66
Type-Ⅰ線維	69
Type-Ⅱ線維	69
T管	65
Weberの法則	44
Z線	59

和文

あ

アウエルバッハ神経叢	286
アクアポリン	18
アクチン	61
アクチンフィラメント	59
アシデミア	232
アシドーシス	161, 232
アストロサイト	86
アセチルコリン	38, 64, 136
アセチルコリン受容体	64, 136
圧受容器反射	142
アデノシン二リン酸	305
アデノシン三リン酸	26, 305
アドレナリン	275
アドレナリン作動性ニューロン	136
アドレナリン作動薬	137
アドレナリン受容体	136
アブミ骨	51
アブミ骨筋反射	100
アポリポタンパク質	305
アミノ酸	23
アミノ酸誘導体ホルモン	262
アミロイド	255
アルカレミア	233
アルカローシス	161, 233
アルドステロン	229, 270
アンジオテンシンⅡ	270
暗順応	50
アンドロゲン	270, 271

い

イオンチャネル	18
イオンチャネル型	20
異化	26
閾値	43
閾値電位	31
胃酸	288
萎縮	72
胃小窩	287
胃腺	287
胃大腸反射	293
一次運動野	125
一次感覚野	125
一次構造	24
一次止血	216
一次体性感覚野	125
一方向性伝達	39
遺伝的組換え	244
イヌリン	235
イヌリンクリアランス	235
易疲労性	39
インクレチン	274
飲水中枢	223
インスリン	274, 294
インスリン様成長因子1	266
インテグリン	322
咽頭相	284

う

ウィリス動脈輪	109, 198
ウェルニッケ野	125
右冠状動脈	196
右心室	174, 176
右心房	174, 176
ウロビリノーゲン	299
運動学習	119
運動終板	64

索引 327

運動神経	83	外耳	50	下垂体ホルモン	265	肝動脈	295
運動性失語	125	概日リズム	120, 311	下垂体門脈系	171	間脳	119
運動単位	63	外耳道	50	ガス交換	145	肝三つ組	295
運動ニューロン	63	外錐体細胞層	123	ガストリン	288	顔面神経（Ⅶ）	100, 139
運動麻痺	131	外側皮質脊髄路	130	可塑性	40	肝門	295
運動路	128	外転神経（Ⅵ）	97	下腸間膜動脈	199	関連痛	47
		解糖	306	滑液	80		

え / き

		解糖系	71	滑車神経（Ⅳ）	97	機械受容器	43
腋窩温度	310	外尿道括約筋	239	褐色脂肪細胞	313	機械受容チャネル	321
液性調節機構	259	海馬	127	活性化エネルギー	24	機械的消化	281
液性免疫	215	灰白交通枝	88, 138	活性型ビタミンD$_3$	277	器官	14
液体成分	203	灰白質	109	活性中心	24	器官系	14
エクソサイトーシス	38	外分泌	261	活性部位	24	気管支	149
エストラジオール	273	外膜	47	活動張力	68	気管支喘息	164
エストロゲン	247, 273	界面活性剤	26	活動電位	30, 64	基質	24
塩基性アミノ酸	23	海綿骨	76	滑膜	80	基質特異性	24
遠近調節	48	海綿体	245	カテコールアミン	272	基礎体温	310
嚥下	284	外有毛細胞	52	可動関節	80	拮抗的二重支配	135
嚥下性肺炎	149	外肋間筋	154	過分極	33	拮抗抑制	114
嚥下反射	141	カイロミクロン	305	顆粒球	214	基底膜	226
遠心性神経	83	下オリーブ核	115	顆粒細胞	236	気道	148
遠心性神経系	134	化学受容器	159	カルシトニン	269, 277	企図振戦	119
延髄	115	化学走性	214	カルモジュリン	75	稀突起膠細胞	86
遠方視	48	化学的消化	282	加齢	255	キヌタ骨	51
		化学伝達物質	38	感覚受容細胞	34	機能的残気量	152
		過換気症候群	163	感覚神経	83	揮発性酸	232
		下丘	116	感覚性失語	125	キモトリプシン	289
		蝸牛	51	感覚点	46	ギャップ結合	73
		蝸牛神経	52	感覚路	128	嗅覚	55

お

横隔膜	154	蝸牛窓	51	換気血流比不均等	158, 165	球形嚢	53
横行小管	65	核	16	含気骨	76	嗅細胞	55
黄体	249	核鎖線維	46	還元	26	弓状核	121
黄体形成ホルモン	267	拡散	25, 145	間質	173	嗅上皮	55
嘔吐反射	141	拡散障害	165	間質液	173	嗅神経（Ⅰ）	95
オーバーシュート	31	拡散電位	30	緩衝系	233	求心性神経	83
悪寒	317	核心温度	310	冠状血管系	196	求心性神経系	134
オキシトシン	253, 267	核袋線維	46	冠状循環	196	吸息相	155
オステオン	77	核膜	16	冠状動脈	195	橋	115
オッディ括約筋	289	角膜	47	肝静脈	295	橋核	115
オリゴデンドロサイト	86	角膜反射	99	肝小葉	295	凝集	216
温度受容器	43, 315	下行大動脈	175	関節	80	強縮	66
		下行路	112	関節炎	80	橋小脳	118
		加重	39, 66	関節腔	80	強膜	47
		下小脳脚	115	関節包	80	共有結合	22

か

外因性発熱物質	316	下垂体後葉ホルモン	266, 267	肝臓	295	局所電流	36
外殻温度	310	下垂体前葉ホルモン	266	杆体細胞	49	起立性低血圧症	142
外顆粒細胞層	123						
開口分泌	38						
外呼吸	144						
介在ニューロン	85						
介在板	73						

筋原線維	59	血液脳関門	108	酵素	24	固有肝動脈	199
筋弛緩	63	血管外遊走	214	酵素-基質複合体	24	コリン作動性ニューロン	136
筋収縮	62	血管極	237	酵素共役型	20	ゴルジ腱器官	46
筋小胞体	66	血管透過性	214	拘束性換気障害	163	ゴルジ装置	17
筋性動脈	172	血管迷走神経反射	142	高体温	317	ゴルジ体	17
筋節	61	月経	247	好中球	214	コルチ器	51
筋線維	59	月経周期	248	交通枝	88	コルチゾール	271
筋層間神経叢	286	血漿	204	後頭連合野	126	コレシストキニン	290
筋束	59	血漿膠質浸透圧	223	更年期障害	255	コレステロール	303
緊張性支配	142	血漿浸透圧	222	後負荷	183	コロイド	223
筋トーヌス亢進	131	楔状束	112	興奮	30	コロトコフ音	180
筋肉	58	血小板	204, 205	興奮収縮連関	66	混合性換気障害	163
近方視	48	血清	217	興奮性細胞	30		
筋紡錘	46	血栓	216	硬膜	106	**さ**	
		血糖値	274	抗利尿ホルモン	267	サーカディアンリズム	120
く		血餅	217	交連線維	123	サーファクタント	26, 150, 254
クエン酸回路	306	血流量	179	誤嚥性肺炎	149	細気管支	149
駆出期	186	解熱	317	呼吸	144	再吸収	224, 227
クスマウル呼吸	162	限外濾過	226	呼吸器系	148	最大輸送能力	230
屈曲反射	113	嫌気性代謝	71	呼吸筋	154	最適pH	25
クプラ	53	嫌気的解糖系	306	呼吸性アシドーシス	233	最適温度	25
くも膜	107	原始卵胞	248	呼吸中枢	158	細動脈	173
くも膜下腔	107	減数分裂	242	黒質	116	再分極	31
グラーフ卵胞	249	原尿	226	鼓室	51	細胞	13
グリア細胞	85			呼息相	155	細胞外液	221
グリコーゲン分解	71	**こ**		骨格筋	58, 59	細胞骨格	17
グリシン	39	溝	117	骨格筋収縮	66	細胞質	16
グリソン鞘	295	高温相	248	骨格筋循環	200	細胞小器官	16
グルカゴン	275, 294	後角	112	骨幹	76	細胞成分	203, 204
グルカゴン様ペプチド-1	274	交感神経	135	骨幹端	76	細胞性免疫	215
グルコース依存性インスリン分泌刺激ポリペプチド	274	好気的解糖系	306	骨基質	77	細胞体	35
グルコース輸送体	231, 274	口腔温度	310	骨吸収	78	細胞内液	221
クレアチニン	232, 235	口腔相	284	骨形成	78	細胞膜	15, 222
クレアチニンクリアランス	235	抗原提示	215	骨髄	76	細胞力覚	320
クレアチンリン酸系	70	抗コリン（アセチルコリン）作動薬	137	骨髄造血	204	サイロキシン	268
グレリン	275	虹彩	48	骨性結合	81	左冠状動脈	196
クローン技術	244	後索	112	骨粗鬆症	255	左心室	174, 177
クロスブリッジサイクル	62	交叉性伸展反射	113	骨代謝	78	左心房	174, 176
		後枝	88	骨端	76	刷子縁	227, 291
け		高次運動野	126	骨盤内臓神経	139, 140	サテライト細胞	73
痙性麻痺	127	高次構造	24	骨迷路	51	サルコペニア	72, 255
頸動脈小体	160	恒常性	20	骨モデリング	78	酸塩基平衡	161, 233
頸動脈洞反射	142	甲状腺刺激ホルモン	267	骨リモデリング	78	酸化	26
頸膨大	113	甲状腺刺激ホルモン放出ホルモン	264	骨梁	76	残気量	152
血圧	179	甲状腺ホルモン	268, 275	鼓膜	51	三叉神経（Ⅴ）	98
血液型不適合妊娠	212			固有感覚	46	酸性アミノ酸	23
						三尖弁	175

酸素解離曲線	209	十二指腸	289	侵害受容器	43	髄質	270
散瞳	49	終板電位	65	心筋	58, 73	髄鞘	37, 87
三半規管	53	充満期	187	心筋収縮	74	水晶体	48

し

耳介	50	絨毛	251	神経核	110	水素イオン指数	23
視覚	47	縮瞳	49	神経幹	88	膵臓	294
視覚連合野	126	主細胞	288	神経筋接合部	63	水素結合	22
耳管	51	樹状突起	35	神経膠細胞	85	錐体外路	131
弛緩性麻痺	131	受精	250	神経根	88	錐体外路症状	131
糸球体	224	受精卵	250	神経細胞	85	錐体交叉	115
糸球体濾過量	226, 234	受動輸送	19	神経性調節機構	259	錐体細胞	49
死腔量	151	受容器電位	34	神経節	88	錐体路	115, 128
軸索	35	受容体	18, 19, 261	神経節細胞	50	膵島	294
止血	216	循環器系	169	神経伝達物質	38	水頭症	107
自己複製能	205	順応	44	神経内分泌細胞	261	錘内筋線維	46
視細胞	47, 49	消化	281	腎血漿流量	234	髄膜	106
視床	119	松果体	120	腎血流量	234	睡眠時無呼吸症候群	162
視床下部	121, 223	上丘	116	心周期	184	水溶性	22
視床下部ホルモン	264	小膠細胞	86	腎小体	224, 226	スクラーゼ	302
耳小骨	51	上行大動脈	175	腎性貧血	238	スクロース	302
視床上部	120	上行路	112	心尖	174	ステルコビリン	299
茸状乳頭	55	小十二指腸乳頭	289	心臓	174	ステロイドホルモン	262, 270
視床皮質路	120	上小脳脚	116	腎臓	221	滑り込み・スライディング	61
視神経（Ⅱ）	95	常染色体	243	心臓促進中枢	181		
視神経円板	50	上腸間膜動脈	199	心臓壁	178	## せ	
視神経乳頭	50	小脳	117	心臓抑制中枢	181	正円窓	51
耳石	53	小脳核	117	腎単位	224	精原細胞	242
失語	127	小脳鎌	107	伸張反射	113	精細管	246
失認	127	小脳性運動失調	119	陣痛	252	精子形成	245
室傍核	121	小脳テント	107	心底	174	静止膜電位	30
至適pH	25	蒸発性熱放散	314	伸展受容器	158	性周期	248
至適温度	25	上皮性Na$^+$チャネル	230	心電図	192	成熟卵胞	249
シナプス	37, 64	小胞体	17	浸透圧	222	精漿	244
シナプス間隙	38	静脈	169, 173	浸透圧受容器	223	星状膠細胞	86
シナプス後電位	39	静脈還流量	183	浸透圧調節中枢	223	生殖医療	244
シナプス後膜	38	食道	284	心拍出量	179	生殖細胞	242
シナプス小胞	64	食道相	284	心拍数	179	生成物	24
シナプス前膜	37	触媒	24	腎盤	225	性腺刺激ホルモン	266
シナプス遅延	39	徐呼吸	144	新皮質	123	性腺刺激ホルモン放出ホルモン	264
シナプス伝達	37	女性生殖器	247	深部感覚	46	性染色体	243
ジヒドロピリジン受容体	66	自律神経	84	心房性ナトリウム利尿ペプチド	229, 230	精巣	242
ジペプチド	303	自律神経系	134	心房中隔	175	精巣上体	244
射精	245	自律神経節	134	心膜	178	精祖細胞	246
集合管	223, 224, 225	自律神経反射	141			生体長	68
自由神経終末	45	腎盂	225	## す		成長	254
重炭酸イオン	147	心音	187	髄液	107	成長ホルモン	266, 275
		侵害刺激	45	膵液	294	成長ホルモン放出ホルモン	264

成長ホルモン抑制ホルモン 264	前立腺 244	大静脈 171	胆嚢 295
静的感受性 46		体性感覚 45	タンパク尿 234
精囊 244	**そ**	体性神経 83	
正のフィードバック機構 263	造血 204	大蠕動 293	**ち**
性分化 242	造血幹細胞 204, 205	対側損傷 107	チェーン-ストークス呼吸 162
性ホルモン 272	相反支配 135	大腸 292	遅筋線維 69
赤核 116	相反性支配 114	大動脈 171	蓄尿反射 240
赤色骨髄 204	僧帽弁 175	大動脈弓 175	腟 247
脊髄円錐 111	阻害 25	大動脈小体 160	緻密骨 76
脊髄下行路 128	阻害剤 25	大動脈弁 175	緻密斑 237
脊髄上行路 128	側角 112	タイトジャンクション 108	着床 247, 250
脊髄小脳 118	側索 112	大脳 121	チャネル 18
脊髄神経 88	促進拡散 19	大脳鎌 107	チャネルと輸送体 18
脊髄伝導路 128	側頭連合野 126	大脳基底核 123	中耳 51
脊髄反射 113	組織 14	大脳脚 116	中小脳脚 115
舌咽神経 (Ⅳ) 139	咀嚼 283	大脳縦裂 121	中心後回 125
舌咽神経 (Ⅸ) 102	疎水性 15	大脳小脳 118	中心静脈圧 183
絶縁性伝導 36	速筋線維 69	大脳新皮質 125	中心前回 125
舌下神経 (Ⅻ) 104	ソマトスタチン 264, 294	大脳髄質 121	中心体 17
赤血球 204, 206, 207		大脳動脈輪 109, 198	中枢化学受容器 160
節後ニューロン 135	**た**	大脳皮質 121	中枢神経系 83
節前ニューロン 135	第1極体 244	大脳辺縁系 127	中性アミノ酸 23
舌乳頭 54	第1精母細胞 243	胎盤 251	中性脂肪 303
セルトリ細胞 246	第Ⅰ層 123	胎盤関門 251	中脳 116
線維芽細胞増殖因子23 277	第1卵母細胞 243	第四脳室 117	中脳蓋 116
線維性結合 80	第2極体 244	唾液 283	中脳被蓋 116
線維素溶解 219	第2精母細胞 244	多形層 123	中膜 48
前角 112	第Ⅱ層 123	脱核 206	長管骨 76
全か無かの法則 31, 67	第2卵母細胞 244	脱臼 80	腸肝循環 299
前索 112	第Ⅲ層 123	手綱 120	長期増強 40
前枝 88	第Ⅳ層 123	脱分極 31	長期抑制 40
前障 123	第Ⅴ層 123	脱落膜 251	腸絨毛 291
線条体 123	第Ⅵ層 123	多糖類 301	腸腺 291
染色体 242	体液 221	多分化能 205	跳躍伝導 37
前庭 53	体液量 222	胆管 295	直腸温度 310
前庭小脳 118	体温 310	短骨 76	
前庭神経 53	体温調節 141	炭酸脱水酵素 233	**つ・て**
前庭窓 51	体温調節中枢 316	胆汁酸 304	痛覚器 43
前庭動眼反射 101	対光反射 141	単収縮 66	ツチ骨 51
蠕動運動 282, 284	体細胞 242	単純拡散 17	低温相 248
前頭連合野 126	胎児 251	炭水化物 301	低体温 318
前負荷 183	代謝 26	男性生殖器 244	適刺激 43
腺房細胞 294	代謝水 222	弾性動脈 172	デキストリン 302
前毛細血管括約筋 173	代謝性アシドーシス 233	弾性板 172	テストステロン 246, 272
線溶 219	大十二指腸乳頭 289	淡蒼球 123	手続き記憶 119
戦慄 317	体循環 156, 171	単糖類 301	デヒドロエピアンドロステロン 272
	代償機構 233		

索引 331

デルマトーム	90	内臓感覚	47	脳神経	93	**ひ**	
電位依存性チャネル	33	内臓循環	199	能動輸送	19	被殻	123
電解質コルチコイド	270	内臓性神経	84	脳ヘルニア	107	光受容器	43, 47
電気信号	44	内臓痛	47	ノルアドレナリン	136	皮質	270
電子伝達系	307	内尿道括約筋	239			皮質延髄路	129
伝導	35, 314	内分泌	259	**は**		皮質下核	123
		内分泌器官	259	パーキンソン病	124	皮質脊髄路	128
と		内分泌細胞	259	肺活量	152	微絨毛	291
同位体	23	内有毛細胞	51	肺気量	151	尾状核	123
同化	26	軟骨性結合	81	肺気量分画	151	ヒス束	189
動眼神経（Ⅲ）	96, 139			胚子	250	脾臓	204
瞳孔括約筋	48	**に**		肺循環	156, 170	肥大	72
瞳孔散大筋	48	ニコチン受容体	136	肺伸展受容器反射	141	ビタミン	300
糖質コルチコイド	270, 271, 275	二次止血	216	肺線維症	165	必須アミノ酸	303
投射	85	二次性徴	254	背側呼吸性ニューロン群	158	ヒト絨毛性ゴナドトロピン	252
等尺性収縮	67	日内変動	311	肺弾性収縮力	155	非必須アミノ酸	303
投射線維	123	二糖類	301	肺動脈弁	175	皮膚分節	90
投射ニューロン	85	乳化	304	排尿中枢	238	表在感覚	45
糖新生	71	乳汁	253	排尿反射	240	標的の器官	261
等張性再吸収	229	乳び	305	肺胞	148	標的細胞	261
等張性収縮	67	ニューロン	85	肺胞換気量	151	頻呼吸	144
頭頂連合野	126	尿細管	224, 225	肺胞低換気	165		
動的感受性	46	尿細管極	225	排卵	249, 250	**ふ**	
等皮質	123	尿酸	232	白交通枝	88, 138	ファンデルワールス力	23
洞房結節	189	妊娠	250	白質	109	不応期	31
洞房ブロック	192	認知症	255	薄束	112	フォルクマン管	77
動脈	169, 172			破水	253	不活動性筋萎縮	72
等容性弛緩期	187	**ね**		バソプレシン	223, 267	不感蒸散	315
等容性収縮期	185	ネガティブフィードバック	20	パチニ小体	45	不揮発性酸	232
トーヌス	142	ネガティブフィードバック機構	263	発育	254	腹腔動脈	199
特殊感覚	47	熱痙攣	318	発汗	315	副交感神経	135
ドパミン	265, 266	熱産生	312	白筋	70	副交感神経系の構造	139
トリグリセリド	303	熱失神	318	白血球	204, 213	副甲状腺ホルモン	230, 269, 277
トリプシン	289, 303	熱射病	318	発達	254	副細胞	288
トリペプチド	303	熱中症	318	発熱	316	副神経（Ⅺ）	103
トリヨードサイロキシン	268	熱疲労	318	ハバース管	76	副腎髄質ホルモン	272
努力性肺活量	153	熱放散	314	ハバース層板	76	副腎皮質	270
トロポニン	61	ネフロン	224	馬尾	111	副腎皮質刺激ホルモン	266
トロポミオシン	61	捻挫	80	パペッツ回路	127	副腎皮質刺激ホルモン放出ホルモン	264
貪食作用	214			パラアミノ馬尿酸	236	副腎皮質ホルモン	270
		の		パラソルモン	269	腹側呼吸性ニューロン群	158
な		脳回	121	パラトルモン	269	不減衰性伝導	36
内因性発熱物質	316	脳幹網様体	114	半規管	53	浮腫	197, 223
内顆粒細胞層	123	脳溝	121	反射	113	不動関節	80
内呼吸	144	脳死	116	ハンチントン舞踏病	124	負のフィードバック機構	263
内耳神経（Ⅷ）	101	脳循環	198	半透膜	30, 222		
内錐体細胞層	123			反応特異性	24		

フランク・スターリングの法則	
	183
振子運動	282
ふるえ	313
プルキンエ線維	189
フレイル	255
ブローカ野	125
ブロードマン脳地図	123
フローボリューム曲線	153
プロゲステロン	247, 273
プロスタグランジン E_2	317
プロラクチン	266
プロラクチン放出ホルモン	265
プロラクチン抑制ホルモン	265, 266
分子間力	23
分子層	123
分節運動	282
分泌	259
分娩	250, 252, 253

へ

平滑筋	58, 75
平衡感覚	53
平衡砂	53
平衡電位	30
平衡斑	53
閉塞性換気障害	163
ペースメーカー	189
壁細胞	288
ペプシノーゲン	288
ペプシン	288, 303
ペプチド結合	24
ペプチドホルモン	262
ヘモグロビン	146, 207, 209
ペルオキシソーム	17
弁	177
辺縁葉	127
変性	24
扁桃体	123, 127
ペンフィールド	125
扁平骨	76
弁別閾	44
変力作用	181

ほ

膀胱排尿筋	239
傍糸球体細胞	236
傍糸球体装置	237
房室結節	189
房室束	189
房室ブロック	192
放射	314
放射性同位体	23
胞胚	250
傍濾胞細胞	268
ボーマン嚢	224
ポジティブフィードバック機構	263
歩調とり	189
歩調とり電位	189
勃起	245
勃起中枢	245
ホメオスタシス	20
ポリペプチド	24, 288, 303
ホルネル症候群	139
ポンプ	18, 19

ま

マイオスタチン	73
マイスナー小体	45
膜消化	302
膜電位	29
膜迷路	51
膜輸送	18
末梢化学受容器	160
末梢神経系	83
マルターゼ	302
マルトース	302
慢性閉塞性肺疾患	164

み

ミエリン鞘	37
ミオグロビン	69
ミオシンフィラメント	59
味覚	54
右-左シャント	166
ミクログリア	86
ミセル	304
ミトコンドリア	17
ミネラル	300
ミネラルコルチコイド	270
脈絡膜	48
味蕾	54

む・め

むくみ	197, 223
無髄神経	37, 87
ムスカリン受容体	136
ムチン	288
明順応	50
迷走神経（X）	103, 139
メカノセラピー	320
メカノセンサー	320
メカノバイオロジー	320
メサンギウム細胞	237
メタボリック症候群	256
メニエール病	54
メラトニン	120
メルケル盤	45
免疫	215

も

毛細血管	173
毛細血管壁	222
網状赤血球	206
盲点	50
網膜	47
毛様体	48
網様体	110
モノグリセリド	305
門脈	171, 295
門脈系	171

や行

夜盲症	50
優位半球	125
有郭乳頭	55
有酸素系	71
有髄神経	37, 87
輸送体	18, 230
指鼻試験	119
葉状乳頭	55
腰膨大	113
予備吸気量	151

予備呼気量	151

ら

ライディッヒ細胞	246, 272
ラクターゼ	302
ラクトース	302
ラジオアイソトープ	23
らせん器	51
卵円窓	51
卵形嚢	53
ランゲルハンス島	294
卵原細胞	242
卵子形成	248
卵巣	242, 247
卵巣周期	248
ランビエ絞輪	37
卵胞刺激ホルモン	248, 249, 267, 273

り・る

リアノジン受容体	66
リソソーム	17
リパーゼ	289, 305
リボソーム	17
両側性伝導	36
リン脂質	15
輪状ヒダ	291
リンパ管	305
リンパ系	171
ルフィニ小体	45

れ・ろ

裂	117
レプチン	275
連結橋	66
連合線維	123
連合野	125
レンズ核	123
老化	255
老人斑	255
漏斗核	121
ロコモティヴ症候群	255
ロドプシン	49

執筆者一覧

※所属は執筆時のもの

■ 編　集

南沢　　享　　ビューティ&ウェルネス専門職大学　　教授
　　　　　　　東京慈恵会医科大学細胞生理学講座　　名誉教授

■ 執　筆（50音順）

志牟田美佐　　東京慈恵会医科大学薬理学講座　　講師

谷端　　淳　　東京慈恵会医科大学細胞生理学講座　　講師

南沢　　享　　ビューティ&ウェルネス専門職大学　　教授
　　　　　　　東京慈恵会医科大学細胞生理学講座　　名誉教授

編者プロフィール

南沢　享 (みなみさわ　すすむ)
ビューティ＆ウェルネス専門職大学 教授
東京慈恵会医科大学細胞生理学講座 名誉教授

1984年 弘前大学医学部卒業. 同年より横浜市立大学臨床研修医, 1986-1993年 小児専門医として横浜市立大学, 藤沢市民病院, 東京女子医科大学に勤務. 1993-1995年 鶴見大学歯学部生理学教室助手. 1996-2000年 カリフォルニア大学サンディエゴ校ポスドク. 2000-2001年 東京女子医大心臓血圧研究所循環器小児科特任助手, 2002-2007年 横浜市立大学大学院医学研究科循環制御医学講師および准教授, 2007-2012年 早稲田大学理工学術院・先進理工学部生命医科学科教授. 2012年6月-2024年3月 東京慈恵会医科大学細胞生理学講座担当教授, 2024年4月より同名誉教授. 2024年6月より現職.
主な社会活動として日本生理学会副理事長 (2021-2024年), 同学会教育委員会委員長 (2018-2024年).

PT・OTビジュアルテキスト専門基礎
生理学

2025年1月10日　第1刷発行

編　集	南沢　享	
発行人	一戸敦子	
発行所	株式会社 羊 土 社	
	〒101-0052	
	東京都千代田区神田小川町2-5-1	
	TEL　03 (5282) 1211	
	FAX　03 (5282) 1212	
	E-mail　eigyo@yodosha.co.jp	
	URL　www.yodosha.co.jp/	
表紙・大扉デザイン	辻中浩一＋村松亨修 (ウフ)	
印刷所	三報社印刷株式会社	

ⓒ YODOSHA CO., LTD. 2025
Printed in Japan

ISBN978-4-7581-1440-0

本書に掲載する著作物の複製権, 上映権, 譲渡権, 公衆送信権 (送信可能化権を含む) は (株) 羊土社が保有します.
本書を無断で複製する行為 (コピー, スキャン, デジタルデータ化など) は, 著作権法上での限られた例外 (「私的使用のための複製」など) を除き禁じられています. 研究活動, 診療を含み業務上使用する目的で上記の行為を行うことは大学, 病院, 企業などにおける内部的な利用であっても, 私的使用には該当せず, 違法です. また私的使用のためであっても, 代行業者等の第三者に依頼して上記の行為を行うことは違法となります.

JCOPY ＜(社) 出版者著作権管理機構 委託出版物＞
本書の無断複写は著作権法上での例外を除き禁じられています. 複写される場合は, そのつど事前に, (社) 出版者著作権管理機構 (TEL 03-5244-5088, FAX 03-5244-5089, e-mail：info@jcopy.or.jp) の許諾を得てください.

乱丁, 落丁, 印刷の不具合はお取り替えいたします. 小社までご連絡ください.

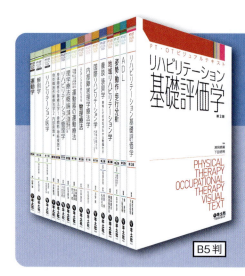

理学療法士・作業療法士をめざす学生のための新定番教科書

PT・OT ビジュアルテキストシリーズ

シリーズの特徴
- 臨床とのつながりを重視した解説で，座学～実習はもちろん現場に出てからも役立ちます
- イラスト・写真を多用した，目で見てわかるオールカラーの教科書です
- 国試の出題範囲を意識しつつ，PT・OTに必要な知識を厳選．基本から丁寧に解説しました

B5判

リハビリテーション基礎評価学　第2版
潮見泰藏，下田信明／編
定価 6,600円（本体 6,000円＋税10%）　488頁
ISBN 978-4-7581-0245-2

エビデンスから身につける 物理療法　第2版
庄本康治／編
定価 6,050円（本体 5,500円＋税10%）　343頁
ISBN 978-4-7581-0262-9

義肢・装具学　第2版
異常とその対応がわかる動画付き
高田治実／監，豊田 輝，石垣栄司／編
定価 7,700円（本体 7,000円＋税10%）　399頁
ISBN 978-4-7581-0263-6

地域リハビリテーション学　第2版
重森健太，横井賀津志／編
定価 4,950円（本体 4,500円＋税10%）　334頁
ISBN 978-4-7581-0238-4

国際リハビリテーション学
国境を越えるPT・OT・ST
河野 眞／編
定価 7,480円（本体 6,800円＋税10%）　357頁
ISBN 978-4-7581-0215-5

スポーツ理学療法学
治療の流れと手技の基礎
赤坂清和／編
定価 5,940円（本体 5,400円＋税10%）　256頁
ISBN 978-4-7581-1435-6

理学療法概論　第2版
課題・動画を使ってエッセンスを学びとる
庄本康治／編
定価 4,180円（本体 3,800円＋税10%）　255頁
ISBN 978-4-7581-1439-4

局所と全身からアプローチする 運動器の運動療法
小柳磨毅，中江徳彦，井上 悟／編
定価 5,500円（本体 5,000円＋税10%）　342頁
ISBN 978-4-7581-0222-3

ADL　第2版
柴 喜崇，下田信明／編
定価 5,720円（本体 5,200円＋税10%）　341頁
ISBN 978-4-7581-0256-8

作業療法 義肢・装具学
妹尾勝利，平田淳也，吉村 学／編
定価 6,380円（本体 5,800円＋税10%）　383頁
ISBN 978-4-7581-1438-7

内部障害理学療法学
松尾善美／編
定価 5,500円（本体 5,000円＋税10%）　335頁
ISBN 978-4-7581-0217-9

神経障害理学療法学　第2版
潮見泰藏／編
定価 6,380円（本体 5,800円＋税10%）　415頁
ISBN 978-4-7581-1437-0

小児理学療法学
平賀 篤，平賀ゆかり，畑中良太／編
定価 5,500円（本体 5,000円＋税10%）　359頁
ISBN 978-4-7581-0266-7

リハビリテーション管理学
齋藤昭彦，下田信明／編
定価 3,960円（本体 3,600円＋税10%）　239頁
ISBN 978-4-7581-0249-0

姿勢・動作・歩行分析　第2版
臨床歩行分析研究会／監，畠中泰彦／編
定価 5,940円（本体 5,400円＋税10%）　324頁
ISBN 978-4-7581-0264-3

身体障害作業療法学1 骨関節・神経疾患編
小林隆司／編
定価 3,520円（本体 3,200円＋税10%）　263頁
ISBN 978-4-7581-0235-3

身体障害作業療法学2 内部疾患編
小林隆司／編
定価 2,750円（本体 2,500円＋税10%）　220頁
ISBN 978-4-7581-0236-0

【専門基礎】
リハビリテーション医学
安保雅博／監，渡邉 修，松田雅弘／編
定価 6,050円（本体 5,500円＋税10%）　430頁
ISBN 978-4-7581-0231-5

【専門基礎】
解剖学　第2版
坂井建雄／監，町田志樹／著
定価 6,380円（本体 5,800円＋税10%）　431頁
ISBN 978-4-7581-1436-3

【専門基礎】
運動学　第2版
山﨑 敦／著
定価 4,400円（本体 4,000円＋税10%）　223頁
ISBN 978-4-7581-0258-2

【専門基礎】
精神医学
先崎 章／監，仙波浩幸，香山明美／編
定価 4,400円（本体 4,000円＋税10%）　248頁
ISBN 978-4-7581-0261-2

【専門基礎】
生理学
南沢 享／編
定価 5,500円（本体 5,000円＋税10%）　335頁
ISBN 978-4-7581-1440-0